大骨节病

Kashin-Beck Disease

孙丽艳　黄园园　著

化学工业出版社

·北京·

内容简介

大骨节病为一种地方性、多发性、变形性骨关节病，其原发病变主要是发育期关节软骨的多发对称性变性、坏死，以及广泛的继发性退行性骨关节病；临床表现为四肢关节疼痛、增粗、变形，肌肉萎缩，严重者出现短指、短肢甚至矮小畸形。本书较完整地阐述了大骨节病的发现、流行历史、临床症状、预防、治疗、病因和发病机制，可为科研人员和地方病防治专业人员等提供一定的技术支持。

图书在版编目（CIP）数据

大骨节病/孙丽艳，黄园园著. —北京：化学工业出版社，2022.7
ISBN 978-7-122-41757-2

Ⅰ.①大… Ⅱ.①孙…②黄… Ⅲ.①大骨节病-防治
Ⅳ.①R684.1

中国版本图书馆 CIP 数据核字（2022）第 110543 号

责任编辑：张　蕾　　　　　　　　　　　装帧设计：史利平
责任校对：王　静

出版发行：化学工业出版社（北京市东城区青年湖南街 13 号　邮政编码 100011）
印　　装：北京科印技术咨询服务有限公司数码印刷分部
710mm×1000mm　1/16　印张 13¼　字数 235 千字　2023 年 1 月北京第 1 版第 1 次印刷

购书咨询：010-64518888　　　　　　　　　售后服务：010-64518899
网　　址：http://www.cip.com.cn
凡购买本书，如有缺损质量问题，本社销售中心负责调换。

定　　价：49.80 元

前　言

大骨节病是一种好发于儿童的地方性、多发性、变形性骨关节病，临床表现为四肢关节痛、增粗、变形、活动受限，肌肉萎缩，严重者出现短指、短肢甚至矮小畸形。大骨节病在我国病区分布于从东北到青藏高原的狭长地带内，包括黑龙江、吉林、辽宁、内蒙古、河北、河南、山东、山西、陕西、四川、甘肃、青海和西藏 13 个省（自治区）。

大骨节病自 1849 年发现，至今已有 170 余年的历史，但我国对其病因、发病机制乃至防治措施的研究工作主要是从新中国成立之后开始的。在近 70 年的时间里，我国地方病防治科研工作者从未间断对大骨节病的防治和研究，从寻找病因、探讨发病机制到阐明流行环节，从确定防治措施到有计划地落实，从寻找有效的治疗方法到开展有序的临床治疗工作，再到最终开展综合的防控效果评估，大骨节病的病因、发病机制和防治工作的所有环节均取得了一定的成效。

目前，我国绝大多数病区儿童新发病例已得到持续有效控制，儿童大骨节病病情呈稳中下降或低位波动趋势，全国总体病情已基本达到控制水平，一级预防成效显著。但由于 20 世纪 50～70 年代，大骨节病曾在我国严重流行，遗留大量的成人大骨节病患者，这些患者年龄主要分布在 45～70 岁，疾病严重影响了其生产能力和生活质量，也间接阻碍了病区的经济发展。可见，成人大骨节病治疗是目前困扰病区的主要公共卫生问题之一。

本书作者将多年实践工作中积累的大骨节病相关研究结果汇编成书，分别解读了疾病的流行病学特征、病因、发病机制、病理改变、诊断与鉴别诊断、治疗及大骨节病的控制与消除等内容，期望能够为大骨节病的教学、科研和防治工作提供一定的参考。为本书编写工作提出宝贵意见的专家还有中国疾病预防控制中心地方病控制中心高彦辉研究员、于钧研究员和张微研究员等。此外，感谢嘉兴学院科研启动项目（CD70520043）的指导和资助。最后，特向对本书撰写工作给予大力支持的单位和各位专家表示诚挚的谢意！

由于著者水平有限，缺点和不妥之处在所难免，敬请批评指导。

孙丽艳

2022 年 4 月

目　录

第一章　概述 ·········· 1

第一节　大骨节病定义及本质 ·········· 1

第二节　大骨节病发现史 ·········· 3

第二章　大骨节病流行病学 ·········· 5

第一节　大骨节病流行病学特点 ·········· 5

第二节　病区的判定和划分 ·········· 11

第三节　活跃病区 ·········· 12

第三章　大骨节病病因学研究 ·········· 16

第一节　生物地球化学学说 ·········· 17

第二节　粮食真菌毒素污染及其毒素中毒学说 ·········· 34

第三节　其他学说 ·········· 60

第四章　大骨节病发病机制研究 ·········· 65

第一节　氧化应激反应参与大骨节病的发生发展 ·········· 65

第二节　软骨细胞增殖障碍、变性坏死、
分化异常与过度凋亡 ·········· 68

第三节　细胞外基质代谢失衡 ·········· 83

第四节　促炎症因子介导的软骨损伤 ·········· 93

第五节　多组学作用 ·········· 96

第五章　大骨节病诊断与鉴别诊断 ·········· 102

第一节　诊断原则和标准 ·········· 102

第二节　临床诊断及分度 ·········· 103

第三节　X线诊断及分型分度 ·········· 106

第四节　鉴别诊断 ·········· 110

第六章　大骨节病预防与治疗 ························ 116

第一节　我国大骨节病的防治历史和现状 ············ 116

第二节　中国大骨节病防治策略 ···················· 120

第三节　儿童与成人大骨节病治疗 ·················· 129

第七章　大骨节病监测 ···························· 185

第一节　疾病监测概述 ···························· 185

第二节　大骨节病监测 ···························· 191

第八章　大骨节病病区控制与消除 ················ 201

第一节　大骨节病病区控制 ······················ 201

第二节　大骨节病病区消除 ······················ 204

参考文献 ······································ 208

第一章

概　述

第一节　大骨节病定义及本质

一、大骨节病定义

大骨节病是一种地方性、多发性、变形性骨关节病，其基本病变是发育过程中四肢骺软骨、骺板软骨和关节软骨的变性与坏死及继发性骨关节炎，严重者可致身材矮小畸形、终身残疾。

大骨节病的定义有多种，如《中国医学百科全书（地方病学）》将大骨节病定义为：“原因未明的、地方性、变形性骨关节病，基本病变是软骨内成骨的软骨变性与坏死，主要发生在儿童、少年，成人中新发病例甚少。”

在中华人民共和国卫生行业标准《大骨节病诊断》（WS/T 207—2010）中，大骨节病的定义是：“大骨节病为儿童和少年发生的地方性、变形性骨关节病。其原发病变主要是骨发育期中骺软骨、骺板软骨和关节软骨的多发对称性变性、坏死，以及继发性退行性骨关节病。临床上表现为四肢关节疼痛、增粗、变形、活动受限，肌肉萎缩，严重者出现短指、短肢甚至矮小畸形。”

2016 年出版的《地方病学名词》中大骨节病的定义是：“大骨节病是以发育中儿童四肢关节透明软骨的变性、坏死以及继发性骨关节病为主要病变特征的地方性、多发性、慢性变形性骨关节病。”这是目前较新且较常用的定义。

大骨节病在我国不同地区的称呼（别名）各不相同。西北地区称呼大骨节病为“柳拐子病”和“水土病”，西南地区的一些地方（如四川省）称其为“骨节风”，而在东北地区则称其为“算盘指病”和“矮人病”。大骨节病的别名及与其别名相关的一些谚语，虽然在文字表述上各不相同，但是都形象地描述了大骨节病的流行特点、临床体征和可疑致病因子。"骨节风"是由于大骨节病发生与气候有一定关系,临床症状又与"骨节风"类似而得名;"算盘指病"则形象地呈现了大骨节病患者手指关节多发性、对称性增粗的典型临床体征;"矮人病"则描述了大骨节病重度患者由于骨骼发育畸形而导致的肢体短小体征;陕西的谚语"喝了柳根水,粗了脖子拐了腿",既说明了疾病的发生与饮水有关,又生动地描绘了大骨节病晚期病例肢体畸形的特征;"南山多瘿,北山多拐",则反映了"柳拐子病"与特定的环境有关,即具有地方性。

二、大骨节病本质

在大骨节病的研究进程中,不同学者从临床、病理和流行病等多角度、多方面对大骨节病的本质提出了不同的观点。

1859~1936年,卡辛、久保久雄和碑田宪太郎等学者认为大骨节病是一种慢性、畸形性骨关节炎,但并非传统意义上的炎症,而是一种营养不良性和地方性骨关节病,主要累及骨和软骨,导致骨发育障碍。此观点准确地反映了大骨节病晚期关节病变的属性。

1943年起,苏联学者认为本病是一种选择性损害软骨化骨型骨骼的食物性镰刀菌中毒症。

1968~1994年,先后有不同的学者和组织对本病的本质和属性提出不同的观点:高森时雄等提出本病造成干骺与骨骺软骨的损害,属于地方性软骨内骨发育不全;世界卫生组织将本病划分为"其他和非特异性骨关节病";哈尔滨医科大学杨建伯教授通过流行病学调查确定大骨节病是典型的地方病,病区内有特异的致病因子存在;美国索科洛夫教授认为本病是获得性软骨坏死;莫东旭教授通过对人类大骨节病与动物骨软骨病进行病理学比较研究,认为本病是人类地方性骨软骨病;殷培璞教授经过临床学研究后,认为大骨节病是地方性、慢性骨关节病;钱致中教授从骨与软骨放射学变化的角度入手,提出本病是外因性骨代谢或营养障碍;我国卫生部将大骨节病定义为地方性变形性骨关节病。

2004年,国际骨骼疾病分类将大骨节病分类为地方性畸形性骨关节病。

从本病研究初期的疾病命名到目前的疾病分类建议完成,研究人员已认识到大骨节病病变性质属营养不良性退行性变,主要累及软骨内化骨的骨骼,引发软骨变性和坏死的病理过程,表现为软骨组织坏死及坏死后的崩解、液化等;同时伴有增生、修复及适应性变化,表现为软骨坏死后的软骨细胞增生、细胞团形成以及对坏死物质的吸收、移除、钙化、机化和骨化等。在致病因子作用下，这两个基本病理过程反复发生，构成错综复杂的组织学变化，病变不断进展加重，最终导致软骨内成骨障碍，形成临床上的关节畸形和身材矮小等特征。

第二节　大骨节病发现史

在国际上，大骨节病最初是由沙皇俄国尤林斯基发现并报告的。1849 年，尤林斯基在《自由经济论文集》中首次描述了他在远东贝加尔湖地区乌洛夫河流域见到一些矮人："这种患者在 20 岁甚至更早便在身体的一些部位出现赘瘤样的东西，手和脚似乎离开原来的位置，关节呈现半圆形，以致患者难以移动手脚和从事工作。"因此病多见于乌洛夫河流域，故沙皇俄国最早称其为"乌洛夫病"。

1854 年，沙皇俄国哥萨克第一步兵旅军医卡辛（Kashin）到病区调查研究此病。1861 年，卡辛在报告中指出此病常与甲状腺肿一起发生，是甲状腺肿的合并症。

1899～1908 年，哥萨克军医贝克（Beck）夫妇一起对这种病进行了比较详细的调查，首先提出并断定这是一种独立的地方性疾病。为了纪念卡辛和贝克夫妇早期对大骨节病研究所做的贡献，1906 年起，国际上将这种病命名为卡辛-贝克氏病（Kashin-Beck disease，KBD）。

中医古籍中虽无"大骨节病"这个病名，但就该病的临床表现而言，属中医"骨痹"范畴，"骨痹"之病名始见于《黄帝内经》，因病情顽固缠绵，又称"顽痹""厄痹"。如按本病病变发生部位特点，更具体地应归属于张仲景提出的"历节"。《金匮要略·中风历节病》中描述"历节"的主要症状有"诸肢节疼痛，身体魁羸（魁羸即关节增粗变形）""脚冷""病历节不可屈伸，疼痛"。张仲景认为"历节"的病因之一在于饮食："味酸则伤筋，筋伤则缓，名曰泄，咸则伤骨，骨伤则痿，名曰枯。"虽然饮食的酸、咸与大骨节病发生无确切关联，但经研究后证实大骨节病的发生确与饮食有关。另外，《金匮要略》所记载的治疗"历节"的部分中药，如桂枝、麻黄、白术、防风和附子等，至今仍为中医治疗大骨节病的药物。因此，从症状、成因和用药三方面来看，"历节"应为包括大骨节病在内的现代医学所划分的以关节症状为主的几种疾病的通称。

在我国，可追溯到的最早关于大骨节病的文字记载出自明崇祯十七年

(1644年）山西省《安泽县志》："每患沉溺重腿之疾，手、足、踝关节大、腿蹒跚。"山西省安泽县是我国大骨节病历史重病区。

清光绪三十四年（1908年），时任吉奉勘界委员及添设长白府治安图调查员刘建封（1865～1952年）编著的《长白山江岗志略》中也有类似大骨节病的记载。书中描述许多生活在长白山山区的儿童和青少年，包括15～16岁及以下的男孩和女孩，都出现了短指和足部畸形，手指关节活动受限，下肢也出现了类似的异常表现。

1934年，张风书在东北沈吉和长图铁路沿线发现许多关节肿大、身材矮小的"大骨节病"患者（当地居民根据患者关节增粗和变形等临床特征命名），并首次进行了详细的描述，认为此病与苏联的"乌洛夫病"是同一种疾病，后由洪宝源著文报告。

1935年，满洲医科大学的日本人高森时雄和其同事在长图铁路沿线一带进行了调查，认为当地的"大骨节病"与苏联的"乌洛夫病"是同一种疾病，并开始进行研究。

1949年，中华人民共和国成立后，我国学者根据患者关节增粗和变形的临床特征，将其命名为"大骨节病"。

1956年3月，我国卫生部成立中苏大骨节病调查研究队，考察后认为东北"大骨节病"、西北"柳拐子病"与苏联的"乌洛夫病"是同一种疾病，即大骨节病（Kashin-Beck disease，KBD）。

（孙丽艳）

第二章

大骨节病流行病学

第一节 大骨节病流行病学特点

一、地区分布

疾病在不同地区发生的现象，称为地区分布。疾病在不同地区的分布特征反映出致病因子在这些地区作用的差别，是由于疾病的危险因素的分布和致病条件不同所造成的。

（一）按行政区域划分

研究疾病的地区分布时，一方面可根据行政区域划分，如在国际上可以半球、洲、区域和国家为单位；在一个国家内可以省（直辖市、自治区）、市、县、乡（镇）和村为单位。

大骨节病在国外主要分布于苏联的西伯利亚东部和朝鲜北部。在苏联，大骨节病分布于西伯利亚东南部，有两个病区，大的在额尔古纳河的支流乌洛夫河流域的赤塔州，小的在阿穆尔州。在朝鲜，大骨节病分布在北部山区，即与我国毗连的咸镜北道、咸镜南道和平安北道的一些地区。

目前，大骨节病主要分布在我国从东北到西南的一个狭长地带范围内，涉及黑龙江、吉林、辽宁、河北、山东、河南、内蒙古、山西、陕西、甘肃、四川、青海和西藏。

北京市也曾有过大骨节病发生的报道。1985 年，北京市大骨节病重病区村实行了整体搬迁；1991 年，病区学生集中到寄宿制学校就读。随着农村经济体制改革的不断深化，病区产业结构发生了巨大的变化，综合经济能力得到了极大的提升，1998 年以后再未出现新病例。2011 年北京通过了消除考核验收评估，不再将其作为大骨节病病区对待。

2018 年度全国地方病年报统计数据显示：我国共有大骨节病病区县（区、旗，以下简称县）379 个，各病区省（自治区，以下简称省）的病区县数目由高至低依次为黑龙江省（80 个）、陕西省（62 个）、西藏自治区（54 个）、吉林省（40 个）、甘肃省（37 个）、山西省（35 个）、四川省（32 个）、内蒙古自治区（18 个）、河北省（7 个）、辽宁省（5 个）、河南省（5 个）、青海省（3 个）和山东省（1 个）。

2019 年全国大骨节病监测报告结果显示，大骨节病分布在 13 个病区省（自治区，以下简称省）的 379 个病区县的 2032 个病区乡（镇，以下简称乡）的 21158 病区村中。病区村与非病区村相邻或相间，在一个行政区内并不是全部的村均发病，即在一大片病区村中可出现一个或几个不发病的"健康村"，在一大片"健康村"中可出现一个或几个病区村，病区村呈灶状或镶嵌状分布；或许多病区村断断续续连成片；或病区村沿山麓和沟谷连接成带状分布。

从流行病学特征来看，大骨节病的地区分布具有"稳定性"，且越是相对较大的范围，"稳定性"表现越明显，如以省为单位计算，病区是长时间不变的。但是在较小的范围内，"稳定性"变得不明显，病区或非病区是可变的，如以自然村（屯）为单位计算，病区是经常处在变化之中的，某些非病区出现新发病例后，可以变成病区，它可以在很短时间内不再发生大骨节病新病例，也可以在数年至数十年内不同程度断续或连续地发生新病例；某些已经多年未见新病例的历史病区可以再次出现新病例；或是某些病情活跃的病区在未采取任何防治措施的情况下病情明显减弱，不再发生新病例，变为历史病区；有一些与病区邻近的非病区可以始终保持为非病区。

（二）按自然环境划分

大骨节病的地区分布可按自然环境，如根据地形地貌、气候气象和地势海拔等方面进行划分。

按海拔和纬度划分，高海拔（西藏、青海和四川）和高纬度地区（黑龙江和内蒙古）大骨节病病情较重。

按地形地貌进行划分，西北黄土高原病区中，以沟壑地带发病较重；东北病区地形多为浅山与丘陵，以河谷甸子和山间谷地等低洼潮湿地段发病最重。但在个别地区，除了上述地形地貌，平原也有发病，如松嫩和松辽平原均有病情很严重的病区村。

按气候条件划分，大骨节病所在病区多属大陆性气候特点，暑期短，霜期长，昼夜温差大，处于东南沿海温暖、潮湿季风区与西北干旱、寒冷内陆的交界部位。13个病区省份中，黑龙江、吉林、辽宁、河北、河南、山东、山西、陕西北部属于温带季风气候，夏季高温多雨，冬季寒冷干燥；陕西南部、四川中东部属于亚热带季风气候，夏季高温多雨，冬季温和少雨；内蒙古、甘肃属于温带大陆性气候，冬季严寒，夏季炎热，全年干旱少雨；青海、西藏、四川西部属于高山高原气候，垂直变化显著。

二、时间分布

疾病发生的时间不是恒定的，是经常变动的，这种疾病随时间推移的变动形式，称之为时间分布。时间分布可反映致病因素的动态变化过程。大骨节病的时间分布表现为年度波浪性、季节性高发、中期动态和长期趋势等。

(一) 年度波浪性

大骨节病具有明显的年度波浪性。一般认为霜期早、秋雨大的次年是大骨节病的多发年。波浪性是否显现，取决于致病因子的活跃程度。当致病因子不活跃时，即使连续观察多年也不会看到年度波浪性，只会看到轻微的年度波动。年度波动是指年度间统计参数间的不同，它不是流行病学现象，是一个统计上的差异；而年度波浪性或年度多发则是流行病学概念。

(二) 季节性高发

疾病的发生频率在一定季节内升高的现象称为季节性。季节交替时，温度和湿度通常变化较大，病毒、细菌等致病因子活跃。大骨节病一般春季多发。但在大骨节病致病因子非常活跃的地方，四季均有新发病例，难以看到季节性高发的现象。反之，致病因子不活跃的地方，发病率很低，也难以看到季节性高发现象。

大骨节病的临床症状类似于骨关节炎等退行性骨关节疾病，冬季是各类骨关节炎的高发期和临床症状加重的时期，因此大骨节病在冬春季节交替时临床症状也比较明显。此外，也有资料记载大骨节病有季节性加重的现象，南方多发于春天，北方多见于冬天。近期研究表明，寒冷虽然不是大骨节病的致病因素，但可加重大骨节病的病情。

（三）中期动态

大骨节病病情的年度间变动，可称为中期动态。儿童手部的 X 线检查是观察大骨节病病情中期动态的有效方法，检查的重点部位是指骨中节和基节的骨端、干骺端和骨骺以及腕骨。骨端改变出现较晚，恢复较慢，严重的变形甚至可残留终身；干骺端改变出现快，修复也快，在 6~12 个月之内即可表现为明显的恶化或恢复；骨骺、腕骨改变介于骨端和干骺端两者之间，其可反映病变范围的扩大。相对于骨端、骨骺和腕骨，病变可能于半年到 1 年之间迅速出现或者恢复的干骺端能够更加灵敏地反映大骨节病病情年度间的变化。因此，可用"干骺端检出率"来评价疾病的中期动态。

（四）长期趋势

长期趋势通常是指在一个相当长的时间内（数年或数十年）观察或回顾性调查，凭借疾病发生的时间分布，了解疾病的发病频率变动或变动趋势。

20 世纪 50 年代，国内有代表性的重病区学龄儿童大骨节病 X 线阳性检出率一般不超过 50％，1955~1956 年出现了大骨节病流行的第一次高峰。

20 世纪 60~70 年代，多数病区大骨节病患病率明显上升，其中陕西省和黑龙江省尤为突出，部分病区村儿童 X 线阳性检出率可达 70％~90％。此间出现了大骨节病流行的第二次高峰，即普遍秋涝的 1969~1970 年。除辽宁省和吉林省东部地区以外，全国大部分病区都被卷入了这个流行范围，一直持续到 20 世纪 80 年代中期。

1984 年以后，随着改革开放国策的实施，人民生活水平的提高，大骨节病发病率稳步下降。

至 2000 年，除西部地区的少数病区以外，全国大部分病区的病情已达到国家控制标准，许多病区已经连续若干年为零检出。

三、人群分布

（一）年龄特征

大骨节病发病与年龄密切相关。流行病学调查发现，大骨节病主要发生在儿童和青少年，成人中很少发生。在重病区，发病年龄提前，两三岁即可发病；在轻病区，发病年龄延迟，可迟至十岁以后。大骨节病具有明显的年龄特征，这与大骨节病独特的发病机制有关。病理学研究表明，大骨节病致病因子主要是侵害发育中儿童的关节透明软骨，造成软骨细胞变性、坏死以及继发的骨关节炎。发病初期，一般仅有 X 线改变，临床检查无明显体征，若不脱离病因，病情将逐渐加重，一两年后部分患者可出现干骺早闭合及骨端严重破坏等病理改变。成年之后，无论是当地居民还是外来迁入者，因骨骼发育已经完成，致病因子无法损害已发育成熟的关节软骨，也就不可能出现短指畸形或侏儒状体态。所以，成人大骨节病患者都是幼年时期发病的"老患者"，其发病年龄也均在儿童和青少年时期。

近年来，随着社会主义新农村建设、农业结构调整、农民生活水平提高和综合防控措施落实等，我国大骨节病一级预防效果显著。全国大骨节病监测表明，近十年，除西藏外，其余 12 个病区省均无重症新发临床病例。"十二五"末，全国已达到基本消除大骨节病的阶段目标。

目前病区的患者主要是 20 世纪大骨节病大流行年代遗留下来的大量的、分布广泛的成人大骨节病患者。2018 年全国大骨节病现患个案调查结果显示，目前我国共有成人大骨节病患者约 17.7 万，其中现症患者最多的省份是陕西，占全国总病例人数的一半以上；其次是四川、甘肃、黑龙江、内蒙古、西藏和吉林；现症患者最少的省份是青海省。

在这些患者中，30 岁以下的约占 1%；30～39 岁的约占 2%；40～49 岁的约占 12%；50～59 岁的约占 29%；60～69 岁的约占 33%；70 岁以上的约占 23%。全国患者年龄主要集中在 50 岁以上，约占总数的 85%，其中 60～69 岁的患者数最多。除了四川、西藏和青海，其余各病区省 40 岁以下患者的比例均小于 3%。内蒙古、黑龙江、甘肃和青海 40～59 岁患者的比例均在 45% 以上。河北、山西、辽宁、吉林、山东、河南、四川和陕西 60 岁以上患者的比例均在 60% 以上。西藏各个年龄段患者的比例接近，均在 10% 以上。

(二) 性别分布

大骨节病发病无性别差异。

1990～2019 年全国儿童大骨节病病情监测数据结果显示，在未成年人中，男性和女性患病率基本相同。

2018 年全国大骨节病现患个案调查结果显示，男性患者约占 50.5%，女性患者约占 49.5%，男性与女性患病无明显差别。但在病情上，男性患者的病情略重于女性患者，分析其原因，可能是男性多从事重体力劳动，而重体力劳动可加重大骨节病的病情。

（三）职业特征

大骨节病发病与职业有一定的关系，患者多为以病区当地生产的麦类和玉米等为主食的农业人口，牧业、林业、其他行业较少发生。

流行病学调查发现，大骨节病患病的职业差别的原因是主食粮食来源不同。在大骨节病高发年代，病区中农民户的儿童发病，职工户的儿童不发病或很少发病。一些原为重病区的农业生产队，当主食粮食由原来的病区自产粮食调换为国库粮食之后，职业未改但病情被控制；在病区中，若职工户仅职工本人领取并食用国库粮食，家庭其他成员仍食用病区自产粮食，此类家庭的儿童也可患病；非病区城市职工户从病区购入或换取较多病区自产粮食，也可发生大骨节病。

由此可见，不同职业人群获取粮食渠道的不同导致了大骨节病发生具有职业差异，在病区食用自产粮食的人群可能患病，而食用国库粮食的人群鲜少患病，这是由于国库粮食必须符合国家标准，从而消除了被污染粮食中真菌产毒条件的缘故。

2018年全国大骨节病现患个案调查结果显示，17.7万成人大骨节病患者中，工人约占1%；牧民约占9%；农民约占89%；其他职业约占1%，其中农民患者人数最多。除了内蒙古、四川和青海，其余各病区省份农民患者的比例均在95%以上，而在四川和青海，牧民患者的比例较高。

（四）民族易感性

大骨节病是一种地方病，生活在病区的不同民族的居民均有患病的可能，大骨节病无民族易感性，生活方式和习惯相同的不同民族的居民均可患病。在我国已知患病的民族有汉族、满族、回族、蒙古族、藏族、达斡尔族以及不以大米为主食的朝鲜族。

20世纪60年代，老百姓发现病区村中的朝鲜族人几乎不患大骨节病，而汉族人大骨节病发病率很高，从而认为大骨节病发病可能与民族有关。后经调查发现，当地朝鲜族人习惯种水田吃大米，而汉族人习惯种旱田吃玉米，受当时的生产条件限制，玉米很容易因为储存不当而感染病区的镰刀菌并产生能够使人患大骨节病的真菌毒素，导致汉族人看起来比朝鲜族人更易患大骨节病的假象；居住在病区的朝鲜族人，如若种旱田主食玉米，即与当地汉族人同等患病。在病区中，汉族人如种水田主食大米，亦可不患大骨节病。有的重病区村，种水田主食大米后，大骨节病逐渐消失；也有些村庄，原来种水田较多，无大骨节病，但改种旱田主食玉米后，迅速出现大骨节病患者，成为病区村。

（五）家庭聚集性

大骨节病具有一定的家庭聚集性，在患病率为 10%～90% 的病区表现得尤为明显。20 世纪 20 年代，苏联后贝加尔区的大骨节病患者家庭中出现传代现象，故本病曾被认为是一种"窝子病"，即家庭聚集。虽然大骨节病具有家庭聚集性，但其绝对不是一种家族性遗传病。生活在同一家庭中的人，因食用相同的主食，接触致病因子和致病条件的机会基本相等，表现为大骨节病患者双亲和同胞的患病危险度比非血缘亲属高 3～4 倍。如上所述，大骨节病儿童发病年龄受轻、中、重病区类型的影响，在重病区，儿童发病年龄可提前至两三岁，但在胎儿胚胎发育的早、中期未见任何大骨节病的线索，因此，大骨节病是一种后天获得性疾病或是环境因素为主的复杂疾病。然而，即使是在患病率很高的病区村或大骨节病病情非常严重的家庭，患者的家人中仍有未发生大骨节病的，提示大骨节病的发病具有一定的个体差异。

第二节　病区的判定和划分

一、病区判定

按照《大骨节病病区判定和划分标准》（GB 16395—2011），病区判定要以当地是否有新发病的典型病例为依据，以自然村（屯）为单位，具备下列两条的，可判定为病区。

① 构成流行，当地居民临床Ⅰ度及其以上的患病率＞5%。

② 7～12 岁儿童病例手部 X 线片有多发性、对称性骨端改变。

二、病区类型划分

（一）按病区病情严重程度划分

（1）轻病区　当地居民临床Ⅰ度及其以上患病率或 7～12 岁儿童 X 线检出率≤10%。

（2）中病区　当地居民临床Ⅰ度及其以上患病率或7～12岁儿童X线检出率>10%且≤20%。

（3）重病区　当地居民临床Ⅰ度及其以上患病率或7～12岁儿童X线检出率>20%。

（二）按典型病例的年龄分布划分

（1）新病区　当地人群历史上无典型病例发生，现患Ⅰ度及其以上病例全部在20岁以下人群中，经流行病学调查、临床普查和X线检查，符合大骨节病流行特征，具备判定病区的条件，可以判定为新病区。

（2）历史病区　当地曾发生过典型病例并被确定为病区。经临床普查，20岁以下人群中无Ⅰ度及其以上病例；7～12岁儿童X线检出率<5%，骨端检出率<3%，且无干骺端（＋＋）改变的病例，也无干骺早闭及三联征的病例。

说明：

①"当地发病的典型病例"是指在现住地发生的临床Ⅰ度及其以上的病例，或儿童手部X线片有多发性、对称性骨端改变的病例。

②病区类型划分以自然村（屯）为单位。

③临床检查不得低于100人，自然村（屯）居住人口低于100人的，应与邻近自然村（屯）合并；7～12岁儿童X线拍片人数不得少于50人，若自然村（屯）7～12岁儿童不足50人，应以邻近村同龄儿童补足，50人以上的采用分层随机抽样的方法进行检查，每一年龄段拍片人数不得少于9人。

④当临床普查与儿童X线检查结果一致性较差时，以儿童X线检查结果为准。

⑤病区经过若干年演变，可变为历史病区或轻病区。在历史病区或轻病区中本病可停止流行，7～12岁儿童临床检查无Ⅰ度及其以上的病例，X线检出率<5%（或未检出）。

第三节　活跃病区

大骨节病病区类型的划分，除了上述《大骨节病病区判定和划分标准》（GB 16395—2011）中的划分方法，还可根据区域中患者数量的多少，即居民患病率的高低分为重病区（患病率30%以上）、中等病区（患病率10%～30%）、轻病区（患病率10%以下）和非病区（临床检查无典型大骨节病例）。

上述病区划分方法均能在不同程度上反映病情的严重程度，但是缺乏关于病情变化的速度等方面的描述。因此，研究人员按照大骨节病致病因子的活跃程度，将病区分为活跃病区、相对静止病区和静止病区来反映大骨节病病情的动态变化。

一、活跃病区

致病因子数量多，作用强烈的病区，称为活跃病区。虽然活跃病区病情达到高峰的时期不完全相同，但其具有一些共同的特点，包括以下几点。

① 7～12岁儿童新发病例多，临床检出率可达40%以上。但成年人患病率的高低，可因病区历史长短的不同而有很大差别，一个由非病区转变而来的病区，成年患者可能很少，一个由相对静止病区重新活跃起来的病区，成年患者可能很多。

② 儿童大骨节病患者症状较重，普遍主诉踝关节疼痛，且肘关节弯曲的患者较多。

③ 儿童大骨节病X线阳性检出率高于临床检出率（约10%），原因是部分新发病的儿童，虽然手部X线片上已出现特征性的改变，但是其临床体征（如指关节增粗）并不明显。

与此同时，手部X线片中干骺端改变多于骨端改变。一般来说，干骺端改变较活跃，出现早，可在半年至一年内明显好转或消失；骨端改变较稳定，出现晚，出现后不易修复；骨骺改变的活跃程度介于两者之间。患者如仅有干骺端改变，可认为是新病例，且在近期之内（半年到一年）未脱离致病因子的作用；患者如仅有骨端改变或兼有骨骺改变，但并未伴有干骺端改变，可认为是陈旧病例，而且在近期之内已完全或大部分地脱离了致病因子的作用。骨骺改变的意义可结合前两者予以考虑，单纯骨骺改变的大骨节病病例极少见。患者如既有干骺端改变又有骨端或骨骺改变，可认为是陈旧病例且仍未脱离致病因子的作用。

④ 手部X线片中的病变性质是新鲜进展的，其标志是干骺端先期钙化带的增宽凹陷明显，且密度高，病变轮廓清晰。

病区中病情明显而迅速地加重是活跃病区概念产生的基础。活跃病区的概念既包含流行病学内容，又包含临床、病理和生化的内容。"活跃"是疾病过程的综合表现，意味着大骨节病致病因子数量增加或者活性增强，主要表现是新发患者数量增加，发病年龄提前，机体组织最敏感部位首先受损，病理和生化指标出现特征性改变。

活跃病区概念的提出与应用，促进了大骨节病病因研究与防治实践的发展。一方面，使研究人员和地方病防治技术人员认识到大骨节病病区是可变的，病情的严重程度与致病因子的活跃程度直接相关，只有在病情严重的时候探寻病因，才能有所发现，在一个病情已经消退的历史重病区，是很难找得到病因线索的。另一方面，有助于正确判定防治措施的效果。有些情况下，即使无人为干预措施的投入，病情也有活跃或消退的变化，而正确应用活跃病区的概念可避免把病情的自然变动误判为干预措施有效。

二、相对静止病区

活跃病区中的致病因子明显减少或消失，该病区即变为相对静止病区。相对静止病区可一直过渡到静止病区，也可病势死灰复燃重新活跃起来。由于致病因子明显减弱或消失的时间长短不同，同是相对静止病区差别也很大。

在致病因子明显减弱或消失时间为半年至一年的相对静止病区，儿童大骨节病患病率和自觉症状方面，与活跃病区基本相似，其原因是病区中儿童一旦罹患大骨节病，当病情发展到一定程度之后，可出现肢体畸形、运动障碍和关节疼痛等表现，即使致病因子已经消失，但患者的症状依然存在，所以病区患病率变化不明显。X线阳性检出率与临床检出率相近。手部X线片中骨端改变的数量接近或超过干骺端改变的数量；干骺端改变可修复好转，先期钙化带虽然仍有明显的增宽凹陷，但密度已降低，增宽的轮廓变得模糊；骨端改变则很少修复，甚至进展。

在致病因子明显消退或消失时间较长的地方，相对静止状态已维持数年，儿童大骨节病患病率和自觉症状方面，则与活跃病区明显不同。7～12岁儿童患病率显著减低，可降到30％以下，自觉症状轻微。X线阳性检出率远低于临床检出率。只有少数儿童有轻微干骺端改变，对比之下有骨端改变的人数增多；干骺端和骨端改变已基本恢复正常，骨端表面虽平整光滑，但仍留有曾受损的痕迹。因为骨端改变的修复比干骺端改变慢得多，患病儿童中大部分是骨端型和干骺骨骺型的患者。

三、静止病区

大骨节病病区在十几年至二十几年中若无儿童新发病例，说明致病因子已长期消除，此病区转变为静止病区（历史病区）。静止病区具有干骺端改变的儿童占全部受检儿童的 10% 以下，且临床症状不典型。非病区儿童干骺端改变检出率也可达到 5% 以上。非病区和静止病区的本质区别是非病区中无成人大骨节病患者，而在历史病区中有一定数量的成人大骨节病患者。

大骨节病病区有活跃的、相对静止的和静止的不同类型，是病区实际存在的情况。此种病区类型的划分，在大骨节病病因研究与防治工作中起到了十分重要的作用。

（孙丽艳）

第三章

大骨节病病因学研究

自大骨节病被确定为一种独立的疾病，其病因研究也就同期开始了，至今已历经170余年。从最早苏联和日本学者提出的居民膳食和饮水中元素比例失调、水中有机物中毒和食用镰刀菌污染的谷物致病的学说，到目前我国研究人员深入到分子生物学水平的探索，国内外学者对大骨节病病因及发病机制进行了长期艰苦的研究，做出了卓越的贡献。

大骨节病发生发展主要与环境有害因素有关，研究者先后提出大骨节病可疑致病因素达50余种，主要涉及放射性物质中毒学说（Bagashevd 等，1911～1925年）、维生素缺乏学说（Shchipachev、Platonov 等，1925～1936年）、传染中毒学说（Barykin、Klyukhin，1926年）、内分泌失调学说（Shchipachev，1927～1936年）、水中铅过量学说（Sakovich 等，1927～1935年）、铁慢性摄取过剩学说（Aiiso、Hiyeda 等，1932～1937年）、钙缺乏学说（Dombrovskaya 等，1929～1959年）、真菌中毒理论（Sergievsky 等，1932～1937年）、生物地理化学学说（Vinogradov 等，1939～1963年）、水中有机物污染中毒说（Dobrovolsky、Sakovich 等，1926～1933年）、自由基机制（彭安等，1990年）、环境低温低硒生态效应（李芳生，1990年）、病毒感染（毕华银等，1995年）等。这些学说中既涉及单一的环境因素，也有多种因素的复合，其中一些是大骨节病发生的主要危险因素，一些可能是大骨节病发病相关的辅助因素，但迄今为止无任何一种学说能与大骨节病建立直接的因果关系，多数学说未得到证实，随着大骨节病病因学实践认识的深入发展而相继被淘汰。近些年，国内外广泛和深入研究的大骨节病病因学说主要集中在生物地球化学学说和粮食真菌毒素污染及其毒素中毒学说。随着分子生物学技术的迅速发展，大骨节病病因研究又提出一些涉及环境因素与基因相互作用的证据。

第一节 生物地球化学学说

生物地球化学学说认为大骨节病的发生与特定的地理生态环境有关，即病区环境某些化学元素或化合物过多、缺乏或比例失调，影响体内矿物质的正常代谢而引起大骨节病。此学说最早由苏联学者 Vinogradov 根据地方病病区环境土壤、水和作物中多种微量元素不平衡等现象首先提出，其后 Kovalsky 等认为大骨节病病区水、土和居民膳食中锶和钡含量多及钙、磷、钾和钠含量少，锶钙比例失调。1967～1968 年，Muchkin 等提出病区土壤钙、碘、镍、铜、铁、硫、铍、氟、锶和钡多，以冻土层最为显著；后又提出病区水、土和主、副食中含磷和锰过量导致大骨节病。再之后，关于碘、镍、铜、铁、硫、铍、氟和硒等元素与大骨节病关系的研究也相继开展起来，其中研究最多、最详尽的是元素硒，获得了大量的数据，并逐渐发展为硒缺乏或低硒学说。而关于其他元素的研究最终皆因与大骨节病的分布和发生无一致性，或者缺乏足够的流行病学证据的支持及未能在大骨节病患者或实验动物体内找到特异性损害软骨细胞的确切证据而相继被放弃。

硒是人体所必需的微量元素之一，广泛分布于各器官和组织中，主要以有机化合物硒氨基酸和含硒蛋白质的形式存在。硒氨基酸包括硒代胱氨酸和硒代蛋氨酸；含硒蛋白质以谷胱甘肽过氧化物酶为代表。硒在体内无法合成，必须经由食物和饮水摄入。硒的生理功能是多方面的，最重要的是抗氧化，保护细胞膜的结构和功能免遭损害；其次，硒与体内多种内分泌代谢活动有关，包括参与甲状腺激素、雄激素和胰岛素的代谢等；最后，硒对机体的非特异免疫、细胞免疫和体液免疫均存在重要影响，可提高人体 B 细胞的增殖活性，改善 T 细胞功能。人体缺硒可引起以低硒为中心的一系列代谢变化，如全血谷胱甘肽过氧化物酶活性降低；血清谷草转氨酶、谷丙转氨酶、乳酸脱氢酶、羟丁酸脱氢酶、脂质过氧化物和游离脂肪活性或含量增高等。这一系列的代谢变化可引起某些器官功能失调，最终导致疾病的发生。研究表明，低硒或硒缺乏人群通过适量补硒，不但能够预防肿瘤等疾病的发生，而且可以提高机体免疫力，维护心脏、肝脏、肺脏和胃等重要器官的正常功能，预防老年性心脑血管疾病的发生。

一、大骨节病硒缺乏或低硒学说的形成及研究证据

1972 年，莫东旭教授在用大骨节病病区水和自产粮食饲养大鼠的实验中，

意外发现约 40％的大鼠死于急性重型肝炎，且其尿硒含量明显降低，但并未见骺板及关节软骨细胞坏死。分析原因时，着重检测了病区水和自产粮食中的硒含量，从而首次发现大骨节病病区水和自产粮食硒含量低于非病区的现象。1973 年，对全国主要大骨节病病区进行调查采样分析及多元素筛选，证实病区粮食硒含量普遍偏低，且病区土壤和居民头发的硒含量也偏低。1974 年，根据硒的化学地理特征，研究人员明确提出了低硒带的概念。1976 年，经补充采样和调查，研究人员证实我国存在一条自然环境低硒带（从东北至西南），其分布与大骨节病病区分布（从东北到西南的一个狭长地带）相吻合。在此后的研究中，硒与大骨节病的关系逐渐成为研究热点。大骨节病病因的硒缺乏或低硒学说的内容以及支持此学说的研究证据主要包括以下三个方面。

（一）外环境硒含量低是大骨节病病区的普遍特点

1. 大骨节病病区土壤硒含量低

根据硒含量的不同，土壤可分为低硒（低于 0.125mg/kg）、边缘硒缺乏（0.125～0.175mg/kg）、中等硒含量（0.175～0.40mg/kg）、高硒（0.40～3.00mg/kg）和硒过剩地带（≥3.00mg/kg）。大骨节病病区与低硒或边缘硒缺乏地带分布基本一致，病区 78.6％的土壤硒含量在 0.150mg/kg 以下，非病区 73.7％的土壤硒含量高于 0.150mg/kg。病区耕作土壤表层硒含量[(0.112±0.057)mg/kg，$n=35$] 明显低于非病区 [(0.224±0.134)mg/kg，$n=161$]，仅为非病区的二分之一；大骨节病病区、西北和东南非病区土壤平均硒含量分别为 0.13mg/kg（$n=80$）、0.19mg/kg（$n=79$）和 0.23mg/kg（$n=77$）。部分大骨节病病区省土壤平均硒含量的检测数据如下。

（1）西藏自治区 雅鲁藏布江北岸病区自然土壤和耕作土壤的平均硒含量分别为 0.135mg/kg（$n=8$）和 0.160mg/kg（$n=8$），低于南岸非病区自然土壤（0.289mg/kg，$n=18$）和耕作土壤的平均硒含量（0.228mg/kg，$n=37$）。

2018 年，选取拉萨、日喀则、山南、林芝、昌都和阿里等 7 个市（地）的大骨节病历史重病区县以及至今未达到消除目标的县 10 个，每个县选择 1 个历史重病区乡，每个乡选择 1 个重病区村和 1 个非病区村作为调查点，共采集土壤样品 198 份。182 份样品（92％）的硒含量低于 0.2mg/kg，说明其采样地点属于低硒地带，其中历史重病区占 54.4％，非病区占 45.6％。

（2）青海省 2007 年的调查结果显示，大骨节病病区贵德、兴海、班玛和同德 4 个县土壤水溶性硒的平均含量为 (0.0016±0.0008)mg/kg。

2016 年的检测结果显示，病区（贵德县）土壤平均硒含量为 (0.0269±

0.0101)mg/kg，显著低于非病区（湟中区）。

2018年，在大骨节病历史重病区兴海县、贵德县和班玛县选择3个病区村（下村、斜马浪村、要什道村）和3个非病区村（大米滩村、贡巴村、德昂村）共采集土壤样品60份，3个病区村土壤平均硒含量分别为（0.095±0.015）mg/kg（下村，$n=10$）、（0.082±0.013）mg/kg（斜马浪村，$n=10$）和（0.080±0.005）mg/kg（要什道村，$n=10$），3个非病区村土壤平均硒含量分别为（0.114±0.014）mg/kg（大米滩村，$n=10$）、（0.083±0.018）mg/kg（贡巴村，$n=10$）和（0.060±0.013）mg/kg（德昂村，$n=10$），病区村和非病区村土壤平均硒含量均偏低。

（3）四川省　大骨节病病区壤塘县耕作土壤和自然土壤的表层（0～20cm）和深层（20～40cm）平均硒含量分别为（0.151±0.045）mg/kg、（0.151±0.055）mg/kg、（0.171±0.047）mg/kg 和（0.165±0.07）mg/kg，高于四川省表层土壤 [（0.095±0.055）mg/kg] 和西藏大骨节病病区耕作土壤的平均硒含量 [（0.10±0.08）mg/kg]，与西藏自治区 [（0.157±0.088）mg/kg] 和青海省表层土壤平均硒含量 [（0.170±0.087）mg/kg] 比较接近，但仅为全国表层土壤平均硒含量 [（0.290±0.255）mg/kg] 的一半。

2018年7月至2019年2月，分别在阿坝州马尔康市（原马尔康县）、壤塘县、阿坝县、若尔盖县和红原县5个大骨节病历史重病区市（县）各选择1个历史重病区乡，每个乡选择1个历史重病区村和1个非病区村，共采集检测土壤样品100份（病区村60份，非病区村40份），病区村和非病区村土壤硒含量范围分别为0.018～0.100mg/kg 和0.020～0.160mg/kg，平均硒含量分别为（0.045±0.022）mg/kg 和（0.066±0.045）mg/kg，两者之间的差异具有统计学意义；各市（县）病区村与非病区土壤平均硒含量相比较，除红原县病区村 [均数：（0.076±0.008）mg/kg，范围：0.068～0.090mg/kg] 显著低于非病区村 [均数：（0.131±0.009）mg/kg，范围：0.120～0.140mg/kg]外，其余差异均无统计学意义，土壤硒含量整体处于缺乏水平。

（4）黑龙江省和甘肃省　2017年的一项现场调查结果显示，大骨节病历史重病区黑龙江省尚志市和甘肃省宁县的土壤平均硒含量分别为（0.18±0.035）mg/kg（$n=8$）和（0.114±0.021）mg/kg（$n=22$），非病区甘肃省渭源县的土壤平均硒含量为（0.120±0.021）mg/kg（$n=16$），均低于全国土壤平均硒含量。

病情严重程度不同的大骨节病病区土壤平均硒含量也存在着差异：中病区和重病区耕作土壤表层平均硒含量分别为（0.174±0.056）mg/kg 和（0.149±

0.043)mg/kg，即土壤硒含量相对较高的病区，大骨节病病情相对较轻，反之则相对较重。此外，对四川省阿坝地区（典型的大骨节病病区）土壤样品硒元素生物利用度分析结果发现，硒元素生物利用度低是硒缺乏土壤的特征，可能与大骨节病风险升高相关。

2.大骨节病病区饮用水硒含量显著低于非病区

（1）西藏自治区　雅鲁藏布江北岸大骨节病病区饮用水平均硒含量（0.53μg/L，$n=21$）低于南岸非大骨节病病区饮用水平均硒含量（0.64μg/L，$n=20$）。

2004年5～6月，研究人员在昌都、林芝、拉萨和山南采集当地居民饮用水（沟水、河水、溪水和泉水，沟水和河水是当地居民自行开辟沟渠，由河流中引水到居住地的饮用水；溪水和泉水是指由冰雪融水或泉水沿地势流淌的山间溪水）水样36份进行检测。结果表明病区饮用水平均硒含量[（0.17±0.10)μg/L，$n=20$]显著低于非病区[（0.27±0.11)μg/L，$n=16$]，且非病区饮用水平均硒含量低于我国内地大骨节病病区，即西藏自治区饮用水平均硒含量整体处于较低水平。与此同时，不同来源饮用水的平均硒含量也各不相同：病区居民习惯饮用水沟水和河水的平均硒含量[（0.12±0.03)μg/L，$n=7$；（0.20±0.09)μg/L，$n=15$]均显著低于溪水和泉水[（0.31±0.13)μg/L，$n=4$；（0.26±0.12)μg/L，$n=10$]，提示西藏自治区大骨节病的流行与饮用水类型有关，不同类型饮用水中硒含量差异与西藏大骨节病的分布密切关联。

（2）青海省　2007年的调查结果显示，贵德、兴海、班玛和同德4个县居民饮用水硒含量均低于10.00μg/L（1973年国际制定的水硒含量标准）。

另一项调查结果显示，大骨节病病区兴海县和贵德县饮用水硒含量相对较低，分别为0.156μg/L和（0.097±0.038)μg/L。

2016年青海省大骨节病病区（贵德县）和非病区（湟中区）饮用水平均硒含量检测结果显示：病区饮用水平均硒含量显著低于非病区。

（3）四川省　大骨节病病区壤塘县饮用水平均硒含量为（0.104±0.041)μg/L，略低于西藏自治区饮用水平均硒含量[（0.17±0.10)μg/L]；且不同类型饮用水平均硒含量由高至低分别为泉水、井水、自来水和溪水。病情严重程度不同的病区饮用水平均硒含量也不同，重病区饮用水平均硒含量低于中病区。

另一项流行病学调查结果显示大骨节病病区金川县、马尔康市和壤塘县饮用水平均硒含量分别为（0.231±0.121)μg/L、（0.320±0.092)μg/L和（0.546±0.286)μg/L，低于相对应的马尔康市[（0.307±0.073]μg/L]和壤塘县的非大骨节病病区村的饮用水平均硒含量 [(0.699±0.279)μg/L]。

3.大骨节病病区自产粮食硒含量低

粮食硒含量主要由土壤和水中的硒含量和硒的生物利用度决定。由于大骨节病病区土壤和水中的硒含量低，使得病区自产粮食的硒含量明显低于非病区自产粮食。既往研究表明，大骨节病病区自产玉米和小麦的平均硒含量分别为16μg/kg（$n=253$）和18μg/kg（$n=259$）；西北非病区自产玉米和小麦的平均硒含量分别为49μg/kg（$n=69$）和106μg/kg（$n=25$）；东南非病区自产玉米和小麦的平均硒含量分别为53μg/kg（$n=16$）和52μg/kg（$n=71$）；绝大部分大骨节病病区的自产粮食（主要为玉米和小麦）硒含量均在25μg/kg以下（硒缺乏），而大部分非病区自产粮食的硒含量均在40μg/kg以上（中等硒含量）。大骨节病患者以农村人口为主，居住环境相对封闭，居民主要食用当地自产的粮食，因此自产粮食硒含量就成了居民硒营养背景中最重要的影响因素。

（1）西藏自治区　大骨节病病区谷物 [(2.85±2.05)μg/kg，$n=75$]、糌粑 [(3.03±2.04)μg/kg，$n=27$]、青稞 [(2.69±2.25)μg/kg，$n=29$] 和小麦 [(2.83±1.84)μg/kg，$n=19$] 的平均硒含量显著低于非病区谷物 [(6.30±2.94)μg/kg，$n=43$]、糌粑 [(6.66±3.23)μg/kg，$n=15$]、青稞 [(6.26±2.63)μg/kg，$n=16$] 和小麦 [(5.89±3.15)μg/kg，$n=12$] 的平均硒含量。雅鲁藏布江北岸大骨节病病区自产青稞、小麦和主食糌粑的平均硒含量分别为4.02μg/kg（$n=12$）、13.56μg/kg（$n=5$）和8.07μg/kg（$n=13$），低于南岸非病区自产青稞（13.99μg/kg，$n=17$）、小麦（27.44μg/kg，$n=5$）和主食糌粑的平均硒含量（12.64μg/kg，$n=20$）。以上两项调查结果还表明，在西藏自治区，即使是在非病区，其自产粮食及主食的平均硒含量也较低，属于硒缺乏范围。

（2）青海省　2007年的调查结果显示，大骨节病病区贵德、兴海、班玛和同德4个县粮食硒的平均含量为（26.51±19.20)μg/kg。

2009年，兴海县大骨节病病区和非病区自产小麦（$n=153$）和面粉（$n=181$）的平均硒含量分别为4.5μg/kg和6.7μg/kg，显著低于非病区自产谷物平均硒含量（60.4μg/kg，$n=30$）。

2016年青海省大骨节病病区（贵德县）和非病区（湟中区）小麦粉平均硒含量检测结果显示：病区小麦粉平均硒含量为（9.50±7.17)μg/kg，显著低于非病区小麦粉平均硒含量。

2018年，在大骨节病历史重病区兴海县、贵德县和班玛县共选择3个病区村和3个非病区村作为调查点，病区村分别为下村（兴海县）、斜马浪村

（贵德县）和要什道村（班玛县），非病区村分别为大米滩村（兴海县）、贡巴村（贵德县）和德昂村（班玛县）。在 6 个调查点共采集居民食用粮小麦样品60 份（兴海县和贵德县 90％为自产粮，班玛县全部为外购粮）和青稞样品 10份（要什道村）。病区村和非病区村居民食用粮平均硒含量均较低：下村、斜马浪村和要什道村的小麦平均硒含量分别为 0.19μg/kg（范围为 0～23.00μg/kg）、0.15μg/kg（范围为 0～36.56μg/kg）和 16.78μg/kg（范围为 12.75～40.63μg/kg）；大米滩村、贡巴村和德昂村的小麦平均硒含量分别为 3.66μg/kg（范围为 0.63～10.25μg/kg）、4.16μg/kg（范围为 0～32.00μg/kg）和16.94μg/kg（范围为 2.44～65.44μg/kg）；要什道村青稞硒含量范围为 0～35.70μg/kg，要什道村小麦平均硒含量显著高于青稞。

（3）四川省　2007 年 3～8 月，李富忠等在阿坝州及雅安市的 88 个大骨节病病区村共采集居民家庭主食粮样 247 份（大米、玉米、青稞和小麦），测得其平均硒含量为（6.4±2.7）μg/kg。

大骨节病病区马尔康市、壤塘县、金川县和色达县自产粮食平均硒含量分别为 25.8μg/kg、9.23μg/kg、3.33μg/kg 和 6.54μg/kg，与之相对应的马尔康市、壤塘县和金川县非病区村自产粮平均硒含量分别为 20.77μg/kg、39.62μg/kg 和 7.55μg/kg；壤塘县自产青稞平均硒含量为（8±3）μg/kg，居民主食糌粑平均硒含量为（12±4）μg/kg；且随着自产粮平均硒含量的降低，大骨节病患病率逐渐升高，即低硒与大骨节病患病率呈负相关。

2018 年 7 月至 2019 年 2 月，在阿坝州马尔康市、壤塘县、阿坝县、若尔盖县和红原县 5 个大骨节病历史重病区市（县），分别选择 1 个历史重病区乡，每个乡选择 1 个历史重病区村和 1 个非病区村，共采集检测粮食样品180 份，包括病区村粮食样品 110 份（青稞 80 份，面粉 20 份，玉米 10份），非病区村粮食样品 70 份（青稞 40 份，面粉 20 份，玉米 10 份）。病区村和非病区村粮食硒含量范围分别为 2.0～630.0μg/kg 和 2.0～280.0μg/kg，平均硒含量分别为 5.8μg/kg 和 18.0μg/kg，两者之间的差异具有统计学意义；各县（市）病区村与非病区粮食平均硒含量相比较，除若尔盖县病区村（中位数：2.0μg/kg，范围：2.0～8.0μg/kg）显著低于非病区村（中位数：6.4μg/kg，范围：2.0～15.0μg/kg）外，其余差异均无统计学意义；病区村与非病区各类粮食平均硒含量相比较，病区村青稞（中位数：7.6μg/kg，范围：2.0～230.0μg/kg）和面粉（中位数：2.0μg/kg，范围：2.0～630.0μg/kg）均低于非病区青稞（中位数：16.5μg/kg，范围：2.0～280μg/kg）和面粉（中位数：20.0μg/kg，范围：2.0～78.0μg/kg），但病区村玉米（中位数：24.0μg/kg，范围：2.0～140.0μg/kg）和非病区村玉米（中位数：21.0μg/kg，范围：2.0～66.0μg/kg）比较，差异无统计学意义；病区村和非病区粮食样品平均硒含量低于40μg/kg的分别占70.91％和62.86％，大部分粮食硒含量处于缺乏水平。

（4）黑龙江省和甘肃省　大骨节病历史重病区黑龙江省尚志市和甘肃省宁县自产玉米平均硒含量分别为（3.9±3.1）μg/kg和（7.6±2.7）μg/kg，显著低于非病区甘肃省渭源县自产玉米平均硒含量［（12.5±8.2）μg/kg］。面粉平均硒含量则是宁县最低［（4.8±2.2）μg/kg］，显著低于尚志市［（10.8±4.4）μg/kg］和渭源县［（8.9±7.7）μg/kg］，尚志市面粉样品为居民食用的市售面粉，而宁县和渭源县的面粉样品则为当地自产。

（二）病区人群多处于低硒或硒缺乏营养状态

由于大骨节病病区外环境硒含量低，居民经由食物链摄入的硒减少，致使人群体内环境硒水平降低，呈低硒或硒缺乏营养状态：血硒和尿硒水平及发硒含量均低于非病区人群；体内谷胱甘肽过氧化物酶活性降低；出现以低硒为中心的代谢紊乱。既往研究表明，病区人群体内低硒或硒缺乏营养状态与大骨节病发病关系密切，发硒含量和尿硒水平与儿童大骨节病X线干骺端改变阳性检出率之间呈负相关。

1.病区人群发硒含量普遍偏低

发硒含量能灵敏地反映人群硒营养状态：发硒含量小于200ng/g时，为硒缺乏；发硒含量在200～250ng/g时，为边缘硒缺乏；发硒含量为250～500ng/g时，为足硒营养状况；发硒含量高于500ng/g时，为富硒水平。20世纪70年代，我国大骨节病病区、西北和东南非病区人群发硒平均含量分别为128ng/g（$n=1412$）、389ng/g（$n=371$）和378ng/g（$n=245$）。

（1）西藏自治区　为评估西藏自治区大骨节病病区儿童硒营养状况，以发硒含量为标志物进行检测，结果显示大骨节病病区仍有20.3％的儿童处于硒缺乏营养状态，病区儿童发硒平均含量［（130±40）ng/g］显著低于非病区［（180±70）ng/g］；雅鲁藏布江北岸大骨节病病区和南岸非病区儿童发硒平均含量分别为221ng/g（$n=55$）和306ng/g（$n=48$），处于边缘硒缺乏和足硒营养状况。

2018年，在拉萨、日喀则、山南、林芝、昌都和阿里等6个市（地）大骨节病历史重病区村和非病区村共采集发样508份，测得儿童发硒平均含量为

200ng/g，其中33份发样硒含量低于200ng/g，属于硒缺乏；103份发样硒含量在200～250ng/g，属于边缘硒缺乏；347份发样硒含量在250～500ng/g，属于足硒营养状况；25份发样硒含量高于500ng/g，属于富硒水平。

(2) 青海省　2007年，在大骨节病病区贵德、兴海、班玛和同德共采集8～12岁儿童发样168份，发硒平均含量为 (139.64±75.67)ng/g，其中贵德儿童发硒平均含量为 (93.31±39.85)ng/g（范围：33.13～226.32ng/g，$n=30$）、兴海为 (112.43±56.70)ng/g（范围：30.14～263.04ng/g，$n=57$）、班玛为 (148.61±74.71)ng/g（范围：50.86～354.34ng/g，$n=54$）、同德为 (230.60±62.02)ng/g（范围：109.03～356.73ng/g，$n=27$）。2008年，在贵德和兴海共采集发样279份，检测结果显示发硒平均含量为 (126.46±50.59)ng/g，其中贵德和兴海的儿童发硒平均含量分别为 (132.09±45.89)ng/g（范围：31.93～255.63ng/g，$n=124$）和 (121.96±53.79)ng/g（范围：30.20～263.94ng/g，$n=155$）。2009年，在贵德和兴海共采集发样301份，测得发硒平均含量为 (166.10±81.19)ng/g，其中贵德和兴海的儿童发硒平均含量分别为 (145.95±69.95)ng/g（范围：48.52～382.68ng/g，$n=171$）和 (192.61±87.38)ng/g（范围：44.06～456.78ng/g，$n=130$）。贵德和兴海儿童发硒平均含量2009年最高，显著高于2007年和2008年，这是因为自2008年开始，青海省对大骨节病病区进行了较为科学系统的补硒工作，从而使儿童发硒含量有了明显提高。

另有结果表明，兴海县非病区健康儿童 ($n=20$)，大骨节病病区健康儿童 ($n=20$) 和儿童大骨节病患者 ($n=20$) 的发硒平均含量逐渐降低，分别为 (242.35±38.56)ng/g、(153.32±24.31)ng/g 和 (67.64±17.28)ng/g，三组儿童的发硒平均含量比较，差异具有统计学意义。

(3) 四川省　2007年3～8月，阿坝州及雅安市88个大骨节病病区村儿童病情活跃程度及相关因素调查结果如下：在4333名进行X线检查的儿童中，检出儿童大骨节病阳性病例177例，X线阳性检出率为4.08%；其中具有干骺端改变的162例，阳性率为3.74%；具有骨端改变的17例，阳性率为0.39%。78个村X线阳性检出率低于10%，其中未检出阳性的有26个村，属于稳定控制或基本控制病区；10个村X线阳性检出率大于等于10%，病情比较活跃。16个病区县的320名儿童发硒平均含量为 (282±54)ng/g，其中发硒平均含量低于200ng/g仅有金川县 [(196±47)ng/g] 和九寨沟县 [(179±34)ng/g]，其余各县儿童发硒水平正常，与大骨节病病情基本相符。

2008年，大骨节病病区马尔康市、金川县和壤塘县7～13岁儿童发硒平均含量分别为（180±40）ng/g、（210±40）ng/g 和（200±20）ng/g，处于硒缺乏或边缘硒缺乏状态。壤塘县学龄前期（1～6 岁）和学龄期（7～15 岁）儿童发硒平均含量分别为（95.9±25.3）ng/g（$n=19$）和（117.4±40.6）ng/g（$n=48$），学龄前期儿童的发硒平均含量明显低于学龄期儿童，两者均处于硒缺乏状态；女童发硒平均含量［（198±63）ng/g］显著低于男童发硒平均含量［（293±81）ng/g］。与此同时，壤塘县成年妇女发硒平均含量［（176±55）ng/g］低于儿童发硒平均含量［（277±68）ng/g］。

（4）陕西省　1997 年，在榆林地区 3 个大骨节病病区村和 1 个非病区村的 353 名受检儿童（5～14 岁）中，具有大骨节病阳性改变的患者为 119 例，X 线阳性检出率为 33.7%；3 个大骨节病病区村的 X 线阳性检出率分别为 30.2%、44.2% 和 45.3%，非病区村未检出。大骨节病病区村儿童发硒平均含量为 87ng/g，显著低于非病区村儿童发硒含量（159ng/g）；具有 X 线阳性改变的儿童大骨节病患者发硒平均含量为（66±16）ng/g（$n=119$），显著低于非大骨节病儿童发硒平均含量［（102±16）ng/g，$n=172$］；校正年龄和性别后，发硒平均含量低于 85ng/g 的儿童发生大骨节病的危险是发硒平均含量高于 85ng/g 儿童的 52 倍。

2013 年的一项研究结果表明，长武县非病区健康儿童（$n=18$），大骨节病病区健康儿童（$n=18$）和儿童大骨节病患者（$n=10$）的发硒平均含量逐渐降低，分别为（242.35±38.56）ng/g、（164.47±32.64）ng/g 和（119.58±30.92）ng/g，三组儿童的发硒平均含量比较，差异具有统计学意义。

（5）河南省　儿童发硒含量变化与大骨节病病情消长之间具有一定的联系。1982 年和 1984 年，灵宝市朱阳乡梁庄和后河两个大骨节病病区村大骨节病 X 线阳性率检出率较高，以后逐年下降，20 世纪 90 年代趋于稳定。与此相呼应的是，1982 年和 1984 年两个病区村儿童发硒含量较低，之后各年度发硒含量逐年上升，20 世纪 90 年代达 200ng/g 以上。

（6）吉林省　大骨节病病区通化县李家村、兴林村和松树村 5～14 岁儿童大骨节病患者的发硒平均含量分别为（65.9±53.4）ng/g（$n=69$）、（63.8±13.0）ng/g（$n=26$）和（66.0±15.2）ng/g（$n=23$），显著低于同病区村同年龄段健康儿童发硒平均含量［（99.4±53.4）ng/g，$n=88$；（103±17.9）ng/g，$n=59$ 和（104±17.4）ng/g，$n=23$］，但病区村儿童大骨节病患者和健康儿童的发硒平均含量均显著低于非病区村张家屯同年龄段健康儿童的发硒平均含量［（159±19.2）ng/g，$n=54$］。

王洪艳等对吉林省桦甸、敦化和靖宇等市（县）1318 名 6～13 岁学龄儿童拍摄右手 X 线片，筛选具有 X 线阳性改变的儿童大骨节病患者，测定其发硒含量，并与健康对照儿童发硒含量进行比较，结果发现儿童大骨节病患者发硒含量显著低于健康对照儿童，差异具有统计学意义。

（7）黑龙江省和甘肃省　2014～2015 年，孙丽艳等检测了黑龙江省大骨节病历史重病区大庆市红岗区、黑河市孙吴县和逊克县、佳木斯市群胜镇及尚志市儿童发硒含量。儿童发硒平均含量由高至低依次是：红岗区［（416.1±103.2）ng/g，$n=34$］、孙吴县［（312.6±73.5）ng/g，$n=33$］、尚志市［（299.9±45.8）ng/g，$n=9$］、逊克县［（282.9±35.6）ng/g，$n=24$］和群胜镇［（265.9±46.8）ng/g，$n=26$］，均处于足硒营养状态，与 X 线检查无大骨节病 X 线阳性病例检出的病情是相符合的。

2017 年，大骨节病历史重病区尚志市和宁县及非病区渭源县学龄儿童发硒平均含量分别为（168±42）ng/g（$n=8$）、（201±53）ng/g（$n=100$）和（281±55）ng/g（$n=59$），处于硒缺乏、边缘硒缺乏和足硒营养状况。

2.病区人群血硒和尿硒水平均较低

（1）血硒水平　由于人体中血硒和尿硒水平波动较大，相对于发硒含量，关于人群血硒及尿硒水平的调查较少。既往文献报道，病区内 94％的人群血硒水平低于 30ng/mL，仅有 4％的人群血硒水平高于 35ng/mL；与此相反的是，非病区人群血硒水平低于 35ng/mL 的仅有 5％，76％的人群血硒水平高于 65ng/mL。

1995 年，西藏自治区拉萨市 12 个病区村 521 名儿童血清硒水平测定结果显示：儿童血清硒水平极低，总体硒缺乏严重，血清硒水平低于 5ng/mL 为38％，低于 8.7ng/mL 为 50％，低于 27ng/mL 为 89％，低于 57ng/mL（正常值范围为 60～105ng/mL）为 98％；儿童大骨节病患病率为 49％；在 39 例具有X 线阳性改变的大骨节病患者中，21 例（54％）血清硒水平低于 5ng/mL，血清硒平均水平为 7.7ng/mL，其血清硒平均水平和血清谷胱甘肽过氧化物酶活性均低于正常对照儿童。

另一项现场调查结果显示，青海省贵德县儿童血硒平均水平为（14±7）ng/mL。兴海县非病区健康儿童（$n=20$），病区健康儿童（$n=20$）和儿童大骨节病患者（$n=20$）的血硒平均水平逐渐降低，分别为（98.93±17.18）ng/mL、（63.06±13.66）ng/mL 和（36.27±13.29）ng/mL，三组儿童的血硒平均水平比较，差异具有统计学意义。

2013 年的一项调查结果显示，陕西省长武县非病区健康儿童（$n=18$）、病区健康儿童（$n=18$）和儿童大骨节病患者（$n=10$）的血硒平均水平逐渐降低，三组儿童血硒平均水平比较，差异具有统计学意义。

（2）尿硒水平　四川省大骨节病病区马尔康市、金川县和壤塘县7～13岁儿童尿硒平均含量分别为 $(10.41\pm4.67)\mu g/g$ $(n=49)$、$(10.11\pm3.65)\mu g/g$ $(n=50)$ 和 $(8.42\pm2.68)\mu g/g$ $(n=9)$ 且具有X线阳性改变的儿童大骨节病患者尿硒平均含量 $[(8.62\pm2.64)\mu g/g]$ 显著低于病区内正常儿童尿硒平均含量 $[(11.38\pm4.66)\mu g/g]$。

3.硒负荷试验

测定儿童血硒和尿硒水平及发硒含量，只能片面地反映体内硒水平，不能确定体内硒代谢情况。为了准确地评估机体的硒营养状态，研究人员对大骨节病病区儿童进行了硒负荷试验，结果证实大骨节病病区儿童处于硒缺乏状态，具体表现为一次性硒负荷之后，儿童尿硒排泄少和排泄高峰后延；而已经完成补硒的病区儿童，其硒负荷试验的结果与非病区儿童是一致的。

（三）补硒可防治大骨节病

1.病区人群补硒后大骨节病发病率降低，防治有效率升高

病区居民补硒后能够有效降低儿童大骨节病的新发率。9343名在病区居住的儿童，补硒后大骨节病的新发率为0.45%，而同期未补硒的在病区居住的2963名儿童，大骨节病的新发率为1.95%，两组儿童的大骨节病新发率比较，差异具有统计学意义，表明在病区人群中应用补硒干预措施可预防儿童大骨节病的发生。

（1）西藏自治区　2001年，西藏疾病预防控制中心在大骨节病病区谢通门、林周、桑日和工布江达4个县对4～12岁儿童进行为期2年的补硒防治大骨节病的试验。补硒前：4个县儿童发硒平均含量分别为 $(142\pm69)ng/g$ $(n=50)$、$(153\pm32)ng/g$ $(n=11)$、$(151\pm57)ng/g$ $(n=29)$ 和 $(153\pm49)ng/g$ $(n=31)$，均处于低硒状态；4个县全部儿童大骨节病X线阳性检出率为31.77%（278/875），干骺端改变检出率为82.73%（230/278），骨骺改变检出率为10.07%（28/278），骨端改变检出率为47.84%（133/278），三联征患者9.35%（26/278），属于重病区。干预两年后：4个县儿童发硒平均含量分别为 $(279\pm133)ng/g$ $(n=7)$、$(361\pm124)ng/g$ $(n=16)$、$(401\pm86)ng/g$ $(n=15)$ 和 $(529\pm120)ng/g$ $(n=15)$，均为足硒营养状态；4个县全部儿童大骨节病X线阳性检出率下降至14.46%（130/899），干骺端改变检出率为49.23%（64/130），骨骺改变检出率为13.85%（18/130），骨端改变检出率为72.31%（94/130），三联征患者11.54%（15/130），属于中病区。另单独对昌都地区 5 所小学的儿童（4～12 岁）进行补硒防治大骨节病的试验，干预前儿童大骨节病 X 线阳性检出率为 26.16%（28/107）；干预后儿童大骨节病 X 线阳性检出率下降为 10.00%（10/100）。以上两次补硒试验干预前后儿童大骨节病 X 线阳性检出率比较，差异均具有统计学意义，说明补硒可防治大骨节病。

（2）青海省　2008 年，研究人员在大骨节病病区贵德县和兴海县进行了为期 12 个月的补硒防治大骨节病干预试验。试验结束时，未采取任何干预措施的对照组儿童大骨节病 X 线阳性检出率由 4.88%（2/41）升至 12.20%（5/41），增加 3 例干骺端阳性改变的新发患者；补硒组（食用硒碘盐，硒含量为 3～5mg/kg）儿童大骨节病 X 线阳性检出率由 13.51%（10/74）降至 5.41%（4/74），10 例儿童大骨节病患者中 6 例痊愈，4 例病情保持稳定。对照组儿童干预前、后发硒平均含量分别为（105.15±42.30)ng/g 和（108.32±35.67)ng/g，干预前、后发硒平均含量比较，差异无统计学意义；而补硒组儿童干预前、后发硒平均含量分别为（95.62±43.42)ng/g 和（197.64±97.08)ng/g，干预前、后发硒平均含量比较，差异具有统计学意义。

2009 年，青海省教育部门对全省 39 个县（市、区）的小学生实施了集中就学政策，寄宿制学校生活使儿童营养得到了极大改善，对儿童大骨节病的防治起到了推动作用，2017 年 3 个大骨节病病区县 7～12 岁儿童仅检出 1 例 X 线阳性改变患者。2018 年，在大骨节病历史重病区兴海县和贵德县的 4 个调查点下村、斜马浪村、大米滩村和贡巴村共采集 6～12 周岁儿童发样 108 份，兴海县病区村（下村）和非病区村（大米滩村）儿童发硒平均含量分别为（252±71)ng/g（$n=33$）和（296±87)ng/g（$n=29$）；贵德县病区村（斜马浪村）和非病区村（贡巴村）儿童发硒平均含量分别为（225±32)ng/g（$n=17$）和（238±40)ng/g（$n=29$）；各县的病区村与非病区村儿童发硒平均含量比较，差异无统计学意义；从儿童发硒平均含量来看，两个县的儿童均处于足硒或边缘硒缺乏营养状态，与近期（2017 年）儿童大骨节病病情是相符合的。

（3）四川省　2008～2015 年，阿坝州实施扶贫开发和综合防治大骨节病试点及巩固提升项目，全州病区全面落实了异地育人、搬迁、换粮和普供硒碘盐（2008～2012 年）等综合防治措施。2018 年 7 月至 2019 年 2 月，在阿坝州马尔康市、壤塘县、阿坝县、若尔盖县和红原县 5 个大骨节病历史重病区市（县），分别选择 1 个历史重病区乡，每个乡选择 1 个历史重病区村和 1 个非病区村，共采集 6～12 周岁儿童发样 300 份（病区村 180 份，非病区村 120 份）。检测结果显示病区村和非病区村儿童发硒含量范围分别为 2.0～1100.0ng/g 和 53.0～1080.0ng/g，发硒平均含量分别为 260ng/g 和

330ng/g，病区村和非病区儿童发硒平均含量比较，差异具有统计学意义；马尔康市（中位数：124.0ng/g，范围：2.0～540.0ng/g）和红原县病区村儿童发硒平均含量（中位数：280.0ng/g，范围：220.0～420.0ng/g）显著低于非病区村儿童发硒平均含量（中位数：275.0ng/g，范围：53.0～600.0ng/g；中位数：375.0ng/g，范围：260.0～600.0ng/g），其余3县病区村与非病区村儿童发硒平均含量比较，差异均无统计学意义。阿坝州儿童硒营养水平得到明显提高，整体处于足硒状态，与病区病情保持消除标准的情况是比较一致的。

（4）陕西省　陕西省处于低硒地带，历史上大骨节病流行严重。大骨节病病区耀州区（原耀县）一项纳入150例6～11岁儿童大骨节病患者的为期12个月的补硒（口服亚硒酸钠片）防治大骨节病干预试验结果表明：干预前、后，补硒组儿童发硒含量由低于80ng/g上升到200ng/g左右，干预前、后儿童发硒含量比较，差异具有统计学意义；对照组儿童试验前、后发硒含量无明显变化，均为70ng/g左右；补硒防治大骨节病的有效率为81.08%，与对照组（有效率为37.5%）比较，差异具有统计学意义。

耀州区的另外一项对6个村322名6～11岁儿童晒粮和补硒防治大骨节病试验结果显示：干预12个月后，补硒组（食用1/6万硒盐，每吨盐中加入亚硒酸钠15g）大骨节病防治有效率为76.92%（40/52），晒粮组（粮食含水量保持在国家入库标准13%以下）大骨节病防治有效率为72.73%（40/55），均显著高于对照组大骨节病防治有效率（43.63%，24/55），差异具有统计学意义。

1981年以后，陕西省在部分病区采取食用1/6万硒盐防治大骨节病的干预措施。10年后，儿童临床检出率由26.9%下降至1.4%，X线阳性检出率由44.3%下降至3.7%。1997年，全省病区硒盐覆盖达44个县，取得了病情普遍下降的效果。2005年，对榆阳区补浪河和巴拉素、柞水县蔡玉窑、宁陕县龙王乡、太白县靖口乡和长武县亭口乡6个国家项目调查点7～12岁儿童进行病情调查和内外环境硒水平检测，6个调查点儿童大骨节病总临床检出率为3.98%（26/653），总X线阳性检出率为2.60%（17/653），榆阳区巴拉素儿童大骨节病X线阳性检出率最高，为7.41%（8/108），柞水县蔡玉窑和太白县靖口乡无检出；6个调查点全部（298名）儿童发硒平均含量为（370±70）ng/g，各个调查点儿童发硒平均含量分别为（370±70）ng/g（$n=49$）、（360±70）ng/g（$n=50$）、（430±80）ng/g（$n=50$）、（300±40）ng/g（$n=50$）、（420±60）ng/g（$n=50$）和（350±70）ng/g（$n=49$），病区儿童发硒含量已达足硒营养状态；6个调查点599份粮食样品平均硒含量为（49±16）μg/kg，各个调查点粮食样品平均硒含量

分别为 $(38\pm20)\mu g/kg$ ($n=100$)、$(51\pm21)\mu g/kg$ ($n=98$)、$(55\pm17)\mu g/kg$ ($n=100$)、$(55\pm17)\mu g/kg$ ($n=101$)、$(54\pm18)\mu g/kg$ ($n=100$) 和 (41 ± 19) $\mu g/kg$ ($n=100$)，病区粮食样品硒含量已与非病区粮食样品硒含量相近。

(5) 甘肃省　泾川县练范村为大骨节病历史重病区，1980 年练范村儿童大骨节病 X 线阳性检出率为 79.2%，发硒平均含量为 56.5ng/g，处于硒缺乏营养状态。1980 年开始，该病区村采用口服亚硒酸钠片的方法防治大骨节病，两年后（1982 年）儿童大骨节病 X 线阳性检出率下降至 34.4%，发硒平均含量升高至 251.7ng/g，达到足硒营养状态。1984 年开始，该病区改为食用硒盐（1/6 万）防治大骨节病，2000 年儿童大骨节病 X 线阳性检出率进一步下降至 4.0%，发硒平均含量为 216.1ng/g，与 1982 年比较，略有降低，处于边缘硒缺乏营养状态。为进一步观察儿童大骨节病自然演变规律和补硒防治大骨节病的效果，在甘肃省选取病情类型、地理环境、生活条件相似，但未采用任何措施防治大骨节病的邓家峪村儿童 X 线历史资料与范练村进行对比分析：1980 年，邓家峪村儿童大骨节病 X 线阳性检出率为 57.6%，发硒平均含量为 41.1ng/g，也为硒缺乏营养状态。1982 年，该村儿童大骨节病 X 线阳性检出率为 65.6%，发硒平均含量为 65.7ng/g，仍为硒缺乏营养状态。与同时期范练村的数据相比较，邓家峪村儿童发硒平均含量一直持续在较低水平，而儿童大骨节病 X 线阳性检出率则持续在较高水平。由此可见，补硒与儿童大骨节病 X 线阳性检出率下降密切相关。

1985～1994 年，防治人员在泾川县吕家拉村采用全民普食硒盐、儿童加服适量亚硒酸钠的方法防治大骨节病，并以 13 岁以下儿童为观察对象，每年拍摄其手部 X 线片和定期检测其发硒含量，计算 X 线阳性检出率、干骺端检出率和骨端检出率作为判定依据，动态观察补硒防治大骨节病的效果。补硒后，儿童发硒平均含量由补硒前的 53ng/g 升高并稳定在 237ng/g 以上；X 线阳性检出率、干骺端改变检出率和骨端改变检出率逐年下降，由 1985 年的 70.71%、57.58% 和 30.30% 下降至 1994 年的全部为 0；将受检儿童按年龄分组后计算 X 线阳性检出率，可见小年龄组阳性检出率逐年减少，随防治时间的延长，小年龄组正常儿童逐年增多，儿童患病年龄后移，至 1994 年未再检出新发病例，说明补硒防治后出生的儿童和成长儿童中均已杜绝了大骨节病新发。

2. 补硒可防止大骨节病病情加重

补硒可显著提高儿童发硒含量，改善硒营养状况，促进儿童大骨节病患者干骺端病变的修复和临床症状的改善，延缓大骨节病病情继续进展。既往研究中各病区所获得的数据结果均支持此结论。

（1）西藏自治区　2001～2003年，地方病防治技术人员在谢通门县观察了食用硒碘盐防治大骨节病的效果。根据病区人口密度低、儿童发病年龄小的特点，将X线拍片年龄段定为4～12岁，以该儿童群体X线病情变化和X线确诊病例掌指骨X线征象的治愈、好转和无效为评价指标。2001年，大骨节病X线阳性检出率为15％，干骺端改变检出率为9.86％，骨端改变检出率为8.45％；食用硒碘盐后，2002年和2003年大骨节病X线阳性检出率分别下降至10.7％和10.0％，干骺端改变检出率下降至3.93％和3.64％，且在这两年内新进入监测年龄段的儿童无新发病例。2001年X线确诊病例数为32例，2002年和2003年分别对其中的28例和27例进行了连续拍片观察，结果显示食用硒碘盐后，X线确诊病例中75％的病例被治愈或者病情好转，尤其是对干骺端改变的治疗效果最为明显，治疗总有效率达到了80.1％。

（2）青海省　赵志军等采用口服亚硒酸钠片（药物组），食用硒碘盐（硒盐组）及食用硒盐和口服维生素E（联合组）三种不同的补硒方法对青海省儿童大骨节病患者进行为期一年的干预试验。干预后，药物组、硒盐组和联合组患者的发硒平均含量分别为（149.78±73.20）ng/g（$n=14$）、（122.03±45.01）ng/g（$n=11$）和（151.4±59.51）ng/g（$n=13$），显著高于补硒前各组患者的发硒平均含量［（95.71±32.00）ng/g，$n=17$；（109.10±56.81）ng/g，$n=15$；（93.02±48.71）ng/g，$n=17$］。药物组具有干骺端改变的患者治疗有效率为60％，具有骨端改变的患者治疗有效率为50％，总治疗有效率为54.54％；硒盐组具有干骺端改变的患者治疗有效率仅为33.33％，且有1例具有骨端改变的患者病情进展，总治疗有效率为10％；联合组具有干骺端改变的患者治疗有效率为80％，具有骨端改变的患者治疗有效率为50％，总治疗有效率为63.63％。以上结果说明单纯食用硒碘盐改善大骨节病病情的效果不如口服亚硒酸钠片，但食用硒碘盐与口服维生素E联合应用对大骨节病病情的改善作用与口服亚硒酸钠片相似。

（3）四川省　四川省32个大骨节病重病区经补硒干预后，儿童大骨节病X线阳性检出率明显下降，病情达到消除水平。2197例儿童大骨节病患者中，补硒组患者干骺端改变修复率为64.80％，病情加重率为2.82％；未补硒组患者干骺端改变修复率为19.88％，病情加重率为11.28％；补硒组患者干骺端改变修复率显著高于未补硒组，而病情加重率显著低于未补硒组，两组两个指标相比较，差异具有统计学意义。

（4）甘肃省　研究人员在大骨节病病区云山和中山两个乡选取7～13岁儿

童大骨节病患者 80 例，随机分为补硒组和对照组，补硒组口服亚硒酸钠（7～10 岁每次 2mg，11～13 岁每次 3mg，每 10 天服药 1 次）、维生素 C（按常规量服用）和维生素 E（按常规量服用），干预 18 个月。结果显示补硒组治疗总有效率为 85.0%，其中治愈率为 22.5%，显效率为 27.5%，有效率为 35.0%；而对照组虽可见自然修复现象，但治疗总有效率仅为 12.5%；两组治疗总有效率相比较，差异具有统计学意义。补硒对患者干骺端改变的修复作用最强，治疗总有效率可达 100%，其中治愈率为 29.0%，显效率和有效率均为 35.5%。补硒对患者骨端改变的疗效不显著，治疗总有效率仅为 33.3%。由此可见，大骨节病干骺端改变只要早期发现、早期治疗和加强营养，是完全可以修复的。

1985～1994 年，防治人员在泾川县吕家拉村采用全民服用硒碘盐和重点人群补硒（13 岁以下儿童加服适量亚硒酸钠，5 岁以下每次 0.5mg，6～10 岁每次 1mg，10 岁以上每次 2mg，每周 1 次）相结合的方法防治大骨节病，每年拍摄 13 岁以下儿童手部 X 线片，将每个病例各年度 X 线片进行连续比较，计算干骺端和骨端改变有效率、修复率和好转率等，观察各种病变的演变转归，动态观察补硒治疗大骨节病的效果。本次试验结果显示，绝大部分单纯干骺端改变可在 3～5 年内修复，总有效率为 95.23%，修复率为 85.71%，好转率为 9.52%；干骺端伴骨端或腕骨改变部分趋于好转，修复率为 30.77%；而单纯骨端改变修复率仅为 11.11%，表明适量补硒能使大骨节病病情减轻，尤其是对干骺端改变，可有效地促进其修复，防止其进展恶化。

(5) 河北省　1982 年 7 月起，研究人员对承德市围场县元宝栈公社三道沟大队 150 例 14 岁以下的具有典型干骺端改变（120 人）和骨端改变的患者（30 人）使用亚硒酸钠进行治疗。按照年龄、性别和病变程度，患者被随机分为三组，分别给予亚硒酸钠（亚硒酸钠组，5 岁以下每次 1mg，6 岁以上每次 2mg，每周口服 1 次）、亚硒酸钠＋酵母片（联合组，亚硒酸钠服用量与亚硒酸钠组相同，酵母片服用量为 6 岁以上每周 1800mg，5 岁以下减半）和糊米糖浆（对照组，口服，每周 500mL），给药后三个月、六个月和一年分别拍摄治疗对象右手 X 线正位片，根据各种病变的转归情况计算并比较不同时点的好转率和加重率，进行疗效的动态观察。服药三个月后，亚硒酸钠组、联合组和对照组的好转率分别为 64.44%、56.62% 和 21.21%，对照组加重率为 6.10%，其余两组未见加重病例；服药六个月后，亚硒酸钠组、联合组和对照组的好转率分别为 65.00%、66.67% 和 9.00%，对照组和联合组加重率分别为 25.00% 和 2.20%，亚硒酸钠组未见加重病例；服药一年后，亚硒酸钠组、联合组和对照组的好转率分别为 72.97％、75.00％和 10.64％，对照组和联合组加重率分别为 12.70％和 2.30％，亚硒酸钠组未见加重病例。干骺端改变疗效显著，80％～90％有效，骨端改变疗效较差；年龄小的患者疗效好；服药时间越长疗效越好；单纯服用亚硒酸钠和亚硒酸钠配伍酵母片，一年内疗效基本一致。

（6）动物实验和细胞实验结果　动物实验结果表明硒对骺板软骨细胞有保护作用，可促进骨小梁的形成。研究人员采用来自于大骨节病病区的粮食喂养大鼠，导致大鼠软骨细胞坏死和骨组织发育障碍，虽与人类大骨节病的病理变化相似，但并非大骨节病动物模型。在此模型基础上，添加硒喂养大鼠，结果发现大鼠骺板软骨细胞坏死减少，骨体积/组织体积、骨小梁厚度和骨小梁数量增加，骨小梁间距减小。

研究人员观察硒对体外培养大骨节病患者和正常人关节软骨细胞增殖和凋亡的影响时发现，适宜的补硒剂量（0.10～0.25mg/L）具有促进大骨节病软骨细胞生长的作用，可降低细胞凋亡率，但补硒剂量高于 0.50mg/L 时具有损伤作用。与此同时，促进大骨节病软骨细胞生长的硒剂量并不能也促进正常人关节软骨细胞的生长。

二、低硒或硒缺乏学说的不足

尽管大量研究表明低硒或硒缺乏与大骨节病发病有关联，然而仍有许多证据不支持低硒或硒缺乏是大骨节病的特异致病因子，低硒或硒缺乏并非大骨节病的直接和唯一病因，具体如下。

(一) 低硒与大骨节病的发生非一直相关

有些地区外环境低硒，但并未发生大骨节病，如我国四川省南部县、新西兰和芬兰的低硒地区。有些地区硒水平正常，却有大骨节病的发生，如山东省青州市、山西省左权县和霍州市、青海省班玛县等。也有研究表明部分地区的儿童虽处于硒缺乏状态，但该地区从无大骨节病的发生，如云南楚雄和大姚地区 1986 年儿童发硒水平分别为 82ng/g（$n=76$）和 67ng/g（$n=32$），但当时乃至现今楚雄和大姚均无儿童大骨节病病例检出。

(二) 补硒后并未能完全控制本病新发

黑龙江省大骨节病病区富裕县 1987 年的数据显示，投放亚硒酸钠 5 年后，儿童发硒平均含量已明显提高至 168.2ng/g，但在 300 名儿童中仍检出 X 线阳性病例 36 例，其中 14 人为干骺端改变，占病例总数的 38.89％，说明仍有新发病例或"可修复改变"并未消失。也有地区环境低硒状况并未改变，但大骨节病病情呈下降趋势。

（三）发硒含量与大骨节病发病之间无剂量效应关系

在一项低硒与大骨节病关系的前瞻性调查（1981～1982 年）中，将陕西省永寿大骨节病病区 614 例 X 线表现正常的儿童按发硒含量分为个不同水平组，随访 3 年，观察儿童发硒含量与掌指骨干骺端 X 线阳性检出率的变化。结果显示发硒含量低于 100ng/g 的儿童中确实出现了儿童大骨节病新发病例，发病率为 1.5％，但并未观察到儿童发硒含量与大骨节病发病之间的剂量效应关系。

（四）低硒致实验动物大骨节病模型未建立成功

采用低硒粮喂养大鼠和中国小型猪，可使实验动物膝关节软骨表面软骨纤维化，软骨细胞去分化和凋亡，深层软骨细胞细胞核变性和胞质呈网状气球样，但并未引起与人类大骨节病骺板和关节软骨细胞坏死类似的病理改变，低硒致大骨节病动物模型未建立成功。与此同时，补硒并未能防止病区自产粮食喂养的猴软骨细胞坏死的发生，但能使之减轻。

综上，经过近 40 年的研究，关于硒在大骨节病发生发展中所起的作用，目前倾向于如下观点。

① 环境低硒或硒缺乏并非大骨节病的直接病因，而是大骨节病发病的重要环境因素之一。

② 低硒或硒缺乏可使大骨节病病情加重，补硒可在一定程度上减轻病情。

③ 硒有抗氧化和保护细胞膜的作用，因此补硒可部分预防和治疗大骨节病，但不能完全阻止大骨节病的发生。

第二节 粮食真菌毒素污染及其毒素中毒学说

一、多种真菌及毒素中毒学说

自 1849 年首次报告大骨节病以来，苏联曾进行过多年、连续的防治研究工作，特别是在 1931～1950 年谢尔盖耶夫斯基医生主持"乌洛夫病"防治研究站期间，本病的流行病学和病因学研究均取得了明显进展，初步形成病区谷物镰刀菌污染的病因假说。谷物镰刀菌污染假说认为病区粮食是致病因子进入人体的主要载体，谷物在收割、脱粒、晾晒和储存过程中被真菌污染，真菌在潮湿条件下繁殖、产毒，居民食用被污染的谷物后导致大骨节病。之后研究人员又提出大骨节病是居民食用病区被尖孢镰刀菌及其所产生的毒素污染的小麦，进入人体后的毒素选择性地损害发育中软骨内化骨型骨骼的一种食物性镰刀菌中毒症。此观点为粮食真菌毒素污染及其毒素中毒学说的后续发展奠定了理论基础。此后，研究人员通过现场流行病学和实验室研究进一步验证完善此学说，最终认为病区谷物被某种镰刀菌及其所产生毒素和代谢产物污染并形成耐热的毒性物质，居民因食用含有此种真菌与毒素的食物而发生大骨节病。支持该学说的主要论据有以下五方面。

（一） 病区气候适合真菌生长繁殖

从苏联和中国的大骨节病病区分布来看，病区皆属大陆性气候，暑期短，霜期长，昼夜温差大。土壤肥沃、湿润，注水性强，粮食收获时多在雨量较多的季节，存在粮食真菌生长的适宜条件。

（二） 病区粮食可检出多种优势真菌

大骨节病病区粮食中可检出多种优势真菌，但不同国家和地区的病区中真菌种类并不完全相同：苏联的赤塔病区以梨孢镰刀菌为主；我国东北病区以尖孢镰刀菌为主；陕西省病区以禾谷镰刀菌和串珠镰刀菌为主；甘肃省病区以互隔交链孢霉为主。

（三） 病区粮食中真菌毒素浓度高于非病区

在病区粮食中先后检出的较非病区粮食中浓度高的真菌毒素有丁烯酸内酯、交链孢霉甲基醚、脱氧雪腐镰刀菌烯醇、15-乙酰脱氧雪腐镰刀菌烯醇、3-乙酰脱氧雪腐镰刀菌烯醇和雪腐镰刀菌烯醇等。

1989 年和 1990 年，陕西、山西、山东、吉林、青海和内蒙古不同类型的大骨节病病区和非病区玉米和小麦样本镰刀菌毒素检测和鉴定结果显示：陕西、山西、吉林和山东的部分大骨节病病区的玉米样本中可检出不同浓度的脱氧雪腐镰刀菌烯醇、15-乙酰脱氧雪腐镰刀菌烯醇、3-乙酰脱氧雪腐镰刀菌烯醇、雪腐镰刀菌烯醇和玉米赤霉烯酮，其中山西省大骨节病病区脱氧雪腐镰刀菌烯醇和雪腐镰刀菌烯醇的浓度最高，分别为（1396±1383.2）ng/g和（143±186.3）ng/g，吉林省大骨节病病区15（3)-乙酰脱氧雪腐镰刀菌烯醇的浓度最高，为（536±369.1）ng/g，陕西省大骨节病轻病区和山西省非病区未检出玉米赤霉烯酮；陕西和内蒙古部分大骨节病病区的小麦样本中可检出不同浓度的脱氧雪腐镰刀菌烯醇、3-乙酰脱氧雪腐镰刀菌烯醇、雪腐镰刀菌烯醇和玉米赤霉烯酮，陕西省大骨节病重病区4种毒素的浓度均为最高，分别为（514±270.6）ng/g、（363±263.5）ng/g、（348±274.5）ng/g和（5.6±9.7）ng/g，陕西省大骨节病轻病区未检出3-乙酰脱氧雪腐镰刀菌烯醇和玉米赤霉烯酮，内蒙古大骨节病病区及非病区均未检出玉米赤霉烯酮；大骨节病病区玉米和小麦样本中的镰刀菌毒素水平显著高于非病区。

28份西藏自治区所采集的青稞样品中，24份（87%）可检出玉米赤霉烯酮，检出范围为25～270ng/g，20份（70%）可检出T-2毒素，检出范围为1～163ng/g，脱氧雪腐镰刀菌烯醇和黄曲霉毒素的污染率分别为13%和1%，检出范围为1～163ng/g。

(四) 换粮可有效防治大骨节病

1. 国外换粮试验

粮食真菌毒素污染及其毒素中毒学说最初是由苏联学者谢尔盖耶夫斯基等人提出的，他最早主张换粮防治大骨节病。在苏联医学科学院主持之下，赤塔地区（大骨节病历史重病区）从1956年开始换粮防治大骨节病，1962年全面落实，基本措施是放弃一切谷物种植的农业生产方式，全部耕地改种牧草、饲料或者退耕还林，全部口粮（小麦和面粉）由外域进口。换粮后病区大骨节病临床检出率逐年明显下降：1941年（换粮前）为24.2%；1959年为12.5%，1978年为8.6%，1989年为3.3%。医学科学院的研究人员一致认为赤塔地区大骨节病被控制消灭是坚持换粮的结果，但由于受历史条件的限制，这一观点在当时并未得到多数人的赞同。1991年，我国大骨节病防治专家杨建伯教授等4人受世界卫生组织（WHO）委托，赴赤塔地区考察，证实赤塔地区的确是因为换粮而取得了消灭大骨节病的历史性奇迹。

2. 国内早期的换粮试验

我国换粮防治大骨节病的措施是20世纪50年代由苏联引进的，1956年卫生部印发专辑介绍苏联换粮防治大骨节病的经验，国内部分病区陆续开始换粮防治大骨节病的试验。

（1）陕西乾县换粮试验 1957年，陕西省乾县吴店开始换粮防治大骨节病的试验，但由于当时评估防治效果不明显，换粮防治大骨节病被认定为无效。后续分析其原因，一方面是因为所换粮食的质量不好，居民不愿食用，试验依从性差；另一方面是试验时未设对照组，只能试验组自身前后比较，而吴店村在整个试验期间病情不活跃，换粮前后大骨节病检出率变化并不显著。

（2）吉林抚松换粮试验　1958～1965年，吉林省抚松县开展了换粮防治大骨节病试验，试验期间分设试验组（食用由非病区远程调运来的粮食，且注意保持运粮容器以及贮存条件的卫生防护）和对照组（未采取任何干预措施）。试验开始时（1958年），试验组儿童X线阳性改变总检出率、干骺端改变检出率和骨端改变检出率分别为17.9%、11.9%和7.3%。换粮后，试验组病情持续下降，X线阳性改变总检出率、干骺端改变检出率和骨端改变检出率均明显降低：1960年，X线阳性改变总检出率、干骺端改变检出率和骨端改变检出率分别为10.9%、7.0%和6.2%；1962年，X线阳性改变总检出率、干骺端改变检出率和骨端改变检出率分别为9.3%、4.7%和4.7%；1965年，X线阳性改变总检出率仅为4.9%，干骺端改变检出率和骨端改变检出率均为2.4%，已接近非病区水平，提示换粮防治大骨节病效果较好。在试验期间，对照组儿童X线阳性改变总检出率除1962年高达58.3%以外，其余各年均处于19.2%～28.4%之间，属于中病区水平；但对照组儿童干骺端改变检出率在1958～1962年间明显升高（13.7%～33.3%），至1963年以后才有所下降（9.3%）；骨端检出率一直未见降低，至1965年时仍为25%，与实验组儿童X线阳性改变总检出率、干骺端改变检出率和骨端改变检出率的变化形成鲜明对比，进一步说明换粮防治大骨节病效果显著。

（3）黑龙江双鸭山换粮试验　黑龙江省双鸭山市岭东区长胜乡（20世纪70年代为长胜公社，管辖9个生产大队）是大骨节病历史病区。1970年春季，长胜公社新村大队医疗站医生发现该大队部分青少年和儿童自1969年冬开始出现膝、踝关节疼痛，手指屈伸不灵活的症状，随后很快发展为典型的大骨节病：指关节增粗、短指畸形、肘弯、走路"鸭步"。至1970年秋，大骨节病患者数量明显增加，病情发展迅速，村民反映强烈。

鉴于此种情况，在原哈尔滨医科大学大骨节病研究室工作人员的指导下，新村大队开展了换粮防治大骨节病试验，即从1972年年末开始，新村大队由农业生产队改变为菜业生产队；停止食用当地自产粮食，开始食用产于非病区的国库供应粮。试验期间，新村大队儿童大骨节病病情持续、稳定地降低：试验开始时（1972年），X线阳性改变总检出率为84.4%；第一次随访时（1974

年），X线阳性改变总检出率为75.0％；第三次随访时（1976年），X线阳性改变总检出率为59.6％；第五次随访时（1978年），X线阳性改变总检出率为36.7％；至1980年时，X线阳性检出率降为25.8％，且无任何病情反复或回升现象。

新村大队采用换粮措施后，1～5年级小学生大骨节病X线阳性检出率和干骺端改变阳性检出率分别由1971年的71.4％和61.4％下降到1978年的25.8％和1.7％，病情得到持续有效控制。干骺端改变是大骨节病X线诊断的灵敏指标，干骺端改变检出率低于3％时，说明该病区病情处于静止状态，新发病例少，即致病因子明显减少或已消失。与新村大队建村时间、人口组成和大骨节病发生时间基本相同，相距约7.5km，采用其他防治措施但未换粮的立新大队，1974年大骨节病X线阳性检出率和干骺端改变阳性检出率分别为80.4％和67.6％，1978年时大骨节病X线阳性检出率和干骺端改变阳性检出率仍然高达67.7％和50.4％，说明该病区致病因子活跃，病情仍在持续发展；1975～1978年，新村大队学龄儿童大骨节病发病率为0，而立新大队则高达70％。另一与新村大队建村时间、人口组成及饮用水水源相同，相距约1.5km，未采取任何防治措施的四新二队，1978年时该大队大骨节病病情仍很严重，8～15岁儿童X线阳性病例中具有干骺端改变的比例为66.7％，说明致病因子仍很活跃；两个大队3～7岁儿童大骨节病X线检查结果差异也十分显著，新村大队的58名儿童中，只有1例异常，为骨骺改变；而四新二队的14名儿童均有X线改变，其中干骺端、骨骺和骨端改变的分别为12人、5人和9人。以上结果说明换粮有效降低了新村大队大骨节病的新发，是新村大队大骨节病病情得到控制的唯一原因。

双鸭山市新村大队换粮试验的结果问世后，引起学者们回顾20世纪50年代末换粮试验的兴趣，并认为换粮防治大骨节病的效果应重新探讨。1979年，北方地方病科学委员会成立，并于1980年7月在吉林省吉林市召开会议，集体审阅20世纪50年代末换粮防治大骨节病的数据资料，结果显示20世纪50～60年代换粮防治大骨节病的效果显著，且通过具体数据分析找到了导致原结论（换粮无效）不确切的根本原因。

（4）陕西开办换粮食堂 陕西省永寿县养马庄曾是大骨节病活跃重病区，1983年养马庄开办组织儿童换粮食堂进行防治大骨节病试验。试验组50人食用非病区谷物，对照组仍食用原病区谷物，试验期1年。试验完成后大部分儿童病例病变得到恢复，取得与脱离病区相同的效果。

（五）动物和体外细胞实验结果支持真菌毒素可致大骨节病

此阶段大骨节病流行严重，应用现场流行病学调查进行病因探索的研究较多，而应用动物实验和体外细胞实验探索病因和发病机制的研究开展较少。

1.动物实验结果

研究人员曾用病区自产粮食，病区自产粮食中所提取的拟枝孢镰刀菌、梨形枝孢镰刀菌和尖孢镰刀菌饲养大鼠、家兔、幼犬和恒河猴等，均可出现类似人类大骨节病的软骨病变，其中用幼犬所做的实验病理研究效果较好。幼犬实验分三组进行，各组分别喂饲含活跃重病区自产的玉米、病区自产粮食中提取出的尖孢镰刀菌接种的粮食和非病区自产玉米的混合饲料，饲料中除上述三种粮食外，均加入豆粉、鱼肝油、食盐等必需营养成分。喂饲5～7个月后，病理形态学检查结果显示第一组和第二组的全部实验动物均出现了关节软骨的变性与坏死，其形态与人类大骨节病的病理学改变相似。

脱氧雪腐镰刀菌烯醇可致新西兰兔关节软骨损伤，软骨细胞形态改变明显、不规则，细胞溶解、破裂，甚至有细胞核的溶解消失，与大骨节病患者的软骨病变极为相似。

串珠镰刀菌素可致幼兔软骨细胞损伤，影响软骨细胞DNA的合成和细胞的分裂增殖（具有明显的梯度关系）；透射电镜下可见串珠镰刀菌素对细胞的代谢和结构也有影响，大部分软骨细胞细胞质中有大片较低密度电子颗粒堆积，排列似糖原颗粒。莫东旭等喂饲中国小型猪含串珠镰刀菌素的饲料，发现串珠镰刀菌素可使实验动物发生与大骨节病变类似的骨软骨病，且补硒能减轻串珠镰刀菌素对软骨的这种损伤。

2.体外细胞实验结果

雪腐镰刀菌烯醇对体外培养的幼兔关节软骨细胞具有较强的毒性作用，能抑制软骨细胞DNA的合成和细胞的分裂增殖，特别是在细胞培养的早期和细胞分裂增殖的旺盛时期，其损伤作用更为明显。雪腐镰刀菌烯醇能从转录水平抑制软骨细胞蛋白聚糖的合成，加速蛋白聚糖降解，造成细胞外基质中蛋白聚糖代谢紊乱，进而损伤关节软骨。

另有体外软骨细胞培养实验结果证明丁烯酸内酯可引起软骨细胞去分化和凋亡，能损伤包括细胞膜和核膜在内的细胞膜系统，引起软骨生物化学代谢障碍。

二、T-2 毒素中毒学说

20 世纪 90 年代，我国学者杨建伯教授经过多年探索，从流行病学、病理学和实验动物模型等多方面进行反复论证后提出大骨节病的主要致病因子是病区自产谷物中超常聚集的 T-2 毒素，此学说目前已经得到广大学者的认可。T-2 毒素中毒学说提出的主要依据包括以下四点。

(一) 各大骨节病病区自产玉米和小麦镰刀菌污染较重

镰刀菌普遍存在于土壤及动植物有机体上，可污染多种植物，并在繁殖代谢过程中产生镰刀菌毒素。镰刀菌中常见的产毒菌有 9 种，分别为禾谷镰刀菌、串珠镰刀菌、三线镰刀菌、雪腐镰刀菌、梨孢镰刀菌、拟枝孢镰刀菌、木贼镰刀菌、茄病镰刀菌和尖孢镰刀菌。镰刀菌污染通常发生在农作物生长期和/或收获期，在环境条件适合时，寄生在谷物中的镰刀菌便可快速生长繁殖并产生危害人畜健康的镰刀菌毒素。虽然各大骨节病病区自产玉米和小麦镰刀菌污染均较重，但由于所处的地理环境和气候条件不同，各病区粮食中所检出的镰刀菌种类和污染率并不完全相同。

1. 黑龙江省

通过对大骨节病病区尚志市和非病区双城市连续多年的对比观察，确认大骨节病病区自产玉米受镰刀菌污染的水平显著高于非病区。1975～1980 年，尚志市大骨节病病区自产玉米镰刀菌污染百分率平均为 15.8%±5.3%，而非病区双城仅为 3.1%±1.0%；优势菌是尖孢镰刀菌。

1981 年秋，黑河市大骨节病病区自产小麦的镰刀菌污染率为 16.75%。

2. 陕西省

1981 年，永寿病区小麦镰刀菌污染率为 16.04%。

1982 年 3 月至 11 月，麟游县大骨节病活跃重病区南坊村和相对活跃重病区后坪村及非病区岐山县益合村 240 份（玉米和小麦各 120 份）4 个季度粮样镰刀菌及其他真菌分离培养鉴定结果显示：南坊村玉米中镰刀菌检出率（34.2%）显著高于后坪村（20.4%）和益合村（19.2%）；3 个村第 4 季度粮样中镰刀菌检出率均最高，分别为 49.2%（南坊村）、27.8%（后坪村）和 47.6%（益合村），这与粮食储存时间的长短及水分含量高低有关，第 1、2 季度为过冬陈粮，较干燥，而第 3、4 季度为当年产新粮，特别是夏秋季 8～10 月份阴雨连绵，造成田间真菌严重污染；3 个病区村中优势镰刀菌主要为禾谷镰刀菌和串珠镰刀菌，其次是尖孢镰刀菌和燕麦镰刀菌，其中活跃重病区（南坊村）串珠镰刀菌检出率明显高于非病区（益合村）和相对活跃重病区（后坪村）。3 个村小麦中镰刀菌检出率均较低，分别为 1.5％（南坊村）、3.4％（后坪村）和 2.3％（益合村）。除镰刀菌外，3 个村粮样中检出的其他真菌包括交链孢霉、青霉、曲霉和粉红单端孢霉，病区小麦真菌污染高于非病区，尤以粉红单端孢霉最为明显。

1997 年，榆林地区 3 个大骨节病病区村和 1 个非病区村的一项调查结果显示：病区村与非病区村主食粮样中 T-2 毒素含量差异无统计学意义；在 353 名受检儿童（5～14 岁）中，具有 X 线阳性改变的儿童为 119 例，X 线阳性检出率为 33.7％；儿童大骨节病患者家庭主食粮样 T-2 毒素污染率为 69.2％（63/91），显著高于非大骨节病儿童家庭主食粮样 T-2 毒素污染率 47.1％（41/87）；家庭主食粮样被真菌污染的儿童发生大骨节病的危险是家庭主食粮样未被真菌污染儿童的 2.5 倍。

3.青海省

任杰对大骨节病区小麦籽粒内生真菌进行分类鉴定，共分离出 227 株菌，主要包括镰刀菌属、链格孢属、头孢霉属、腐质霉属、球孢霉属、青霉属、树粉孢霉、曲霉属、毛霉属和根霉属等共 21 个属，其中从病区分离出的镰刀菌占分离总菌数的 33.3％，而对照区的比例则为 13.5％，病区的镰刀菌数明显高于非病区，提示大骨节病的致病与镰刀菌有某种关系。

（二）病区自产小麦和玉米等谷物中 T-2 毒素超常聚集

1. T-2 毒素的一般性质

1968 年，Bamburg 首次分离提纯得到了白色针状的 T-2 毒素结晶，并确定其化学结构是一种具有四环骨架的倍半萜烯类化合物，分子式为 $C_{24}H_{34}O_9$，化学名称为 4,15-二乙酰氧基-8-(异戊酰氧基)-12,13-环氧单端孢霉-9-烯-3-醇。T-2 毒素广泛分布于自然界中，是 A 类单端孢霉烯族真菌毒素中毒性最强的一种。T-2 毒素性质稳定，在室温条件下放置 6～7 年或加热至 100～120℃ 1h 毒性不减，因此在食物生产和加工过程中不易灭活，须在 200～210℃ 时灭菌 30～40min 或者浸泡在次氯酸钠-氢氧化钠溶液中至少 4h 才可以灭活。1973 年，世界卫生组织（WHO）和联合国粮农组织（FAQ）在日内瓦召开的联席会议上将 T-2 毒素等同黄曲霉毒素一样列为天然存在的最危险的食品污染源之一。

2.T-2毒素的产毒菌株及产毒条件

已知的单端孢霉烯族真菌毒素超过150种，但只有少数几种能在自然条件下产生，T-2毒素是其中之一。自然界中多种农作物致病菌可以产生T-2毒素，其中多属于镰孢菌属，如拟孢镰刀菌、枝孢镰刀菌、梨孢镰刀菌、尖孢镰刀菌和三线镰刀菌等。真菌产毒能力随种类不同而异，同时受环境因素的影响，如温度、湿度、pH、蛋白质、糖和光照等皆可发挥重要作用。在多种环境因素中，镰刀菌产毒与环境温度、湿度和pH关系最为密切。温度对镰刀菌的生长和产毒的影响最复杂：在一定范围内（-2~35℃），随着温度的升高，镰刀菌产毒能力下降；当环境温度在13~15℃时，毒素产量较大，毒性较强；变温（冷凉或冷暖交替）对产毒影响最大；总的趋势是变温＞低温＞高温。湿度对镰刀菌毒素的产生也有一定的影响，当谷物水分达到14.6％时，真菌开始生长，随着湿度的增加，毒素产量增多。不同菌种产毒的最适环境温度和湿度不完全相同，枝孢镰刀菌的最适产毒环境为温度3~7℃，相对湿度40％~50％；三线镰刀菌在相对湿度80％~100％，且低温条件产生T-2毒素，以7℃为宜。与碱性条件相比较，酸性条件下真菌的产毒能力更强。用γ射线照射培养于大米中的三线镰刀菌，发现当照射剂量为1000~3000Gy时，三线镰刀菌的产毒能力增强，而当剂量达到9000Gy时，三线镰刀菌停止产毒，培养物中无毒素检出。

我国大骨节病病区分布在从东北平原到川藏高原的狭长地带上：在川藏高原，病区主要分布于高海拔的地区；在中原北部地区，病区主要分布于中海拔地带；而到了东北，甚至平原亦有大骨节病发生。这种低纬度高海拔和高纬度低海拔病区的共同特征是天气一定程度的冷凉交替和相对潮湿，构成了镰刀菌生长和产毒的有利条件，也就是说，T-2毒素不会存在于正常收割的谷物中，只有在低温潮湿的条件下，谷物中才可能出现T-2毒素的超常聚集，所以低温储藏过冬的玉米、麦类和高粱中常含有大量的T-2毒素。

3.各病区自产小麦、玉米等谷物中T-2毒素污染严重

真菌在玉米和黑麦中产毒能力最强，其次为大麦、大米和小麦。因此，T-2毒素虽可在大骨节病区主食粮中超常聚集，但含量在不同粮食品种中差异较大，玉米（玉米粉）和小麦（面粉）中检出率高，大米、小米和黄米中检出率低。

1994年，对全国大骨节病病情监测确认的病情相对活跃、严重的病区四川省汉源县（患病率为25.4％）和陕西省麟游县（患病率为15.5％）、临潼县（患病率为19.4％）和榆林县（患病率为38.9％）患者家庭成品粮T-2毒素含

量检测结果显示：面粉样品（$n=15$）中 T-2 毒素的超常聚集范围为 2.0～1549.4ng/g，均数为 468.7ng/g，10 份 T-2 毒素阳性的样品中，6 份 T-2 毒素含量大于 300ng/g，8 份 T-2 毒素含量大于 100ng/g；大米（$n=3$）和小米（$n=5$）样品中均未检出 T-2 毒素；6 份黄米样品中有 2 份检出 T-2 毒素，超常聚集范围为 3.1～26.0ng/g；玉米样品（$n=8$）中 T-2 毒素的超常聚集范围为 7.7～588.3ng/g，均数为 276.3ng/g，4 份 T-2 毒素阳性的样品中，3 份 T-2 毒素含量大于 100ng/g。

1994 年开始，杨建伯教授等历时三年，共采集了覆盖全国绝大部分大骨节病区及相应对照区（非病区）的食用粮样品 140 份，包括病区食用粮 88 份（粉粮 52 份，粒粮 36 份），非病区食用粮 52 份（粉粮 32 份，粒粮 20 份）。检测结果显示，病区和非病区粉粮中 T-2 毒素阳性检出的份数分别为 38 份和 23 份；而粒粮中无 T-2 毒素检出。此外，52 份病区粉粮样品中 15 份 T-2 毒素含量超过 300ng/g，而 23 份非病区粉粮样品中 T-2 毒素含量均未超过 300ng/g，仅有 6 份 T-2 毒素含量超过 100ng/g，提示粮食样品中 T-2 毒素含量是否超过 300ng/g 可以作为区别病区与非病区的参考界限值。

关于真菌毒素的容许浓度标准，各国标准极不一致，有的相差几十倍甚至上百倍。在我国大骨节病严重流行时期，曾经参考国外粮食 T-2 毒素的卫生学标准（100ng/g）来评价我国大骨节病病区粮食的 T-2 毒素污染情况，同时认为粮食 T-2 毒素水平超过 300ng/g 是可能构成大骨节病发生的警戒线。然而，随着人们生活水平的提高和粮食卫生经济条件的改善，以及目前国内大骨节病流行现状，这个标准显然过于宽泛了，部分研究人员对此标准提出了质疑。2001 年，WHO 提出 T-2 毒素的人体日最大耐受量为 60ng/(kg·bw)，以一名标准体重为 30kg 的 10 周岁儿童为例，其 T-2 毒素最大可耐受摄入量为 1800ng，按照儿童每日摄入 200g 粮食计算，其所食用粮食中 T-2 毒素含量不能超过 9ng/g。一般而言，大骨节病的病情与 T-2 毒素的污染水平变化趋势一致，大骨节病病情的消长随着各病区居民主食粮食样品中 T-2 毒素污染水平也在不断波动。

（1）四川省　2008 年的一项调查结果表明，阿坝州 7～13 岁儿童大骨节病 X 线阳性检出率为 3.08％。在阿坝州的 11 个县中，仍有 7 个县可检出儿童大骨节病 X 线阳性患者，其中马尔康市和汶川县 X 线阳性检出率高于 10％，金川县 X 线阳性检出率高达 8.52％，除了马尔康市 X 线阳性患者以骨端改变为主以外，其余各县均以干骺端改变为主。继而对马尔康市和壤塘县大骨节病病区村居民主食粮食样品中 T-2 毒素污染水平进行检测，结果表明马尔康市和壤塘县主食粮食中 T-2 毒素含量分别为 16.03ng/g 和 11.00ng/g，显著高于各县相对应的非病区村主食粮食中的 T-2 毒素含量（马尔康市：7.46ng/g；壤塘县：5.04ng/g）。此外，T-2 毒素在颗粒粮和粉粮中的污染水平不同，马尔康市、壤塘县和金川县粉粮中 T-2 毒素污染水平分别为 19.60ng/g、11.38ng/g 和 17.95ng/g；而颗粒粮中 T-2 毒素污染水平则分别为 10.72ng/g、10.77ng/g 和 3.74ng/g；各县粉粮中 T-2 毒素含量均高于颗粒粮，说明在粮食的磨粉和储存过程中也能够产生 T-2 毒素。真菌培养及其毒素检测和鉴定结果提示病区村主食粮食样品中镰刀菌培养提取物结构与 T-2 毒素类似。

（2）青海省　兴海县上、下鹿圈村曾是大骨节病重病区，儿童大骨节病 X 线阳性检出率为 31.6%，其中干骺端改变检出率为 20.7%，且以下鹿圈村为重。1998 年，两个村 17 份（上鹿圈村 7 份，下鹿圈村 10 份）面粉样品 T-2 毒素检出率为 58.82%（10/17），上鹿圈村的 7 份样品中 T-2 毒素阳性 2 份，1 份 T-2 毒素含量超过 100ng/g，为 210ng/g；下鹿圈村 10 份样品中 T-2 毒素阳性 8 份，T-2 毒素含量均超过 100ng/g，其中 3 份超过 300ng/g，最高的为 520ng/g，两村面粉样品中 T-2 毒素污染水平与病情相符。

2009 年，兴海县唐乃亥乡 3 个大骨节病病区村（上村、中村、下村）居民主食粮食样品 T-2 毒素污染水平调查结果显示，小麦和面粉样品 T-2 毒素含量分别为 78.91ng/g 和 47.47ng/g，153 份小麦样品中 41 份 T-2 毒素含量超过 100ng/g，181 份面粉样品中 19 份 T-2 毒素含量超过 100ng/g，其中更有 4 份小麦和 4 份面粉样品 T-2 毒素含量超过 200ng/g。由于当地居民主食为面食，按照此次面粉中检出的 T-2 毒素均值计算，体重为 30kg 的儿童每日摄入 200g 粮食即含 T-2 毒素 9494ng，已大大超过了世界卫生组织推荐的最大耐受量，是人体日最大耐受量的 5.27 倍。长期食用这种粮食，可能会促成大骨节病病例的出现，即使尚未出现典型的大骨节病病例，但 T-2 毒素造成的亚临床损害也是不容忽视的。

（3）西藏自治区　2018 年，在拉萨、日喀则、山南、林芝、昌都和阿里等 7 个市（地）大骨节病历史重病区村和非病区村共采集粮样 597 份（其中历史重病区青稞、面粉和大米各 109 份，非病区青稞、面粉和大米各 90 份）：在历史重病区中，除 1 户居民的青稞样品（拉萨）和 3 户居民（阿里和林芝）的面粉样品中 T-2 毒素含量超过 20ng/g，其余 323 份粮样中 T-2 毒素含量均低于 20ng/g；在非病区中，除拉萨 1 户居民的青稞样品，其余 269 份粮样中 T-2

毒素含量均低于 20ng/g；历史重病区和非病区大米样品中均无 T-2 毒素检出。以上地区粮食样品中的 T-2 毒素污染水平与西藏自治区目前的大骨节病病情是相符的。

（4）黑龙江省 1997 年，孙殿军等应用酶联免疫吸附法检测黑龙江省大骨节病病区富裕县 34 号村住户地产面粉样品 10 份，10 份样品中均有 T-2 毒素检出，含量范围为 212.5～350.5ng/g，均数为 278.4ng/g，其中 T-2 毒素含量超过 300ng/g 的 3 份；5 份地产玉米粉样品 T-2 毒素均为阳性，含量范围为 35.8～237.3ng/g，均数为 122.0ng/g。与此同时，检测非病区双城幸福村住户地产玉米粉样品 5 份，4 份样品 T-2 毒素阳性，含量范围为 52.4～224.8ng/g，均数为 152.1ng/g；采该村购自外地的面粉和大米样品各 5 份，5 份面粉样品 T-2 毒素均为阳性，含量范围为 6.9～98.1ng/g，均数为 40.3ng/g，5 份玉米粉样品中 4 份 T-2 毒素阳性，含量范围为 15.9～49.4ng/g，均数为 30.1ng/g。采集尚志市河东乡地产大米 10 份，其中 7 份 T-2 毒素阳性，阳性率为 70%，范围为 3.9～8.5ng/g，均数为 6.7ng/g。比较病区和非病区不同种类的粮食样品中 T-2 毒素含量，大米最低。

2004 年，研究人员从黑龙江省 64 个县中按方位选取生产、生活水平有代表性的 13 个县，每个县采集市售大米、玉米粉和面粉各 10 份。130 份大米样品中检出 T-2 毒素阳性样品 9 份，阳性率为 6.92%，T-2 毒素含量均低于 50ng/g，均值为 17.20ng/g；130 份玉米样品检出 T-2 毒素阳性样品 43 份，阳性率为 33.08%，T-2 毒素含量均低于 100ng/g，均值为 30.41ng/g；130 份面粉样品中检出 T-2 毒素阳性样品 80 份，阳性率为 61.54%，其中 T-2 毒素含量超过 100ng/g 的 8 份，超过 200ng/g 的 2 份，超过 250ng/g 的 1 份，均值为 58.74ng/g。同时采集大骨节病历史重病区富裕县丰田村面粉和玉米粉样品各 27 份，27 份面粉样品中检出 T-2 毒素阳性样品 21 份，阳性率为 77.78%，其中 T-2 毒素含量超过 100ng/g 的 7 份，超过 200ng/g 的 3 份，超过 300ng/g 的 2 份，均值为 120.64ng/g；27 份玉米粉样品中检出 T-2 毒素阳性样品 13 份，阳性率为 48.15%，均值为 23.73ng/g。

2014～2015 年，黑龙江省大骨节病历史重病区大庆红岗区，黑河市孙吴县、逊克县、爱辉区和北安市，齐齐哈尔市富裕县、甘南县、克山县和梅里斯区及佳木斯市群胜镇 392 份市售面粉样品和 120 份自产玉米样品 T-2 毒素污染水平检测结果显示：面粉样品中 T-2 毒素污染水平较低，由高至低分别为孙吴县 [(10.22±6.27)ng/g，$n=105$]、逊克县 [(9.16±5.81)ng/g，$n=85$]、红岗区 [(6.75±5.56)ng/g，$n=104$] 和群胜镇 [(4.83±4.85)ng/g，$n=98$]；

120 份自产玉米样品中，8 份样品的 T-2 毒素含量超过 100ng/g，1 份来自于梅里斯区（$n=10$），T-2 毒素含量为 538ng/g，5 份来自于富裕县（$n=20$），T-2 毒素含量由高至低分别为 1980ng/g、1350ng/g、318ng/g、193ng/g 和 111ng/g，其余 2 份来自于爱辉区（$n=18$），T-2 毒素含量分别为 212ng/g 和 193ng/g；甘南县（$n=30$）、北安市（$n=30$）和克山县（$n=12$）自产玉米样品 T-2 毒素平均含量分别为（9.61 ± 1.93）ng/g、（9.47 ± 2.89）ng/g 和（10.96 ± 2.16）ng/g，污染水平较低。

2017 年现场调查结果显示，大骨节病历史重病区尚志市和宁县及非大骨节病病区渭源县面粉（其中尚志市为市售样品，宁县和渭源县为自产样品）及自产玉米样品 T-2 毒素含量均较低，面粉中 T-2 毒素含量由低至高分别为（4.50 ± 4.88）ng/g（宁县）、（7.50 ± 1.64）ng/g（尚志市）和（9.20 ± 7.32）ng/g（渭源县）；玉米中 T-2 毒素含量由低至高分别为（1.50 ± 3.61）ng/g（宁县）、（2.13 ± 1.52）ng/g（尚志市）和（3.19 ± 6.37）ng/g（渭源县）。

（三）病因阻断试验预防大骨节病效果显著

如上所述，由于 T-2 毒素含量在不同粮食品种或同品种不同来源的粮食中差异较大，因此在大骨节病病区中，经常可见饮用水源相同，但食用粮食种类、来源不同的居民大骨节病患病率不同的现象。

黑龙江省尚志市元宝公社元宝屯，汉族与朝鲜族居民比邻而居，水源与饮水习惯相同，汉族居民以玉米为主食，朝鲜族居民以大米为主食，在本地出生的、由外地迁入本地并居住 5 年以上和由外地迁入在本地居住不满 4 年的汉族居民大骨节病患病率分别为 28.2％、50.0％和 14.1％，而在本地出生的、由外地迁入本地并居住 5 年以上和由外地迁入在本地居住不满 4 年的朝鲜族居民大骨节病患病率分别为 0、3.6％和 0，不同民族的居民患病率差异显著。此种现象在东北病区，尤其是黑龙江东部病区屡见不鲜。

黑龙江省大庆市林源泵站，工人家庭与农民家庭同住一个村庄，共用同一饮用水源，农民家庭食用自产玉米，职工家庭食用外调粮食，该区农民家庭和职工家庭 5～13 岁小学生大骨节病患病率分别为 89.53％（77/86）和 6.15％（4/65）。

对黑龙江省林口县虎山三队农民家庭与铁路职工家庭调查结果表明，食用自产玉米的农民家庭与食用粮库粮的铁路职工家庭大骨节病患病率分别为 15.85％（26/164）和 0。

黑龙江省嫩江市嫩江镇，铁路职工与当地驻军家属、当地农民住在同一地段，铁路职工家庭子女患大骨节病较重，患病率为57.14%（56/98，8～14岁），而驻军家属与农民家庭子女大骨节病患病率相对较低，分别为26.19%（11/42，6～15岁）和9.30%（4/43，7～15岁），分析其原因，主要是由于铁路职工利用交通之便每年都从大骨节病病区换取大量的病区自产面粉食用，农民家庭换取食用病区自产面粉很少，驻军家属的主食粮食由部队统一供应，不食用当地及病区自产粮食，铁路职工家庭所食用的换取的病区自产面粉中含有致病因子，从而导致其家庭中的儿童发病。

黑龙江省双鸭山市宝山矿区，工人与农民家庭共用一条自来水管道，农民家庭食用当地自产玉米，工人家庭食用粮库供应玉米，农民家庭和工人家庭1～5年级小学生大骨节病患病率分别为75.84%（113/149）和4.60%（4/87），两者比较，差异具有统计学意义。

以上研究结果说明，大骨节病致病因子是通过被污染的病区产粮食（不包括大米）进入人体的，换粮是阻断大骨节病病因、防治大骨节病的有效手段。换粮的方式有两种：一种是病区居民停止或减少食用自产粮，改换为食用非病区产的粮食；另一种是改变病区农作物的种植方式和居民主食，由原来的种旱田、以玉米和小麦为主食改为种水田、以大米为主食。

1. 改换食用非病区粮食试验

（1）内蒙古自治区　呼伦贝尔市（原呼伦贝尔盟）是大骨节病历史重病区，20世纪70年代，居民主要食用自产玉米和小麦，占其主食的90%以上，此时期儿童大骨节病X线阳性检出率为74.26%～79.88%。20世纪80年代，病区开始实行换粮防治大骨节病的措施，居民逐渐食用由非病区购入的大米及面粉，大骨节病病情也随之下降，儿童大骨节病X线阳性检出率降至53.09%～58.09%，但由于个别困难户仍然食用自产玉米和小麦（占其主食的70%以上），从而出现大骨节病的家庭多发现象。至20世纪90年代，病区换粮率达80%，病情降至历史最低水平。1999～2000年，对呼伦贝尔市30个村屯调查结果显示，儿童大骨节病X线阳性检出率仅为6.89%。由此可见，换粮防治大骨节病效果显著。

（2）西藏自治区　随着生活和生产水平的提高，玉米已基本停止食用，大多用于饲料。当前在大部分病区实际上持续起到传递病因作用的是面粉，因此以面粉为主食的甘肃、青海和西藏等西部省（自治区）尚有部分活跃病区的存在。2001年，西藏疾病预防控制中心对边坝和洛隆县大骨节病病区以及边坝、洛隆和八宿县4所小学的4～12岁儿童X线检查结果显示大骨节病X线阳性检出率为36.46%（253/694），干骺端改变检出率为72.33%（183/253），骨骺改变检出率为 7.11％（18/253），骨端改变检出率为 47.04％（119/253）；全部患者中三联征患者比例为 11.07％（28/253），属于重病区。随后对参与 X 线检查的儿童进行为期 2 年换粮试验，至 2003 年，儿童大骨节病 X 线阳性检出率降为 10.38％（49/472），干骺端改变检出率为 32.65％（16/49），骨骺改变检出率为 6.12％（3/49），骨端改变检出率为 67.35％（33/49）；全部患者中三联征患者比例为 2.04％（1/49），属于中病区。另单独对昌都市 5 所小学的 4～12 岁儿童进行换粮防治大骨节病的试验。干预前，儿童大骨节病 X 线阳性检出率为 28.26％（119/421），干骺端改变检出率为 68.07％（81/119），骨骺改变检出率为 4.20％（5/119），骨端改变检出率为 27.73％（33/119）；干预后，大骨节病 X 线阳性检出率为 11.30％（33/292），干骺端改变检出率为 48.48％（16/33），骨骺改变检出率为 3.03％（1/33），骨端改变检出率为 69.70％（23/33）。以上两次换粮试验前后儿童大骨节病 X 线阳性检出率比较，差异均具有统计学意义，说明换粮对防治西藏儿童大骨节病有显著效果。

与此同时，对边坝和洛隆县的部分成人大骨节病患者进行了换粮试验，结果显示换粮后成人大骨节病临床检出率仅从换粮前的 16.0％下降到 15.9％，换粮前后成人大骨节病临床检出率比较，差异无统计学意义，说明换粮防治成人大骨节病效果不显著。

（3）青海省　2008 年 8 月～2009 年 9 月，研究人员在贵德县斜马浪村进行换粮试验，换粮组儿童（6～11 岁）每日食用大米（宁夏产），每人每年给予 150kg，同时选择贵德县新建坪村为对照组，对照组儿童不给予任何干预措施。试验结束后，换粮组儿童大骨节病 X 线阳性检出率由换粮前的 14.63％（6/41）下降至换粮后的 7.32％（3/41），6 例儿童患者中 3 人痊愈，2 例稳定，1 例进展，X 线修复率达 57.14％（4/7）；对照组儿童大骨节病 X 线阳性检出率则由 6.45％（2/31）升高到 9.68％（3/31），出现 3 例干骺端阳性改变新发病例，干骺端修复率为 40.00％（2/5）。经过 1 年的干预，换粮组儿童大骨节病 X 线阳性检出率下降明显，且 X 线修复率高于对照组。由此可见，换粮防治儿童大骨节病效果明显，同时能够起到控制新发病例，促进儿童大骨节病患者干骺端改变修复的作用。

2009 年 9 月～2010 年 10 月，孟凡刚等在兴海县上村、中村和下村选择 6～11 岁儿童进行为期 12 个月的干预试验，研究对象共分 4 组，即换粮组、补硒组、换粮补硒联合组和对照组。换粮组儿童（6～11 岁）每日食用大米（宁夏产），每人每年给予 150kg；补硒组儿童以家庭为单位食用硒碘盐，硒碘盐是由盐业公司统一配置的含亚硒酸钠为 3～5mg/kg 的食盐，每人每年 7kg；换粮补硒联合组同时给予上述两种干预措施；对照组不给予任何干预措施。试验末期时，换粮组儿童大骨节病 X 线阳性检出率由基线时的 13.46％（7/52）下降至 11.76％（6/51），试验期间有 6 例新发病例，但 X 线干骺端改变修复病例为 7 例，修复率为 53.85％；补硒组儿童大骨节病 X 线阳性检出率由 9.09％（5/55）上升至 13.73％（7/51），试验期间有 5 例新发病例，仅 3 例 X 线干骺端改变病例修复，修复率为 30.00％；换粮补硒联合组儿童大骨节病 X 线阳性检出率由 15.94％（11/69）下降至 10.45％（7/67），试验期间有 1 例新发病例，X 线干骺端改变修复病例为 5 例，修复率为 41.67％；对照组儿童大骨节病 X 线阳性检出率由基线时的 6.06％（2/33）上升至 32.26％（10/31），试验期间有 8 例新发病例，无 X 线干骺端改变修复病例；换粮补硒联合组、换粮组和补硒组儿童新发病率分别低于对照组 72％、34％和 30％，而 X 线干骺端改变修复率分别高于对照组 42％、54％和 30％。以上结果表明，换粮、补硒对防治儿童大骨节病有明显作用，其中换粮及联合干预效果更佳。

2. 改种旱田为水田，以大米为主食

有学者观察到，在大骨节病病区，食用自产玉米和小麦（面粉）的居民，在一段时间内（6 个月左右）相继发病，而同时同地食用自产水稻（大米）和商品粮的居民则不发病或很少发病。后续研究发现，T-2 毒素是引起大骨节病的主要致病因子，可通过病区自产谷物进入人体，玉米和小麦易被镰刀菌污染并产毒，居民食用后可发生大骨节病；大米几乎不受镰刀菌代谢产物和 T-2 毒素污染，这是以大米为主食的居民极少患大骨节病的原因所在。在原来种旱田、居民以玉米或面粉为主食的活跃大骨节病重病区村，其他条件不变，只要改种水田、居民以大米为主食，即可迅速控制病情，不再发生新病例，原有患者的病情明显好转。经过 20 年深入广泛的观察，这个现象得到了重复、肯定的证实。

黑龙江省五常市（原五常县）胜利乡原来是病情很重的大骨节病病区，但自 20 世纪 50 年代开始，农作物种植改旱田为水田，居民主食以玉米为主改为以大米为主，大骨节病即停止发生。1970 年，胜利乡 20 岁以下儿童青少年中已无大骨节病患者，疾病不再发生的时间和改变农作物种植方式的时间基本一致。

黑龙江省尚志市星光乡、亮河乡和庆阳乡是大骨节病历史重病区，居民多由山东和辽宁迁入，以玉米为主食。1976 年开始，研究人员在上述 3 个乡采取改变种植方式（改旱田为水田），居民主食改玉米为大米，阻断大骨节病致病因子进入人体的远期效果观察项目。在第一阶段（最初的 5 年），研究人员主要是向当地农民开展健康教育，宣传内容包括大骨节病的致病因子是通过病区谷物进入人体的；病区自产的小麦和玉米携带致病因子，食用后可发生大骨节病，病区自产的大米不携带致病因子，食用后不发病或极少发病；改换食用非病区生产的谷物或改变现有的种植方式，改种水田、以大米为主食即可控制和消灭大骨节病；改善、加速收割、及时晾晒、提高谷物品质，也可减少大骨节病的发生。第二阶段，当地农民对食用自产大米即可防病并未完全信服，但对改种水田可以增产增收有明显兴趣，改旱田为水田的农民逐渐增加。第三阶段，伴随改种水田范围的逐步扩大，大骨节病病情迅速减轻。1977 年，3 个乡7～13 岁儿童干骺端改变检出率约为 40％，骨端改变检出率约为 60％；1981年，3 个乡 7～13 岁儿童干骺端改变检出率约为 60％，骨端阳性改变检出率约为 50％；1985 年，3 个乡 7～13 岁儿童干骺端改变检出率和骨端阳性改变检出率均约为 30％；1988 年，3 个乡 7～13 岁儿童干骺端改变检出率低于 10％，骨端改变检出率约为 15％，病情已达控制水平。

（四）T-2 毒素具有软骨细胞毒性

T-2 毒素毒性极强，当人或动物摄入少量就会产生中毒症状，毒性反应强弱与动物种属、成熟程度、生存环境、营养状态、染毒剂量及途径等密切相关。一般来说，禽类对 T-2 毒素的易感性比反刍动物高，但是敏感性没有猪高；新生或未成年动物比成年动物对毒素更敏感。T-2 毒素的半数致死量（LD_{50}）也因动物种类及给药途径各异，如大鼠和猪的口服剂量为 4mg/kg，小鼠的腹腔注射剂量为 3.04mg/kg，鸡的口服剂量为 1.84mg/kg。

T-2 毒素主要攻击细胞分裂快速、增殖活跃的组织器官，如骨髓、淋巴细胞、肝脏、小肠及迅速发育的软骨。

1. T-2 毒素的组织、器官和系统毒性

（1）T-2 毒素致软骨细胞损伤

① 动物实验：大量动物实验结果证实大骨节病病区粮食和菌粮提取物可引起软骨损伤，其中发挥毒性作用的主要成分为 T-2 毒素。T-2 毒素作用的靶细胞是软骨细胞，尤其是分裂增殖迅速旺盛的增殖层软骨细胞，最易受到 T-2毒素的攻击，导致结构和功能变化，阻碍细胞生存、分化、成熟，从而造成细胞堆积，出现细胞变性和坏死，骺板胶原含量降低和干骺端骨小梁形成障碍。

张桂琴等用病区粮＋病区水（实验组 1）、病区粮＋病区水＋30％麦麸（实验组 2）和非病区粮＋非病区水（对照组）喂养出生 1 个月左右的幼犬 6～

8 个月。喂养 6 个月和 8 个月的实验组 1 和实验组 2 的幼犬四肢关节软骨和骺板软骨均出现了与人类大骨节病一样的病理改变。四肢关节软骨：可见多发性的坏死，累及趾骨、跗骨、尺骨、桡骨和胫骨等；坏死多发生于关节软骨的深层，并且从深层向中层、浅层，波及范围大小不等，呈灶状、片状和带状；坏死的关节软骨均匀一致、红染，部分可见残留的坏死细胞影子。增殖成熟不良的骺板：软骨细胞柱失去正常的排列，稀少、间距加宽，个别消失；静止层、增殖层及肥大层都可见到较多的无细胞区；软骨细胞坏死多是灶状，位于静止层、增殖层、肥大层，有的是相邻数个细胞柱的软骨细胞全层坏死、红染；伴有软骨基质的溶解、原纤维显现等改变；骺板干骺端化骨障碍多表现为骺板干骺端骨竖刺不规则、稀少，有的骨梁横行，有的在髓板干侧有薄层骨质附着。上述关节软骨和骺板软骨的病理变化，喂养 8 个月的幼犬比喂养 6 个月的幼犬检出率略高。

1984 年 3 月～1985 年 8 月，研究人员分别用非病区粮＋非病区水（对照组）、非病区粮＋病区水（病水组）、病区粮＋非病区水（病粮组）和病区粮＋病区水（病水粮组）喂养恒河猴 7 个月、13 个月和 17 个月。喂养 7 个月时，各组实验动物均未见明显的软骨坏死改变。喂养 13 个月和 17 个月，对照组和 3 个实验组均见到了正常生理化骨过程中所见到的软骨变性、萎缩及骺板增殖成熟不良、化骨障碍等变化。除此之外，3 个实验组还见到较广泛而严重的软骨坏死性病变，其特点是从细胞核固缩红染开始，至软骨组织均匀红染的凝固性坏死，多分布在关节软骨深层和骺板肥大层，呈灶状、片状或带状。多发性软骨坏死见于股骨、肱骨、尺骨、髌骨、舟骨及趾骨，新老病灶并存。喂养 13 个月和 17 个月的恒河猴病变表现与程度无明显差异。上述软骨坏死与大骨节病的重要病理变化基本相同。

杨建伯等从内蒙古莫力达瓦旗北巨人村大骨节病患者家庭玉米中分离出镰刀菌，接种于非病区玉米中，培养 3 周后制成菌粮，烘干后按 10％ 比例加入正常饲料喂养雏鸡。喂养 1 周后，雏鸡体重增长速度减慢，羽毛光泽度降低，两腿间距增大，呈跛行步态。喂养至第 3 周时，雏鸡膝关节出现对称性轻度膨大，直立困难；解剖后肉眼可见 33.33％（5/15）的实验动物膝关节骺板软骨呈灰白色锥形膨大，向干骺端嵌入；组织学观察可见骺板软骨过渡层细胞发育障碍、堆积、变性、增生等病理改变；喂养至第 5 周时，雏鸡关节膨大加剧，多蹲伏或趴倒；解剖后肉眼可见雏鸡膝关节骺板软骨的锥形膨大更加明显，有的中部出现颜色较淡的灰白色条纹；组织学观察发现 46.67％（7/15）的雏鸡出现严重病变，病变发生在增殖层及向肥大层的过渡部分，细胞柱排列紊乱、髓腔变小，骨小梁发育不良、数目减少，在增殖层和过渡层出现大面积坏死，坏死细胞胞质红染，胞核浓染、固缩、碎裂和溶解，坏死带中，有外观正常的软骨细胞区残存，呈现典型的"死-活-死"交错的特征性表现。

与此同时，孙殿军等从内蒙古莫力达瓦旗北巨人村10户大骨节病患者家庭中采集其冬季储藏的潮湿冷冻玉米，在当地磨粉，室温放置一个月后用于喂养雏鸡，同时设立喂饲正常饲料的对照组，分别于第1、3、5、7周处死部分雏鸡进行观察。与对照组相比较，实验组雏鸡生长发育落后，具体表现为体格小、重量轻，羽毛无光泽，且两腿间距离增加，呈X形，跛行。喂养5周后，实验组雏鸡膝关节对称膨大，直立困难，蹲伏或趴倒；解剖后肉眼可见实验组动物胫骨骺板远侧有一圆锥形大块半透明软骨，骨软骨病发病率为41.05%，对照组无发病。组织学观察结果显示：第1周和第3周时，实验组雏鸡软骨细胞核浓缩，基质红染，骨化层少量细胞坏死；第5周和第7周时，实验组雏鸡增殖层明显宽于对照组，细胞呈菱形、扁平密集、排列无序，肥大层明显变窄。

将T-2毒素按$100\mu g/kg$的剂量掺入正常饲料，喂养鸡雏5周，88.89%（16/18）的鸡雏关节软骨出现明显退行性病变，其中3只改变严重。1周后动物体重增长速度减慢，羽毛缺乏光泽，两腿间距增大，膝关节轻度增粗，直立困难，步态蹒跚。解剖和病理组织学观察除获得与上述杨建伯等利用病区菌粮按比例（10%）掺入饲料喂养雏鸡实验相似的结果以外，还发现实验动物骺核发育迟缓、变小或者消失，核周软骨细胞变形、变性、排列紊乱。

孙殿军等采用经口的方式给予雏鸡$100\mu g/(kg \cdot bw)$的T-2毒素，同时设立对照组（给予常规全价营养饲料）。喂养8周后，T-2毒素组雏鸡出现直立困难，常蹲伏或趴倒，羽毛无光泽，厌食、腹泻、体重明显减轻［(1128.89 ±153.53)g，对照组为（1603.75±128.03)g］。T-2毒素组具有膝关节骨软骨病改变的鸡雏9例，其中轻度4例，中度2例，重度3例，T-2毒素对雏鸡软骨组织内蛋白质和DNA合成均有明显的抑制作用，T-2毒素组与对照组软骨组织蛋白质含量比值为16：25，DNA含量比值为39：100。

王丽华等采用经口滴入的方式给予雏鸡不同剂量的T-2毒素（$100\mu g/kg$和$600\mu g/kg$），5周后观察其膝关节的变化。结果显示，T-2毒素可使雏鸡关节软骨出现类关节炎改变：肉眼观察，T-2毒素组雏鸡胫骨骺板软骨较厚，并可见一灰白色锥形软骨块向干骺端嵌入；光镜下观察，低剂量组和高剂量组均出现了骨软骨病的病理改变，即增殖层软骨细胞大量增生、拥挤，细胞变形、变小，细胞柱排列紊乱，细胞堆积造成骺板软骨形成一个大软骨块向干骺端嵌入，在增殖层和过渡层出现大面积的软骨细胞坏死，坏死部位细胞显著减少，甚至消失，呈现无细胞区；阿尔新蓝染色可见 T-2 毒素组增殖层软骨细胞染色较弱，软骨细胞坏死区染色减弱或消失，说明 T-2 毒素使软骨细胞合成蛋白聚糖的能力下降或消失；胶原纤维染色显示 T-2 毒素组胶原染色较弱，软骨细胞坏死区胶原染色消失，表明软骨细胞功能受到了损害。在另外一项为期 5 周的 T-2 毒素致雏鸡机体损伤的亚慢性毒性实验中，由于 T-2 毒素剂量较低 $[400ng/(kg \cdot bw)]$，与对照组相比，T-2 毒素组实验动物软骨组织光镜下未见到显著改变，电镜下可见 T-2 毒素组胫骨骺板区软骨细胞结构紊乱，软骨陷窝内基质溶解，软骨细胞固缩，Ⅱ型胶原溶解，形成低电子密度斑块区，有的细胞膜及细胞器完全溶解，软骨细胞呈"裸核"状态。

短期毒性实验（7 天）和亚慢性毒性实验（3 个月）结果均显示 T-2 毒素可致大鼠膝关节胫骨骺板软骨损伤，形成类骨软骨病的改变，肉眼可见一增大的灰白色软骨块向干骺端嵌入，髓腔变小、骨小梁发育不良；光镜下可见大鼠胫骨近端骺板软骨增殖层细胞排列紊乱，软骨细胞变形、变小、数量明显增多、堆积。短期毒性实验未见软骨细胞坏死；亚慢性毒性实验中，增殖层和肥大软骨细胞层之间出现大面积的软骨细胞坏死，坏死部位细胞显著减少，呈无细胞区，残存的细胞陷窝淡染或无色，呈空架状杂陈，有的仅见无内容的细胞轮廓，在坏死灶周围及增殖层和肥大层交界部位，可见单个坏死的软骨细胞，坏死细胞胞质红染，胞核浓缩、碎裂和溶解，软骨块中心可见病理性骨化。电镜下可见软骨细胞固缩，染色质边集核膜下，细胞核内水肿泡增多；粗面内质网减少、脱颗粒；线粒体空泡变性；部分胶原纤维融合在一起，形成高淀粉密度区；可见凋亡的软骨细胞。病变与 T-2 毒素的剂量和作用时间呈效应关系，较大剂量（$10\mu g/kg$）在短期内即可致病，而较低剂量（$0.6\mu g/kg$）在足够长的时间内也可致病。后续研究结果表明，在 $100\sim300\mu g/kg$ 剂量范围内，喂养 6 个月，T-2 毒素对大鼠关节软骨造成的损害性质相同，且具有一定的剂量效应关系，即染毒剂量越大，关节软骨损害越严重：光镜下可见 $100\mu g/kg$ 组大鼠的关节软骨细胞排列紊乱，$200\mu g/kg$ 组大鼠的关节软骨细胞出现变形、变性，细胞核固缩，$300\mu g/kg$ 组大鼠关节软骨出现大面积的软骨细胞坏死，坏死部位细胞显著减少，呈现无细胞区，在坏死灶周围可见单个坏死软骨细胞，坏死细胞胞质红染，胞核浓缩、碎裂和溶解；扫描电镜下可见 $100\mu g/kg$ 组大鼠的关节软骨表面明显粗糙，$200\mu g/kg$ 组大鼠的软骨纤维凸起、断裂，呈片状剥脱，$300\mu g/kg$ 组大鼠的关节面塌陷，出现大量窝状凹坑；透射电镜下可见 $100\mu g/kg$ 组大鼠软骨细胞核染色质块状边集，核膜增厚，内质网空泡变性，$200\mu g/kg$ 组大鼠软骨细胞内质网扩张明显，蛋白潴留，细胞器溶解破裂，300μg/kg组大鼠软骨细胞细胞器大量溶解消失，膜结构破裂，基质溶解。

　　裴福兴等分别用四川省阿坝州大骨节病病区粮食（病粮）、T-2毒素（1mg/kg，每日灌胃）+正常饲料和正常饲料喂饲Wistar大鼠4周。喂养过程中，T-2毒素组大鼠毛发色泽暗、脱毛严重，活动明显减少；病粮组大鼠毛发色泽较暗、脱毛不严重，活动部分减少；对照组大鼠无脱毛现象，活动正常。Masson染色结果显示，对照组大鼠骺板软骨染色后胶原呈蓝色，着色较深；病粮组和T-2毒素组大鼠骺板软骨胶原染色明显减弱且不均匀，排列较为稀疏，软骨细胞坏死区胶原染色消失。病区粮食和T-2毒素均可使大鼠髓板软骨细胞出现灶状及片状坏死，干骺端成纤维细胞增多，骨化线不整齐，且病区粮食组较T-2毒素组更加明显：第1周时，病粮组和T-2毒素组骺板各细胞带均无坏死；第2周时，病粮组和T-2毒素组分别有12.50%（1/8）和33.33%（2/6）的大鼠出现肥大细胞层灶状坏死；第4周时，病粮组87.50%（7/8）和T-2毒素组全部大鼠均出现肥大细胞层灶状和片状坏死，其中病粮组25.00%（2/8）和T-2毒素组50.00%（3/6）的大鼠出现增殖层细胞带灶状坏死。第1、2周时，各组大鼠干骺端骨小梁排列整齐、无明显差异。第4周时，对照组大鼠干骺端骨小梁排列整齐、紧密，病粮组和T-2毒素组干骺端均出现较多的成纤维细胞，骨化线不整齐。

　　此后，裴福兴等继续应用普通饲料、T-2毒素（1.0mg/kg，每周5次，灌胃给药）+普通饲料和T-2毒素+低营养饲料喂饲大鼠，观察不同营养状态对T-2毒素致软骨损伤的影响。喂养4周后，对照组大鼠毛发色泽光亮，活动良好；T-2毒素+普通饲料组及T-2毒素+低营养饲料组大鼠毛发色泽暗，活动减少。在正常营养状态下，T-2毒素可导致大鼠骺板软骨肥大层细胞坏死，骺板胶原含量降低，干骺端骨小梁形成障碍；在低营养状态下，T-2毒素可使大鼠骺板细胞坏死和干骺端成骨障碍更为显著。

　　付晓艳等采用不同浓度的T-2毒素[低剂量组：100μg/(kg·bw)，高剂量组：200μg/(kg·bw)]对大鼠进行灌胃4周。光镜下观察可见两个剂量组实验动物关节内软骨细胞排列紊乱，部分区域变性、坏死、丢失，出现大量细胞残影；表层细胞消失，深层细胞出现核固缩，深染，部分出现大面积变性、坏死；增殖层细胞减少，肥厚层细胞增多；高剂量组大鼠关节软骨休眠区出现细胞残影；增殖区细胞排列明显紊乱，柱状软骨细胞呈不规则形状，增殖层变薄；肥大区明显增厚，细胞呈无序排列。膝关节股骨近端表面扫描电镜观察结果显示：低剂量组大鼠关节软骨表面明显粗糙，纤维肿胀、断裂剥离，轻度凹陷；高剂量组大鼠关节软骨表面粗糙程度严重，有片状剥离，出现蜂窝状塌陷。膝关节股骨近端透射电镜观察结果显示：低剂量组大鼠关节软骨细胞内细胞器减少，个别线粒体发生轻微肿胀；高剂量组大鼠关节软骨细胞线粒体数量减少，肿胀严重。

② 体外细胞实验

A.抑制软骨细胞增殖：幼兔关节软骨细胞分裂增殖和生长密度随培养液中 T-2 毒素的浓度变化表现出明显的梯度，即随着 T-2 毒素作用浓度的增高，细胞分裂增殖减缓、生长密度下降。5ng/mL 的 T-2 毒素即可对软骨细胞产生损伤，具体表现为 DNA 合成减少，细胞的分裂增殖受到抑制。20ng/mL 的 T-2 毒素可使细胞生长密度低于加毒素之前。

另有研究表明，随着 T-2 毒素质量浓度的增加，其对幼兔关节软骨细胞的生长抑制越来越明显，呈浓度依赖关系；随着作用时间的延长，T-2 毒素对幼兔关节软骨细胞的抑制作用也逐渐增强，呈时间依赖关系；不同质量浓度 T-2 毒素对幼兔关节软骨细胞的抑制作用在试验第 5 天时接近饱和。

B.引起软骨细胞超微结构损伤：T-2 毒素对培养的软骨细胞膜系统具有明显的损伤作用，包括细胞膜、核膜及所有细胞器，表现为细胞膜和核膜节段性缺损；核凝缩、异染色质分布不均匀；胞质粗面内质网脱颗粒或高度扩张、膜溶解；线粒体嵴排列紊乱，有的变细长、有的断裂；胞质溶酶体、空泡、髓样结构增多。当培养液中 T-2 毒素的浓度达到 10ng/mL 时，可引起鸡胚软骨细胞胞外基质胶原微原纤维减少，线粒体膜酶系细胞色素 C 氧化酶和 H^+-ATP 酶的比活力下降。

向原代培养的大鼠软骨细胞中加入不同浓度的 T-2 毒素（0.5ng/mL 和 1.0ng/mL）培养 24h，透射电镜下观察发现两个剂量的 T-2 毒素均可对体外培养的软骨细胞造成损害，剂量越大，损害越严重。0.5ng/mL 剂量组软骨细胞细胞器数量明显较少，核固缩，染色质形成斑块状散布核内，核膜增厚，双层膜结构不清；粗面内质网数量减少且不扩张，呈静止状态；部分线粒体空泡变性和髓样变。1.0ng/mL 剂量组软骨细胞表面微绒毛脱失，细胞核改变非常明显，可见较多畸形核，核仁明显；胞质内可见大量空泡变性的线粒体，并可见线粒体的髓样变；粗面内质网扩张成囊状，脱颗粒，偶见凋亡的软骨细胞，细胞核固缩，形成高密度斑块。

C.诱发软骨细胞凋亡：T-2 毒素可诱发软骨细胞凋亡，并且凋亡细胞数量与 T-2 毒素浓度有一定的关系。浓度在 0～10ng/mL 之间，凋亡细胞数量随 T-2 毒素浓度增加而增加，而在 10ng/mL 以上时，凋亡细胞数量随 T-2 毒素浓度增加而递减。不同浓度（1～20ng/mL）的 T-2 毒素均可以引起软骨细胞早期凋亡率和晚期凋亡率明显增加，且在一定范围内呈浓度依赖性，T-2 毒素浓度为 20ng/mL 时早期和晚期凋亡率均达到最高，分别为 5.60％和 8.61％。与此同时，软骨细胞凋亡和作用时间也有一定关系，即 T-2 毒素作用软骨细胞 24h 就可诱发凋亡，作用 3 天达到高峰，5 天开始下降。

T-2 毒素可引起胎儿软骨细胞发生凋亡的典型电镜形态改变：线粒体水肿、空泡变；内质网扩张、囊泡变；细胞核深染、核固缩，染色质浓缩成块、凝聚、边集；后期细胞 DNA 断裂呈核碎裂，并形成内膜包裹的内有较完整细胞核碎片的凋亡小体。

（2）其他器官系统损害　除了软骨，T-2 毒素还损害其他器官、系统，包括肝脏、肾脏、心血管系统、神经系统、骨髓及造血系统等。

① 肝脏损伤：10μg/(kg・bw) 的 T-2 毒素在短期内（7 天）即可对大鼠肝脏造成损伤。肝细胞明显肿胀，胞质疏松化，呈弥漫性；部分肝细胞胞质透明，呈气球样变性；可见较多的点灶状坏死及肝细胞嗜酸性变，局部有较大坏死灶形成；肝细胞索排列紊乱，肝窦被挤压消失；电镜下可见肝细胞核固缩，染色质边集，核内有大量脂类物质沉积，内质网脱颗粒，游离核蛋白体减少，线粒体絮状变及缺损，糖原减少明显。T-2 毒素 [150μg/(kg・d)] 喂饲大鼠 30 天，部分肝细胞水肿、胞质疏松、淡染，一些细胞胞质中出现了不规则的空泡。

除了引起肝脏的病理性损伤，T-2 毒素还可使肝功能发生变化。用含有 T-2 毒素的饲料（0.284mg/kg）饲养兔 4～7 周，血清丙氨酸转氨酶显著升高，天门冬氨酸转氨酶、γ-谷氨酰基转移酶和苹果酸脱氢酶活性轻度升高，而胆碱酯酶活性降低。用含有 T-2 毒素的饲料（5mg/kg）饲养雏鸡 3 周后，雏鸡体重下降了 18％，谷草转氨酶、乳酸脱氢酶和 γ-谷氨酰基转移酶均升高。

T-2 毒素对雏鸡肝脏组织蛋白和 DNA 的合成具有明显抑制作用，T-2 毒素组和对照组雏鸡肝脏组织蛋白质含量比值为 3：5，DNA 含量比值为 49：100。T-2 毒素可对大鼠肝细胞 DNA 造成损伤，且损伤随着剂量的增加和作用时间的延长而加重。

T-2 毒素经饮食进入猪肝脏后，可使猪肝脏中糖原过多并伴有轻微间质炎性细胞浸润，同时抑制某些肝脏药物代谢酶的表达与活力，引起机体的损伤反应。

② 肾脏损伤：T-2 毒素对肾脏的损害较轻。用含有 T-2 毒素的饲料 [150μg/(kg・d)] 喂饲大鼠 15 天后，肾脏中可见蛋白管型，部分肾小管的

管腔内有粉红色蛋白黏液渗出，部分肾小管上皮细胞水肿，胞质内可见形态不规则、边界模糊的空泡；喂饲大鼠 30 天后，部分肾小球系膜增生，肾小球囊腔消失。与此同时，T-2 毒素可致实验动物血清肌氨酸酐水平显著升高，损伤肾功能。

③ 心血管系统损害：T-2 毒素所致的心脏损伤表现为心肌细胞肥大、局灶性心肌纤维变性，尤以左心室内膜为甚，同时可见左心房及左心室出现部分血栓机化、细胞浸润及纤维化。电镜下可见心肌线粒体轻度肿胀，嵴断裂缺失，溶酶体明显增多。猪经静脉注射 43mg/kg 的 T-2 毒素后，病理检查发现心脏出现出血病灶。0.5mg/kg 和 1.0mg/kg 的 T-2 毒素作用心肌细胞 3 天或 7 天，对心肌细胞确有损伤作用，并呈现剂量效应关系。一次性静脉注射 T-2 毒素［剂量为 2mg/(kg·bw)］可使猫发生低血容量性休克，主动脉压下降，但心律保持稳定，提示血浆渗漏和内出血是导致低血容量休克的主要原因。

④ 神经系统毒性：T-2 毒素可损害血脑屏障，发挥神经毒作用，主要机制是引起脑中神经递质和 5-羟色胺的变化。另外，T-2 毒素及其代谢产物 HT-2 毒素具有亲脂性，脑部是富含磷脂的部位，因此 T-2 毒素更易损伤脑部。T-2 毒素可诱导氧化应激，通过促分裂原活化蛋白激酶路径诱导脑细胞的凋亡，使端脑区神经母细胞的凋亡数目明显增多。

⑤ 骨髓及造血系统损害：T-2 毒素引起大量造血干细胞的损害，最终导致白细胞减少、贫血和骨髓发育不良、凝血障碍。T-2 毒素所引起的小鼠骨髓破坏、贫血和白细胞计数下降，在低蛋白营养状况下作用尤为明显。T-2 毒素可导致骨髓组织坏死，抑制造血干细胞，影响血液中各种细胞成分的数量及功能，表现为骨髓细胞数量显著降低，红系细胞区和粒系细胞区坏死伴有细胞缺失。T-2 毒素通过抑制体外培养细胞的线粒体呼吸作用、改变细胞膜的结构和功能、失活含巯基的酶，影响造血细胞的活性。小鼠染毒后 3h 白细胞计数有一过性增高，随之急剧下降，染毒 24h 达最低点，7 天后恢复正常。T-2 毒素对凝血系统及血管壁通透性也有显著影响，可使血小板数量减少，影响血小板的功能，抑制血小板黏附、聚集、释放密集小体，降低凝血相关基因（凝血因子 V、Ⅶ 和 X，血管舒缓素以及维生素 K 环氧化物还原酶）的表达，机体凝血功能发生障碍。

⑥ 免疫系统毒性：T-2 毒素具有免疫刺激和免疫抑制的双重作用，其作用方式与接触时间、频率和剂量密切相关。低剂量的 T-2 毒素具有免疫激活作用，引起动物 IgA 和 IgE 的暂时性升高，诱导炎性细胞因子、肿瘤坏死因子-α（TNF-α）、白细胞介素-1β（IL-1β）和白细胞介素-6（IL-6）的表达。最近的

一项研究表明，低剂量的 T-2 毒素可以增强小鼠脾脏内的免疫反应，并使小鼠过表达 miR-155-5p，从而介导炎症因子的产生。

高剂量的 T-2 毒素抑制淋巴细胞增殖、诱导淋巴细胞凋亡及抗原特异性分化，从而损伤淋巴结、脾脏、胸腺、骨髓等免疫组织和器官，降低机体免疫力。T-2 对淋巴细胞的损害最为严重，一次高剂量或长期染毒均可导致受试动物淋巴组织变性和坏死，白细胞和淋巴细胞数量减少。给予小鼠 0.5～2.5mg/(kg·bw) 的 T-2 毒素，或在培养液中加入 3～10nmol/L 的 T-2 毒素，均可显著抑制其粒-巨噬系祖细胞增殖和分化。0.5mg/kg 和 1.0mg/kg 的 T-2 毒素作用外周血淋巴细胞和脾淋巴细胞 3 天或 7 天，均可造成细胞 DNA 损伤，并呈现剂量效应关系。Shinozuka 等在 T-2 毒素诱导雌性 CD-1 小鼠胸腺和脾细胞凋亡的过程中发现，T-2 毒素处理后胸腺淋巴细胞早期超微结构改变为细胞体收缩，核染色质凝结，且胸腺细胞凋亡指数比脾细胞改变开始得更早且更严重。

2. T-2 毒素的其他毒性

除具有组织、器官和系统毒性以外，T-2 毒素还具胚胎毒性、致畸性、致癌性和致突变性。

(1) 胚胎毒性　Blakley 等研究不同妊娠时期母鼠暴露在不同剂量 T-2 毒素下的进食量和体重变化时发现，0.75mg/kg 剂量组母鼠进食量正常，且体重与对照组相比无差异；1.5mg/kg 剂量组母鼠在孕期 12 天和 14 天进食量下降，于孕期 13 天、15 天、16 天、17 天和 18 天时出现体重下降，窝仔数降低。通过子宫染色查看胚胎着床数量，结果发现不同剂量 T-2 毒素组母鼠的胚胎着床数量与对照组相比较，差异无统计学意义，但 1.5mg/kg 剂量组母鼠所生产的雌性后代数量减少，雄性后代数量无变化，表明母鼠体重减少与窝仔数量减少的发生与子代性别有关，T-2 毒素可能通过某种途径抑制早期胚胎发育。

任海娟等自雌性 BALB/c 小鼠孕期第 0 天起对其进行饮食干预（饲以含 T-2 毒素 0ng/g、600ng/g、1200ng/g、2400ng/g 的饲料）直至子代小鼠成年 (6 周龄)。对照组和不同剂量组母鼠脏器及骨骼均未见异常，即 T-2 毒素在此剂量范围内对 BALB/c 母鼠的生长繁殖无明显影响；高剂量的 T-2 毒素 (2400ng/g) 可抑制雄性子代小鼠的生长发育，低剂量 (600ng/g) 和中剂量 (1200ng/g) 的 T-2 毒素可促进雌性子代小鼠的生长发育；染毒组子代小鼠的肝、胸腺和脾组织均观察到不同程度的病理改变，且 T-2 毒素对子代小鼠各脏器损伤可能与性别有关，雌性子代小鼠较重；T-2 毒素可造成子代小鼠骺板软骨损伤，中、高剂量组子代小鼠的骨骼 X 线片可见骨骺增生，且脏器损伤部位与子代小鼠性别有关。

孕小鼠口服 T-2 毒素后 [1.2～1.5mg/(kg·bw)]，鼠胚胸腺细胞数量显著下降，且表面抗原表达异常，提示 T-2 毒素可通过胎盘屏障，并特异地作用于胚胎免疫组织。子代小鼠的中枢神经细胞、腹腔脏器、间质细胞出现细胞核固缩和碎裂的死亡细胞数量增加，软骨细胞发生凋亡，其中一部分出现骨化不全、波浪软骨及肩胛骨短小的表现。给予孕 13 天的 Wistar 大鼠口服 2mg/(kg·bw) 剂量的 T-2 毒素，分别在 24h 和 48h 后处死，母体、胎儿和胎盘组织学观察发现，胎儿可出现中枢神经系统细胞的坏死。

Sehata 等研究低剂量 T-2 毒素暴露下孕鼠母体肝脏和胎鼠肝脏内细胞凋亡的机制时发现，在细胞凋亡峰值点，母体和胎鼠肝脏中氧化应激和凋亡相关基因表达增加，脂质代谢和药物代谢酶相关基因表达降低，表明 T-2 毒素是通过诱发氧化应激，进而引起母体与胎鼠细胞凋亡。

（2）致畸性、致癌性和致突变性　妊娠 9～10 天的小鼠腹腔注射 T-2 毒素 [1.0mg/(kg·bw)] 可导致胎鼠畸形，如短尾、缺趾、脊柱融合、肋骨及腭骨发育异常等。

T-2 毒素的致癌性虽然较弱，但也可引起多种器官肿瘤。有研究证实 T-2 毒素可以诱发肺腺瘤、肝腺瘤和消化道肿瘤。长期小剂量 T-2 毒素对大鼠的致癌作用无明显器官特异性，胃、垂体、肾上腺和胰岛等均可受累。饮水中含 0.05mg/kg 的 T-2 毒素可诱发雌性小鼠乳腺癌，发生率达 35%，而对照小鼠仅为 4%；饮水中含 0.1mg/kg 的 T-2 毒素可诱发雌性小鼠黄体瘤，发生率为 10%，而对照小鼠无黄体瘤发生。

T-2 毒素可使小鼠髓细胞染色体发生断裂，形成环状及广泛碎片，还能引起培养的人外周血淋巴细胞染色体畸变，引起细胞的多倍性、性连锁的隐性致死突变、姐妹染色体交换异常、基因突变、细胞微核形成和非程序化 DNA 合成增加。小鼠每天腹腔注射 T-2 毒素 [1.0mg/(kg·bw)] 时，与对照组相比，精子的数量和存活率明显下降，畸形率明显增加。

三、粮食真菌毒素污染及其毒素中毒的不足

虽然有大量的研究结果证明粮食真菌毒素污染及其毒素中毒的正确性，然而，粮食真菌毒素污染及其毒素中毒学说目前仍存在着一些难以解释的问题。

① 在无大骨节病流行的其他国家，T-2 毒素、雪腐镰刀菌烯醇和脱氧雪

腐镰刀菌烯醇等真菌毒素污染也广泛存在。

② 在流行病学上，病区的近距离灶状分布，用温度、湿度和粮食收割贮存条件等难以做出令人信服的解释。

③ 病区与非病区间真菌种类差别规律性不强，如在大骨节病病区自产的和非病区产的部分玉米和小麦中均分离出了尖孢镰刀菌、串珠镰刀菌、禾谷镰刀菌和互隔交链孢霉菌等真菌。

④ 在我国不同病区检出的优势菌不完全一致，如东北病区粮食中的优势菌是尖孢镰刀菌；而陕西和甘肃两省一些病区的优势菌则是互隔交链孢霉菌，未检出镰刀菌。

⑤ 个别研究中所纳入的 10 例大骨节病干骺端新发患儿血清样本中 11 种镰刀菌毒素均未检出。

⑥ 镰刀菌毒素（如梨孢镰刀菌毒素和 T-2 毒素等）对软骨细胞并无选择性毒性作用，可引起软骨细胞以外多种组织和细胞的损伤，并具有致畸性、致癌性等毒性。

⑦ 历史上所发生的人群 T-2 毒素急性中毒症状体征与大骨节病完全不同，如浙江省桐乡部分居民误食 T-2 毒素污染（$180 \sim 418 \times 10^{-9}$ mol）的霉变大米，发生急性食物中毒，发病率为 58%，主要症状为恶心、嗜睡、呕吐、腹胀、腹痛等，与大骨节病并无相似性。

第三节　其他学说

一、饮水中有机物中毒学说

饮水中有机物中毒学说认为病区饮水被植物残骸分解或腐殖质污染形成的有机物污染而致人体发生的一种慢性中毒性疾病，其中有机物主要是指自然腐败的分解产物阿魏酸、对羟基桂皮酸和黄腐酸等。1926 年，苏联的 Dobrovol-sky 提出病区饮水中有慢性毒物并建议饮用煮沸水。1967 年，日本学者 Noguchi 提出水中植物型有机物与大骨节病发病有关，并认为病区饮水中提取的阿魏酸、对羟基桂皮酸是大骨节病致病因子。1972 年，日本否定了本土有大骨节病，并对饮水有机物中毒学说质疑，使我国相关病因学研究受到一次很大冲击。但是，一些科学研究和防治机构继续深入研究饮水有机物与大骨节病的关系，发现在病区饮水中含有可疑致病物质的阿魏酸。在病区饮水中，除这种酸性有机物外，还发现有其他芳香族、脂质族等有机物，对人胚软骨细胞损害作用大于弱酸组分。部分研究人员发现大骨节病病区饮水偏酸性，饮水中有机物总量和腐殖酸等明显高于非病区，因此认为大骨节病病区饮水中有机物中毒是大骨节病的病因之一，其主要论据如下。

① 大骨节病病区饮用水源类型与病情密切相关，病区饮用开水的居民大骨节病检出率明显降低，提示饮水经煮沸可破坏或减弱致病因子的毒性。

② 饮水中腐殖酸总量、羟基腐殖酸含量与大骨节病患病率呈正相关，与硒含量呈负相关；病区饮用水源受腐殖质环境污染，病区饮水中腐殖酸总量高于 0.5mg/L，腐殖酸含量与大骨节病 X 线检出率呈对数相关和线性相关。

③ 大骨节病病区饮水中腐殖酸的成分主要是黄腐酸、阿魏酸和对羟基桂皮酸。

④ 黄腐酸能促进体外培养软骨细胞基质矿化，导致非矿化成骨，而这种异常矿化过程与患者软骨损伤及修复性的病理矿化过程相似；从病区饮水中提取的腐殖酸可加速培养的人胚软骨细胞分化、干扰细胞膜完整性、增强脂质过氧化的作用，而人工合成的腐殖酸和原儿茶酸可损伤原代培养兔关节软骨细胞，降低细胞活力，使软骨细胞磷脂发生过氧化，细胞内乳酸脱氢酶释放增加。腐殖酸可致实验大鼠膝关节软骨细胞变性和软骨表面纤维化，类似于骨关节病的早期病变。

⑤ 病区改水后可使大骨节病病情大幅度缓解，病情活跃程度得到有效抑制，如吉林省抚松县平安屯（1952～1961 年）改饮非病区泉水居民中的新发病例数显著少于继续饮用土井水居民的新发病例数。

然而，饮水有机物中毒学说依然面临一些难以解释的问题。

① 饮用同一水源水的自然屯中，有的家庭发病甚至多人发病，有的家庭无人发病。

② 大骨节病重病区与非病区、患者家庭与非患者家庭之间饮水中腐殖酸含量的差异无统计学意义。陕西大骨节病活跃重病区榆林市病区和非病区饮水的检测情况结果显示：腐殖酸含量在病区和非病区、病区内患者家庭与非患者家庭之间的差别无统计学意义。通过对大骨节病病区饮水中黄腐酸和总有机碳的调查发现，各水样的总有机碳和黄腐酸含量变异度大，无规律性，与大骨节病之间无剂量—效应关系。

③ 病区饮水中提取的高浓度黄腐酸作用于体外培养的软骨细胞，未能使其发生病变；用高浓度黄腐酸喂食雏鸡，未能复制出类似大骨节病的实验动物模型，软骨未表现出结合腐殖酸的亲和性或蓄积作用。

二、多因素致病学说

过去大骨节病的病因研究一直以单一环境致病因素为主导，由于长期难以确认其确切的环境致病因素，近年来，趋向于从多种环境致病因素方面进行研究，代表性的学说主要有两种：低硒与真菌毒素的联合致病和环境因素与环境反应基因相互作用致病。

（一）低硒与真菌毒素的联合致病

鉴于环境硒缺乏与粮食真菌毒素均与大骨节病的发生有关，因此越来越多的研究人员开始关注两者的联合作用。

T-2 毒素（1.5mg/kg 饲料）致小型猪关节软骨毒性的病理研究显示：小型猪关节软骨深层出现带状或片状坏死，坏死可蔓延至中层和表层；坏死灶内软骨细胞坏死，可见红染的细胞残影，或细胞残影完全消失而呈同质化；坏死灶边缘可见一些增生的软骨细胞团，这种病变符合单纯性软骨坏死的病理变化，但并未出现类似人类大骨节病的骺板软骨坏死。用"单纯性软骨坏死病变程度划分和记分法"对每只动物的每个关节软骨病变的 7 项组织学指标进行病变程度划分和记分，补硒后实验动物病变严重程度的平均计分从 9.1 下降到 7.3，表明补硒对 T-2 毒素所致的关节软骨损伤具有一定的保护作用，能减轻病变的严重程度。与此同时，T-2 毒素还可影响关节软骨基质代谢，主要表现为蛋白聚糖合成代谢低下，这种生化代谢改变反映了软骨退行性变化的特点，与大骨节病的发展过程相似。补硒可以改善和促进软骨蛋白多糖的代谢，使软骨基质中蛋白聚糖含量升高。虽然低硒饲料组（含硒量为 35ng/kg 饲料）实验动物关节软骨基质中蛋白聚糖含量有所降低，但并未观察到关节软骨发生带状、片状坏死，表明单纯低硒不足以成为大骨节病的始动病因。

应用低硒饲料喂饲新生断乳 SD 大鼠 1 个月，使其处于低硒营养状态，之后再分别给予大鼠不同剂量的 T-2 毒素 [100ng/(kg·bw) 和 200ng/(kg·bw)] ＋常规饲料和不同剂量的 T-2 毒素 [100ng/(kg·bw) 和 200ng/(kg·bw)] ＋低硒饲料 1 个月。T-2 毒素＋常规饲料组的部分实验动物出现与人类大骨节病病理变化相似的关节软骨深层片状坏死、营养不良性变化、坏死灶近骨缘的钙化、骨横梁的形成及其继发性的修复性改变；T-2 毒素＋低硒饲料组只有少数实验动物出现了关节软骨深层片状坏死和营养不良性变化；全部动物均未出现骺板软骨深层带状、片状坏死。因此，此研究结果仅部分支持大骨节病的病因是低硒条件下的 T-2 毒素中毒学说。与此同时，在软骨形成和软骨内骨化过程中刺激软骨细胞增殖和蛋白多糖合成的肝细胞生长因子及其受体阳性表达率增加，影响其下游信号分子的活化状态或表达水平，参与软骨死亡和周围基质降解等病理过程，进而影响大骨节病的发生发展。

T-2 毒素（$10\mu g/L$）可引起离体培养鸡胚软骨细胞细胞外基质胶原微原纤维和质膜 P 面膜内蛋白颗粒明显减少，线粒体内膜细胞色素 C 氧化酶活力和 H^+-ATP 活力明显下降；当向培养液中加入 $1mg/L$ 的亚硒酸钠时，胶原微原纤维和质膜内蛋白颗粒的减少不再出现，细胞色素 C 氧化酶活力和 H^+-ATP 活力的下降幅度明显减小，表明适量的硒能够显著拮抗 T-2 毒素引起的软骨细胞超微结构变化和功能改变，从亚细胞水平和分子水平初步表明缺硒是 T-2 毒素致大骨节病发病的重要条件。

（二）环境因素与环境反应基因相互作用致病

近年来，越来越多的证据表明，基因参与调控环境相关疾病的易患性，与通常所说的致病基因不同，影响环境相关疾病易患性的基因多通过与环境风险因素联合作用而发挥致病效应，因而被称为环境反应基因。在环境有害因素暴露相同的病区，由于人群环境反应基因的差异，可出现靶器官损害完全不同的地方病，如低硒地区有大骨节病和克山病共存病区、单纯大骨节病病区和单纯克山病病区。陕西省麟游县 14 个自然村 1361 户 10823 例病区人群的调查证实，大骨节病分布呈明显的家庭聚集性，大骨节病患者的同胞亲属患病率为 19.41%，明显高于当地人群的患病率（10.90%），同胞对遗传度为 28.61%，分离比 0.061，小于 0.25，遗传方差约占表型方差的 1/4，表明遗传因素在大骨节病的流行中起一定作用，但明显弱于环境致病因素，是符合环境—基因交互作用的复杂性疾病。

采用 Agilent 全基因组表达谱芯片研究发现儿童和成人大骨节病患者外周血单核细胞的基因表达谱不同于正常对照，鉴定出 97 个上调和下调基因，其功能与代谢、细胞凋亡、细胞骨架、免疫、细胞运动和细胞外基质有关。研究人员通过全基因组芯片和网络分析研究发现，硒相关基因胰岛素样生长因子结合蛋白 2、胰岛素样生长因子结合蛋白 3、IL-6、凋亡调节因子 Bcl-2 和 Bax 参与多种分子功能、生物过程和凋亡途径，可能在大骨节病的发病机制中起重要作用。全基因组基因表达差异研究发现细胞凋亡和缺氧相关的基因及基因通路相关蛋白在大骨节病关节软骨中发生显著变化，79 个基因表达差异，包括上调的促凋亡基因如 Box、Bax 和 Bak，以及下调基因 Bcl-2 和 Bcl-XL，诱发了软骨细胞过量凋亡；参与反应性活性氧（ROS）分解代谢的溶酶体相关基因通路在大骨节病患者关节软骨中也显著上调，提示大骨节病关节软骨中 ROS 代谢活动可能较为活跃。

当 79 个差异基因通过环境基因组计划和比较毒物基因组学数据库时，其中的 73 个基因与环境因素密切相关。应用芯片技术检测发现大骨节病患者外周血和软骨中存在涉及 T-2 毒素、脱氧雪腐镰刀菌烯醇、黄曲霉毒素和玉米赤霉烯酮等多种真菌毒素和环境低硒暴露的环境反应基因。将环境低硒和基因缺失结合采用 Cre 重组酶转基因小鼠敲除基因编码硒代半胱氨酸 tRNA 后，实验小鼠出现发育迟缓、骨骺生长板异常和骨骼骨化延迟等类似人类大骨节病软骨病理学的变化。

研究证实，硒蛋白 GXP1 和 IL-1 基因多态性与大骨节病的患病风险显著相关。HLA-DRB 基因可显著增强西藏低硒、低碘地区人群大骨节病的易感性；去整合素样金属蛋白酶 12（ADAM12）基因的 rs1278300 与 rs1710287 位点与大骨节病易感性有关，是导致大骨节病关节畸形及生长阻滞的潜在易感基因；成纤维细胞生长因子（FGF）家族参与了骨骼疾病的发生发展，其中 FGF12 是大骨节病的易感基因；5-三磷酸肌醇受体 2（ITPR2）基因 rs10842750 位点与大骨节病具有显著相关性，且与其临床严重程度分级相关，而 ITPR2、ADAM12 的 rs1278300 和 rs1710287 参与了大骨节病病理过程，是大骨节病的易感基因。

谷胱甘肽过氧化物酶 1（GPX1）基因 rs1050450 位点的变异可显著增加大骨节病的发病风险。另外一项研究同样证实了 GPX4 基因 rs713041 和 rs4807542 位点的单体型与大骨节病的发生有关。在西藏大骨节病病区中，FRZB 基因 rs7775 位点可能增加患大骨节病的风险，而 ASPN 基因 rs7033979 位点可能起保护作用。

综上所述，大骨节病发生与多种环境因素有关，但这些环境因素中，哪一种或哪几种是引起大骨节病的主要原因，它们又是如何特异性地损害人体内的深层软骨细胞的，阐明这些问题是破解大骨节病病因与发病机制的关键点。虽然目前大骨节病几近消失，但随着分子生物学技术的迅速发展，从环境因素、人群、个体、组织、细胞和基因等多层次、多水平抢救性探索与验证大骨节病的病因与发病机制，必将提高大骨节病防治的理论和技术水平。

（孙丽艳）

第四章

大骨节病发病机制研究

虽然大骨节病的研究已有160余年的历史，但其发病机制至今仍未完全阐明。近几十年来，研究人员不断探索大骨节病的发病机制，从最早单纯依靠人群流行病学调查、组织病理检查以及血液、尿液的生化检测等手段，逐渐向组织、软骨细胞分化因子及其相关蛋白调控、家族同胞对比等融合多学科知识与技术手段的分子流行病学、蛋白质流行病学和遗传流行病学等交叉学科方向发展。随着科技的发展，又引入了基因组学、蛋白质组学及代谢组学的理念，提出了很多研究方向，涉及氧化应激、软骨细胞过度凋亡与坏死、软骨细胞外基质（ECM）代谢失衡和促炎症因子分泌异常等，取得了一定的进展。

第一节　氧化应激反应参与大骨节病的发生发展

自由基由含有一个孤对电子的原子基团构成，种类很多。生物体在代谢过程中主要产生的是氧自由基和氮自由基及其衍生物，例如超氧自由基、脂氧自由基、羟自由基和一氧化氮等。自由基具有高度的氧化活性，不稳定，活性极高，正常情况下，在机体自身酶促和非酶促抗氧化防御系统的保护下，自由基不会导致组织细胞的损伤，且可发挥其特定的生理功能，参与机体免疫、代谢和氧化还原传导过程。但自由基过量时，可引起自由基的连锁反应，攻击生物膜中不饱和脂肪酸，使细胞膜结构完整性受到破坏，引起线粒体、高尔基体、DNA 和 RNA 等的广泛损伤，从而引起各种疾病。

机体的氧化和抗氧化能力与健康程度密切相关，很多疾病，如关节炎的病理改变过程中可以观察到活性氧（ROS）升高与抗氧化酶类损耗，氧化与抗氧化的失衡导致细胞和组织结构或功能的改变时会引发氧化应激。脂质过氧化是一种自由基链式反应，可反复进行，放大活性氧的作用，其中间产物及终产物丙二醛（MDA）对细胞也具有毒性；在此过程中，谷胱甘肽过氧化物酶

（GSH-Px）则可有效清除脂质过氧化物，阻断脂质过氧化过程。因此，细胞内氧化应激状态的变化可通过测定细胞内 ROS、MDA 和 GSH-Px 的含量来衡量。

与来自非病区的外对照组和大骨节病病区的内对照组的健康儿童相比较，病例组儿童大骨节病患者血清中 MDA 的水平显著升高；内对照组与病例组儿童血清中超氧化物歧化酶（SOD）和过氧化氢酶（CAT）的活力及总抗氧化能力（T-AOC）均显著高于外对照组，表明病区儿童处于高氧化应激状态，但病例组儿童 GSH-Px 的活性显著低于内、外对照组儿童；与对照组相比较，病例组儿童关节软骨深层坏死区和坏死邻近区 DNA 氧化损伤和应激状态的生物标志物 8-羟基脱氧鸟苷和脂质过氧化的代谢产物 4-羟基壬烯醛的表达明显升高，且深层坏死区超过 50％的软骨坏死细胞表达 8-羟基脱氧鸟苷和 4-羟基壬烯醛，提示虽然软骨细胞已坏死，但仍有大量自由基氧化损伤产物堆积。

张强等在青海省大骨节病病区贵德县、兴海县和非大骨节病病区西宁市选取调查对象 272 人，分别为病例组（大骨节病患者 91 例）、内对照组（健康人 92 人）和外对照组（健康人 89 人），检测其血清 SOD、GSH-Px、一氧化氮合酶（NOS）和诱导型一氧化氮合酶（iNOS）的活力。结果显示，病例组和内对照组调查对象血清 SOD、NOS 和 iNOS 活力均升高，而 GSH-Px 的活力降低。以上结果说明大骨节病病区成人体内存在自由基损伤，具有明显的氧化应激反应或代偿性升高，处于高氧化应激状态，而 GSH-Px 活力均降低，说明病区人群清除体内自由基能力明显减弱。

研究人员检测评价了低硒大骨节病病区儿童的脂质过氧化物代谢状态，发现病区儿童血中 GSH-Px 活力明显低于非病区儿童，而 MDA 含量则有显著升高。

T-2 毒素可对大鼠机体的氧化与抗氧化系统造成明确损害，但不同的指标敏感性不同，表现形式也不一致。T-AOC 最敏感，不同染毒剂量组（低剂量组 100ng/g、中剂量组 200ng/g、高剂量组 300ng/g）T-AOC 活性均较对照组降低，且剂量越高，实验周期越长，T-AOC 活性下降越明显。T-2 毒素对 GSH-Px、SOD 和 MDA 的影响不同：染毒 3 个月，中、低剂量毒素组 GSH-Px、SOD 和 MDA 升高，而高剂量组下降；染毒 6 个月，低剂量组 GSH-Px 和 SOD 升高，中高剂量组 GSH-Px、SOD 和 MDA 降低。说明染毒初期，当毒素剂量较低时，大鼠机体存在一定的应激反应，由于代偿作用，各指标水平高于对照组，而当毒素剂量较高时，机体处于失代偿状态，各指标水平表现出病理性下降。随着实验时间的延长，损害进一步加重，代偿作用逐渐减小，中剂量组各指标水平也表现出病理性降低。

在原代培养的鸡生长板软骨细胞中加入不同浓度 T-2 毒素（5nmol/L、50nmol/L、500nmol/L）后，软骨细胞活性、细胞内碱性磷酸酶（ALP）活性和细胞内 GSH 含量显著降低；软骨细胞内 ROS 和 MDA 含量升高；CAT和 SOD 的活性提高。

机体缺硒影响还原型谷胱甘肽（GSH）代谢，通过增加肝脏中的合成和释放，血浆 GSH 增加，继而导致半胱氨酸消耗、蛋白质合成障碍。与此同时，硒缺乏会伴随 GSH-Px 活性降低，致使肝脏谷胱甘肽硫转移酶活性增强，GSH 还原作用降低，自由基大量产生。动物实验结果表明，T-2 毒素和低硒均可升高大鼠血清、肝脏和软骨中 MDA 水平，降低血清和软骨中 T-AOC、SOD、CAT 和 GSH-Px 的活力，T-2 毒素、低硒及 T-2 毒素和低硒联合均可使大鼠软骨组织中抗氧化因子的 mRNA 表达降低，且 T-2 毒素和低硒具有显著的协同作用，可共同加重大鼠软骨氧化损伤程度。

机体内自由基水平对于软骨细胞的分化、生长、发育、成熟和代谢至关重要，对于维持软骨组织的正常结构和发挥特定功能有一定的影响，过度氧化应激可从多角度、多方位促进软骨细胞病变。过多的氧自由基通过核转录因子，选择性识别靶蛋白的抗氧化元件的 DNA 结合位点，调节细胞相关靶蛋白水平，影响软骨细胞的存活。在 ATDC5 软骨形成细胞向肥大细胞分化的过程中，T-2 毒素通过升高 ROS 的水平，增加核因子 κB（NF-κB）的生成，诱导低氧诱导因子 2α（HIF-2α）的表达，激活 ROS/NF-κB/HIF-2α 途径，进而减少 ATDC5 软骨形成细胞的合成代谢，增强其分解代谢，调节其成熟和分化。过量自由基通过激活 MAPK 通路，抑制软骨细胞增生，促进和启动生长板软骨细胞肥大和矿化；通过分化因子 H-Ras，参与 IL-1 和肿瘤坏死因子-α（TNF-α）诱导的基质金属蛋白酶-13（MMP-13）升高和软骨细胞死亡。不受控制的自由基释放会破坏机体氧化与抗氧化系统的平衡，继而引起软骨细胞死亡。氧自由基水平明显影响软骨细胞的表型，能够改变炎症因子、Ⅱ型胶原及蛋白聚糖的表达。过量自由基上调 Runx2 分化相关转录因子，使 MMP-13 的表达升高，引起软骨基质蛋白聚糖降解。

以上研究结果共同说明氧化应激是参与大骨节病发生与发展的重要机制之一，是大骨节病核心的病理过程。但是，氧化应激导致软骨分化障碍和深层软骨细胞坏死的具体机制还有待于进一步研究。

第二节　软骨细胞增殖障碍、变性坏死、分化异常与过度凋亡

在空间结构上，软骨分为表层、中层和深层，各层之间存在着明显的界限，各层软骨细胞在形态结构和生理功能方面也存在着明显的差异，此种差异对于软骨组织的正常生长发育和代谢起着至关重要的作用。

在成分上，软骨主要是由软骨细胞和细胞外基质（ECM）构成，无血供、淋巴引流和神经分布。软骨细胞是软骨组织唯一的细胞成分，合成并维持ECM 的代谢平衡。ECM 主要包括胶原和蛋白聚糖等，一旦 ECM 的稳态遭到破坏，软骨组织就会发生不可逆的损伤，丧失其正常的生理结构和功能，并可导致软骨细胞的过度凋亡。在Ⅱ型胶原缺如的转基因小鼠中，大量软骨细胞凋亡，证实了Ⅱ型胶原减少是诱导凋亡的信号。软骨细胞的增殖、生长和分化异常，过度凋亡与坏死，不仅影响骨和软骨的正常发育，而且也与软骨发育障碍、骨关节疾病的发生发展有关。

一、大骨节病软骨细胞增殖障碍和变性坏死

(一) 软骨细胞增殖障碍和变性坏死的表现

大骨节病的主要特征是在儿童和青少年发育过程中，软骨内化骨型透明软骨（骺软骨、骺板软骨及关节软骨）发生深层灶状坏死，导致软骨内化骨障碍以及继发性骨关节病。深层软骨细胞坏死（也称为近骨性软骨细胞坏死）是大骨节病最常见的、最突出的病理改变，是大骨节病的主要病理特征，也是大骨节病病理诊断最重要的基础。大骨节病所表现的软骨坏死有两种，一种是软骨组织液化性坏死（较少见），坏死软骨组织局部呈嗜碱性染色，如疏网状；另一种是比较常见的凝固性坏死，坏死区域软骨细胞核固缩，胞质红染，进而胞核消失，整个细胞成为红染的细胞影子。虽然发生在关节软骨和骺（板）软骨的坏死具有一些共同的特点，如软骨坏死灶绝大多数是近骨性分布，主要侵犯成熟中的软骨细胞，多呈时进时停、反复进展、不断加重、新老病灶并存的现象，但其肉眼及光镜下所见的病理改变和坏死后的继发性变化并不完全相同。

1.骺（板）软骨细胞增殖障碍和坏死

(1) 肉眼检查所见　病变初期，骺板轻度厚薄不均，致使化骨线呈波浪

状；之后骺板局部增厚，进一步发展呈小舌状突入干骺端，或骺板局部变薄和穿通，进而骺板部分或全部消失，形成早期闭合。

（2）软骨细胞增殖成熟障碍和坏死

① 软骨细胞增殖成熟障碍：正常情况下，骺板软骨细胞排列分布是动态变化的。儿童生长发育期间，随着年龄的增长，骺板增殖成熟速度变缓，细胞柱逐渐减少、变短或呈囊状、团状，当骺板接近骨性愈合时，增殖层软骨细胞变少，肥大细胞变小。大骨节病所表现的骺板软骨细胞增殖成熟障碍，主要是过早出现上述变化，处于生长发育期的骺板，本应是增殖成熟旺盛，但是，由于病变，软骨细胞柱变稀少、变短或拉长，细胞变小，间距加宽。若病变范围较小或程度较轻时，对来自骨髓的血管入侵无明显的影响，但若病变范围较大或较重时，则血管入侵减弱，骨刺小而少，甚至形成横骨梁，故可导致正常软骨内成骨停止。骺板软骨细胞增殖成熟障碍可单独存在，也可与肥大细胞坏死出现在同一部位。

② 软骨细胞坏死：骺板软骨细胞坏死的性质主要是凝固性坏死，早期多发生在肥大层，呈多发性、灶状，坏死灶范围大小不等，可只累及数个细胞柱，也可使骺板肥大层细胞全层受累。随着疾病的进展，坏死由肥大层向增殖层、静止层推进，甚至贯穿骺板全层。当坏死停止时，坏死灶骺侧存活的细胞增生、肥大，形成新的肥大层细胞，新的肥大细胞再次刺激骨髓血管入侵，进行再化骨，移除坏死灶。当坏死再度进展，新形成的肥大层细胞又发生坏死，呈现出坏死分批反复发生的特点。

（3）软骨细胞坏死后的继发性变化

① 病理性钙化、横骨梁形成和化骨障碍：由于其解剖生理学的特点，骺板软骨细胞增殖成熟障碍和轻度坏死，即可引起化骨障碍及先期钙化带异常，阻碍正常血管入侵，于是局部的正常软骨内成骨停止，原始骨竖刺形成稀少、短小和不规则，成骨细胞附着在坏死灶的干骺缘沉积骨质，乃至形成粗大的骨横梁和骨质片块，封盖在骺板坏死灶的干骺侧，局部化骨过程停顿，儿童的生长发育延迟。骺板软骨深层的坏死、钙化和横骨梁，一部分可被吸收，一部分可积存下来。

② 骺板软骨细胞增殖、成熟、再肥大、再化骨和修复性变化：只要骺板软骨坏死未贯通全层，坏死灶上方存活的增殖层细胞就能继续增生、分化，使残留的坏死性物质逐渐向干骺推移，骺板局部逐渐增厚。与此同时，坏死灶旁的软骨细胞存活区域内，肥大细胞仍然继续成熟，干骺端血管继续入侵，软骨内成骨继续进行。因此，骺板的不同区域，有的因坏死而致化骨作用停顿，有

的成骨过程仍在继续进行，造成了骺板厚薄不均和成骨线的参差不齐。骺板坏死灶骺侧的增殖层细胞增殖、肥大，并伴有钙盐沉着，形成新肥大层。如果坏死停止进展，来自骨髓的血管绕过坏死的软骨组织及横骨梁，从旁侧侵入新肥大层进行再化骨，将骺板深层坏死的软骨组织与横骨梁分割至骨髓腔，成为游离于干骺端内的软骨岛和不规则瘢痕性骨组织。这些瘢痕性骨组织经过改建，可变成适应机体力学需要的骨结构。

③ 骺板穿通、早期化骨：骺板坏死严重者，特别是贯穿骺板全层的坏死，它的吸收和机化过程可来自骺核和干骺端两个方向，通过不规则的软骨内成骨和膜内成骨作用，坏死局部很快骨化，导致干侧和骺侧的早期骨性闭合。局部的骺板穿通常见于骺板的中央部，逐渐向周围扩大，使骺板的大部分或完全消失。此时，该管状骨的纵向生长便过早停止，造成患者短指（趾）、短肢和矮小畸形。幼年病情严重的患者，其骺核尚未出现在骺软骨内，所发生的病变基本上与上述骺板病变相同。

25 例（3～5 岁 6 例，6～10 岁 9 例，12～14 岁 3 例，18 岁以上 7 例；男 16 例，女 9 例）大骨节病患者的骨软骨形态学变化观察结果显示，全部患者指骨近端均出现病灶，尤其是早期病例，在其他关节部位切片未发现病灶时，指骨骺板软骨近干侧端肥大细胞层内已出现灶状分布的细胞核固缩、细胞质红染的凝固性坏死细胞，这说明指骨的确是最早受损的部位。轻度病理改变多见于骺板软骨的近干侧端，此处的成熟肥大层细胞出现凝固性坏死，坏死细胞分布呈灶状或片状，有的坏死灶局部可达到增殖层，导致局部化骨障碍；此时关节软骨变化很轻或看不到改变。中度病理改变表现为受检的四肢骨关节软骨均出现深层软骨细胞坏死，多为带状坏死，坏死可达中层以上，细胞团状增生也较明显，但表层仍完好无损；骺板软骨可见达到增殖层以上的细胞坏死，甚至有的骺板软骨中心部出现全层坏死，可出现提前穿通化骨。重度病理改变表现为全身受检各部位长骨的关节软骨均出现坏死，有的可出现全层软骨坏死；出现大片的无细胞区，软骨基质淡染或红染、纤维化等；有的关节表面溃损、剥脱，有裂隙形成；软骨下骨质裸露，骨性关节面薄厚不等，纤维增生变性坏死。

应用电镜观察大骨节病患儿指骨、腕骨软骨细胞，主要观察部位是关节软骨及骺板软骨的深层和中间层，结果发现软骨细胞在坏死前较严重的病变是细胞固缩、细胞核及胞质致密化，核染色质呈细小网眼状，胞质内细胞器减少，胞质内有大量细小颗粒滞留，细胞功能减退及排泄障碍，部分细胞器崩解等，陷窝内可见大量分泌颗粒和部分细胞被细纤维性物质所围绕等改变。认为大骨节病时，软骨细胞受到严重损害，且病变发生比较急剧，因而有功能旺盛和功能减退并存。此观点与莫东旭的报告是一致的。莫东旭等观察了 4 例成人大骨节病患者和 2 例儿童大骨节病患者的关节软骨和骺板软骨，发现大骨节病患者关节软骨和髓软骨中见到的软骨细胞变化，可归为两类：即细胞变性坏死和细胞再生修复性反应。软骨细胞的变性坏死，在电镜下又表现为胞质空泡化和致密化两种：空泡化为胞核皱缩而明显变形，异染色质聚集于核膜之下，还可见到核膜破裂、核质流出的胞核，细胞体积膨大，胞质空泡化，残留的胞质不多，细胞器已不能看到，细胞质膜也已破裂；致密化为胞体和胞核皱缩，胞质电子密度增高，仅能隐约窥见其内的内质网与分泌泡的轮廓。然而，在这两种变化严重的细胞类型与其他软骨细胞的一般变性征象之间，尚未找到形态学上的过渡关系，指示它们并非由轻微的细胞变性而渐变过来，而更可能是比较急剧地发生的。

2. 关节软骨变性坏死

（1）肉眼检查所见　正常情况下，关节软骨表面平滑，呈灰白色半透明状，厚度均匀一致。大骨节病早期，关节软骨改变不明显；病变加重时，关节软骨质地变脆，颜色变暗，表面粗糙不平，有小沟纹；当软骨坏死由深层发展到表层时，坏死的软骨呈瓣状脱落，表面形成大小不等的溃疡，尤其是承重或摩擦较多的部位更易发生；病变严重时，关节软骨大部分消失，仅有少量软骨呈岛状残留，脱落的软骨可形成关节腔内游离体，软骨坏死灶周边部分及骨骺侧壁的软骨、软骨外膜及肌腱附着部的纤维软骨以及关节软骨周围的滑膜、结缔组织增生，并逐渐骨化，可形成骨赘。在关节运动的压力作用下，骨赘向外呈盘状或唇状突起，致使关节的周径增大，形成大骨节病关节部位增粗的外观。

（2）软骨细胞变性坏死　早期肉眼检查无明显变化时，显微镜下即可观察到关节软骨的变性、坏死。最早的改变是软骨基质的变性，基质由正常轻度嗜碱性变为嗜酸性，呈深红染；进而基质开始溶解、变稀薄淡染，以致显现排列方向较一致的胶原纤维（原纤维显现）；进一步胶原纤维崩解成细颗粒状，基质液化溶解形成空泡或裂隙。随着基质的变性，软骨细胞发生空泡变性和黏液变性：前者表现为胞质内出现大小不等的空泡，甚至胞质呈蜂窝状，胞核偏位；后者表现为基质淡染，其中的软骨细胞由正常的圆形变为星芒状，似黏液细胞。软骨细胞变性严重时发展为坏死。软骨细胞坏死主要为发生在关节软骨中央部深层的多发性、点状、片状及带状凝固性坏死，其中带状坏死多见。深层部位的软骨细胞坏死，随着坏死病变的进展由深层开始向中、表层扩展，出现大片的无细胞区，加之基质淡染或红染、纤维化等，呈现了从软骨细胞坏死发展成为软骨组织坏死的整个过程，最终形成关节软骨全层坏死。

（3）变性坏死后的继发性变化

① 坏死的关节软骨组织脱落形成关节鼠　全层坏死的关节软骨组织，特别是表层组织极易脱落。如果深层坏死灶进一步崩解，形成裂隙、囊腔，再加上重力和摩擦作用，使表层组织脱落于关节腔内，形成关节腔内游离体或称关节鼠，影响关节运动产生疼痛。如果关节鼠卡住，使关节活动受限，需手术摘除。

② 关节软骨溃疡、骨质象牙样变　坏死的关节软骨组织脱落后，关节软骨局部形成溃疡，骨质裸露。严重病变时，关节软骨可大部或全部消失，露出骨性关节面，直接受压力和摩擦的作用，使骨质破坏和改建，久而久之，骨质硬化、光滑如象牙样变。关节面局部溃疡可由来自滑膜的结缔组织或其他生成纤维软骨和透明软骨修复，还可发生钙盐沉着（关节软骨坏死灶靠近骨板壳一侧的边缘常见），出现不规则的软骨内成骨或膜内成骨。

③ 软骨增生形成软骨赘　关节软骨坏死灶周围软骨细胞增生活跃，形成软骨细胞团。由于软骨增生，使局部软骨增厚。关节软骨中央部的中、深层广泛坏死后，必然引起边缘部分软骨增生、增厚，形成软骨赘。软骨赘可化生成骨赘。这是患者骨端关节肿大、增粗、变形和活动受限的主要原因。形成的软骨赘或骨赘脱落入关节腔，也是关节鼠形成的原因之一。

④ 结缔组织增生、入侵并修复坏死灶　软骨的坏死与骨板壳之间出现初级骨髓血管和结缔组织的增生、侵入和机化坏死的软骨组织，同时对邻近的骨板壳进行推移侵蚀和改建。增生的结缔组织还可以进行膜内成骨，形成骨性瘢痕并在不断变化的条件下，按生理力学需求，缓慢地进行适应性改建。由于关节软骨变性坏死与修复过程反复进行、相互交织，因此晚期病例表现为变形性骨关节病。在青少年，由于组织再生能力强，如离开病区不再受致病因素作用，关节软骨的病变可得到修复。其修复途径有两个：一是关节周围的滑膜组织增生形成肉芽组织，由周围向中央将坏死的软骨吸收，并填充修补；二是深部骨髓内组织增生，形成肉芽组织，自下而上吸收修补。由这两条途径增生而来的肉芽组织都可以分化出软骨母细胞，产生软骨基质，转变为透明软骨而修复软骨组织。

（二）软骨细胞增殖障碍和坏死的机制

关于大骨节病软骨细胞增殖障碍及坏死发生机制的研究，人群试验数据较少，动物实验和细胞实验结果较多，多数是依据粮食中真菌毒素污染及其毒素中毒学说和低硒与 T-2 毒素联合致病学说进行的探索。

大骨节病儿童血清 NO 浓度高于非病区儿童，儿童与成人大骨节病患者血清 NOS 和 iNOS 水平均高于病区和非病区对照组人群，表明 NO 途径可能在大骨节病软骨细胞坏死的发生发展中具有重要作用。有研究表明，在软骨组织表层，大骨节病组（$n=12$）和骨关节炎组（$n=13$）的 Fas 阳性细胞率显著高于健康对照组（$n=8$），但大骨节病组的死亡受体 4（DR4）及死亡受体 5（DR5）水平与健康对照组相比较，差异均无统计学意义；在中层，大骨节病组和骨关节炎组的 Fas 和 DR4 阳性细胞率均显著高于健康对照组，大骨节病组 DR5 水平与健康对照组相比较，差异无统计学意义；在深层，大骨节病组的 Fas 阳性细胞率明显高于健康对照组，大骨节病组和骨关节炎组的 DR4 阳性细胞率均明显高于健康对照组，大骨节病组的 DR5 与健康对照组相比较，差异无统计学意义。Fas/DR4 主要表达于关节软骨深层及中层，提示 Fas/DR4 介导的软骨细胞死亡可能参与了大骨节病深层软骨细胞坏死这一特征性的病理变化。

邵明明等观察血管细胞黏附分子-1（VCAM-1）在氧化应激诱导的肥大软骨细胞、儿童和成人大骨节病患者关节软骨以及低硒和 T-2 毒素联合作用的大鼠膝关节软骨的表达变化。结果显示，随着自由基供体 5-氨基-3-(4-吗啉基)-1，2，3-噁二唑盐酸盐（SIN-1）浓度（0mmol/L、1mmol/L、3mmol/L、5mmol/L）的增高，小鼠关节软骨肥大细胞中 VCAM-1mRNA 表达逐渐降低，不同浓度组之间相互比较，差异具有统计学意义。儿童和成人大骨节病患者关节软骨表层和中层软骨细胞 VCAM-1 的阳性表达率高于对照组，深层软骨细胞 VCAM-1 的阳性表达率低于对照组，各组之间比较，差异均具有统计学意义。与对照组比较，低硒组、T-2 毒素组和低硒＋T-2 毒素组大鼠关节软骨表层软骨细胞 VCAM-1 的阳性表达率显著增高；低硒组和低硒＋T-2 毒素组大鼠髌板软骨深层软骨细胞 VCAM-1 的阳性表达率均显著低于对照组。VCAM-1 水平在小鼠氧化应激致肥大软骨细胞分化异常模型中、儿童和成人大骨节病患者软骨组织中和低硒条件下 T-2 毒素中毒的大鼠关节软骨深层软骨细胞中表达均减少，说明 VCAM-1 对大骨节病深层软骨细胞坏死可能具有重要的调控作用。

另有研究表明，T-2 毒素和低硒联合作用，可使大鼠膝关节软骨深层出现片状坏死，坏死的软骨细胞变为红染的"细胞影子"或红染的无结构区域，番红-固绿着色显著减少。大鼠血清中过氧化产物标志物 MDA 含量和关节软骨中的 4-羟基壬烯醛和 8-羟基鸟苷阳性表达率显著升高，提示低硒与 T-2 毒素中毒大鼠的软骨细胞坏死及其软骨破坏与氧化损伤有关。

低硒饲料和 T-2 毒素（100μg/kg）联合作用 30 天后，大鼠关节软骨深层可见片状坏死，软骨细胞坏死后变为"红色影子细胞"或红染的无结构区域。与此同时，TUNEL 染色显示关节软骨表层和中层软骨细胞凋亡率和活化 Caspase-3 阳性率与中层 RIP3 阳性率均显著升高。此实验结果表明低硒条件下，T-2 毒素中毒大鼠关节软骨细胞的死亡形式为坏死与凋亡共存。

在胎儿软骨细胞的培养液中加入 T-2 毒素后，细胞胞体明显皱缩，且剂量越大，细胞皱缩越严重，在 T-2 毒素浓度为 20μg/L 和 40μg/L 时，软骨细胞出现坏死。中高浓度的 T-2 毒素（20μg/L、50μg/L、100μg/L）对分化 21 天的 ATDC5 细胞作用 24h 和 48h 的抑制率均低于未分化、分化 7 天和分化 14 天的 ATDC5 细胞。此实验结果提示 T-2 毒素有可能通过骨髓等其他途径损伤深层软骨细胞，为大骨节病软骨层坏死的机制提供了新的线索。

T-2 毒素对大鼠关节软骨细胞的增殖有明显的抑制作用，浓度越高，细胞数越少，抑制作用越明显。T-2 毒素可通过影响细胞周期蛋白表达，引起细胞周期阻滞，减少 DNA 合成抑制软骨细胞增殖，具体表现为随 T-2 毒素染毒剂量增加（0μg/L、1μg/L、5μg/L、10μg/L、20μg/L、50μg/L、100μg/L），新生 Wistar 大鼠的原代软骨细胞存活率降低。1μg/L、5μg/L、10μg/L T-2 毒素组静止期/DNA 合成前期（G0/G1 期）细胞均明显高于对照组（0μg/L）；DNA 合成期（S 期）细胞均明显低于对照组。T-2 毒素在 0～100μg/L 剂量范围内，可对体外培养的大鼠关节软骨细胞 DNA 产生损伤，且剂量越大，损伤越严重。随着 T-2 毒素剂量的增大，软骨细胞拖尾率、尾 DNA 含量、尾长和尾动量均增加，其中拖尾率的剂量-效应关系最为明显。

二、软骨细胞"去分化"

大骨节病的发生除涉及软骨细胞增殖障碍和坏死以外，还表现为软骨内化骨和分化障碍，软骨细胞的"去分化"。软骨细胞合成的胶原类型可以作为区分软骨细胞不同分化时期的标志，大骨节病软骨细胞"去分化"主要有两种表现方式。第一种表现方式为软骨表层发生软骨细胞的"去分化"，类似于成纤维细胞的表型，以Ⅱ型胶原合成减少和新合成Ⅰ、Ⅲ型胶原为特点，Ⅱ型胶原免疫抗体染色在软骨表层和坏死区消失，细胞周围出现负性晕环，胶原分解。正常人除软骨表面非常薄的一层软骨膜Ⅰ型胶原免疫抗体染色阳性外，其他部位无Ⅰ型胶原免疫抗体染色阳性，但大骨节病患者除软骨膜外，Ⅰ型胶原免疫抗体染色阳性可见于整个软骨表层，并且扩散到软骨中层和深层，这种胶原的变化与既往用病区粮、水饲养小鼠中软骨基质中Ⅰ型胶原增多、Ⅰ型与Ⅱ型胶原比值增加相一致。与此同时，正常软骨中Ⅲ型胶原表型表达明显少于大骨节病软骨。第二种表现方式为软骨细胞终末分化障碍。Ⅹ型胶原是软骨细胞肥大化的重要标志，在软骨细胞 ECM 矿化和骨系统发育中起关键的作用。Ⅹ型胶原异常的人或大鼠均可发生软骨发育不良：大骨节病儿童患者关节软骨深层软骨细胞坏死增多，Ⅹ型胶原表达率较正常儿童对照明显减少；成人大骨节病患者软骨中层Ⅹ型胶原表达呈增加趋势，软骨细胞过早肥大。

软骨细胞的增殖与分化对骨重建起着决定性作用，这一过程需要多种与细胞生长和分化相关因子的参与调节。碱性成纤维细胞生长因子（bFGF）、成纤维细胞生长因子（FGF）及其受体（FGFR）、甲状旁腺激素相关肽（PTHrP）和印度豪猪蛋白（Ihh）等的表达异常，与大骨节病软骨细胞分化异常密切相关。与儿童和成人大骨节病患者软骨Ⅹ型胶原表达异常相伴发的是：儿童患者关节软骨表层的 bFGF 阳性表达率低于正常儿童对照，而中层和深层的 bFGF 阳性表达率高于正常儿童对照；成人患者关节软骨全层 bFGF 阳性表达率显著高于正常成人对照；成人患者关节软骨表层和中层的 bFGF 阳性表达率显著高于儿童患者，但儿童患者关节软骨深层的 bFGF 阳性表达率显著高于成人患者。

FGF8 和 FGFR3 均为软骨分化的负性调节蛋白，其过量表达会引起软骨分化障碍。成人和儿童大骨节病患者关节软骨中的 FGF8 和 FGFR3 阳性表达率均远高于正常成人和儿童对照。动物实验中，不同处理组动物关节软骨 FGF8 和 FGFR3 蛋白的表达量由低至高为对照组＜低硒饲料组＜常规饲料＋T-2 毒素组＜低硒饲料＋T-2 毒素组，各组相比较，差异具有统计学意义；在不同浓度自由基供体 SIN-1 的作用下，小鼠软骨 ADTC5 肥大细胞中 FGF8 和 FGFR3 的表达量随 SIN-1 浓度的升高而逐渐增加。

与正常儿童相比较，儿童大骨节病患者关节软骨中层和深层 PTHrP 阳性细胞率明显增高；成人大骨节病患者关节软骨表层、中层和深层 PTHrP 阳性细胞率均明显高于正常成人对照；成人患者软骨表层和中层 PTHrP 的阳性细胞率高于儿童患者，儿童患者软骨深层 PTHrP 的阳性细胞率高于成人患者，两组患者软骨各层 PTHrP 的阳性细胞率比较，差异均具有统计学意义。

与对照正常人群相比较，大骨节病患者血清中 Ihh、Smo 和 Gli1 蛋白表达量均降低，PTHrP 蛋白表达量却升高；大骨节病患者血清中 Ihh 含量与 PTHrP 和 Smo 含量呈负相关，Ihh/PTHrP 信号通路趋向于被抑制。

　　T-2 毒素可通过改变细胞的代谢活性和调节软骨细胞发育相关基因的表达来抑制软骨细胞的增殖分化以及随后的矿化：首先，在雏鸡生长板软骨细胞分化过程中，T-2 毒素影响了与软骨细胞分化密相关的 X 型胶原和软骨细胞分化的重要标志物 ALP 活性；其次，细胞内蛋白聚糖的合成、培养细胞矿化及细胞基质层钙、磷沉积量均显著降低；最后，T-2 毒素可能通过多种途径，而不是级联反应影响软骨细胞的发育，软骨细胞中的血管内皮生长因子及转录相关因子 RUNX2 mRNA 水平也相应降低。

　　大鼠喂饲 T-2 毒素剂量为 $100ng/(g \cdot d)$ 和 $200ng/(g \cdot d)$ 的饲料时，可造成关节软骨损伤，且损伤程度与染毒剂量正相关，关节软骨表层细胞消失，深层细胞出现核固缩，深染、变性、坏死，增殖层细胞减少，肥大软骨细胞数量增多；Ihh/PTHrP 信号通路关键分子 Ihh、Smo 和 Gli1 蛋白的表达量显著降低，Ptch1 蛋白的表达量也呈降低趋势，而 PTHrP 蛋白的表达量升高，导致大鼠出现软骨内成骨障碍的病理损伤。

　　体外实验中，不同浓度（0ng/mL、10ng/mL、50ng/mL、100ng/mL）的 T-2 毒素可使 Wistar 乳鼠后肢跖骨重量和长度的增长减慢，并且随着 T-2 毒素染毒剂量的增加，重量和长度的增加程度降低；T-2 毒素引起的大鼠跖骨病理性改变表现为软骨细胞排列紊乱，增殖层细胞减少，肥大层细胞增多；在此过程中，Ihh/PTHrP 信号通路关键分子 Ihh、Ptch1 和 Smo 的表达降低，继而使 Gli1 的表达减少，导致 PTHrP 的聚集，Ihh/PTHrP 信号通路受到不同程度的抑制，软骨细胞的增殖分化异常，进而影响软骨的正常发育。

三、软骨细胞过度凋亡

　　1972 年，Kerr 等首先提出细胞凋亡的概念，宣告了对细胞凋亡真正探索的开始。细胞凋亡又称程序性细胞死亡，是一种不同于坏死的细胞死亡方式，坏死是细胞的病理性改变，而凋亡则是生理状态下发生的主动有序的过程，与细胞增殖共同调节着细胞群体的自我更新。这一过程对消除机体内老化细胞、具有潜在性异常生长的细胞，以及保持机体处于稳态起着重要的作用。但是，人体内细胞凋亡调控机制发生紊乱导致的细胞异常凋亡可引发多种疾病。

（一）细胞凋亡调控因子及途径

1.细胞凋亡相关调控因子

　　细胞凋亡受众多凋亡相关基因，如 Caspase 家族、B 淋巴细胞瘤-2（Bcl-

2）家族、IAP 家族、Smac 家族和抑癌基因 P53 等严格控制。

（1）Caspase 家族　细胞内蛋白水解酶 Caspase 酶的活化是凋亡的共同特征。Caspase 酶具有催化活性，"C"代表具有半胱氨酸水解酶作用，"aspase"代表具有切断天冬氨酸末端的作用，按照其功能，Caspase 酶可分为两类：一类为执行者，包括 Caspase 3、Caspase 6 和 Caspase 7，可直接降解细胞内的结构和功能蛋白，引发凋亡，但不能通过自催化或自剪接的方式激活；另一类是启动者，包括 Caspase 8 和 Caspase 9，凋亡信号能够使其自剪接而激活，引发 Caspase 级联反应，Caspase 8 可依次激活 Caspase 3、Caspase 6 和 Caspase 7，Caspase 9 通过线粒体也能对 Caspase 3、Caspase 6 和 Caspase 7 产生促进作用。

（2）Bcl-2 家族　Bcl-2 家族可以分为两大类，一类是抑制凋亡的，主要有 Bcl-2、Bcl-XL、Bcl-W、Mcl-1 和 CED9 等；另一类是促进凋亡的，主要包括 Bax、Bak、Bcl-XS、Bad、Bik、Bid 等。这些蛋白表达于线粒体、内质网和核被膜的外膜，构成一个大的蛋白家族，并且可以互相影响。目前认为，Bcl-2 基因主要是通过以下机制抑制细胞凋亡：发挥抗氧化作用和抑制自由基产生；抑制凋亡蛋白酶的激活；抑制促凋亡调节蛋白 Bak 和 Bax 的细胞毒作用；调节线粒体功能；控制胞质内质网的钙离子流，影响细胞的凋亡。

（3）抑癌基因 P53　P53 基因是人体抑癌基因，分为野生型和突变型，野生型具有控制 DNA 复制、阻止细胞增殖、诱导易感细胞发生凋亡等作用，并可以诱导 Bcl-2 表达的减少和 Bax 表达的增多。P53 可参与 DNA 的修复过程，是 DNA 修复和细胞周期的重要调节因子，可提供限制细胞生长和导致细胞凋亡的关键信号。

（4）一氧化氮　NO 是一种在体内广泛存在的自由基，也是一种高反应性、细胞毒性的信号传递分子，由 NOS 催化 L-精氨酸产生，参与各种疾病的组织损伤，如抑制细胞增殖、诱导各种细胞凋亡。近年研究发现，NO 参与软骨破坏的病理过程，高浓度的 NO 可诱导软骨细胞凋亡异常增加，过高浓度的 NO 可引起软骨细胞坏死，NO 浓度与软骨细胞凋亡之间存在着时间和剂量效应现象。Hashimoto 等用 NO 诱导软骨细胞凋亡并分离出凋亡小体，NOS 抑制剂 N-硝基-L-精氨酸可使外源性 NO 分泌减少，软骨细胞的凋亡程度随之减轻。

2. 细胞凋亡的途径

按照起始 Caspase 的不同，凋亡主要分为 3 种基本途径，第一种为线粒体途径，第二种是死亡受体途径，第三种是内质网应激途径。

（1）线粒体途径　线粒体途径在凋亡过程中起到核心的推动作用，其关键性分子是细胞色素 c。当细胞受到应激信号后，细胞色素 c 从线粒体释放，随后与细胞凋亡激活因子 1（Apaf-1）结合，进而活化 Caspase 9 前体，随后激活 Caspase 3，引发 Caspases 级联反应，从而诱发细胞凋亡。Bcl-2 家族成员在细胞凋亡的线粒体途径中起重要调控作用。作为促凋亡基因，Bax 与 Bcl-2 具有同源性，可自身形成同二聚体或多聚体激活"Caspase 瀑布"途径以促进细胞凋亡，也可与 Bcl-2 形成异二聚体，增强细胞对凋亡的敏感性。Bcl-2 的抑制凋亡作用可能是通过其与 Bax 结合，中和 Bax 的活性而得以实现，Bax 的表达活性强于 Bcl-2 时，则表现为促凋亡。因此常用 Bcl-2/Bax 代表细胞对凋亡诱导的调节。

（2）死亡受体途径　死亡受体途径是由细胞表面的死亡受体如 Fas 和肿瘤坏死因子受体家族（TNFR）引发。Fas 与其配体 FasL 结合，诱导 Fas 分子聚集形成三聚体，通过胞质内死亡结构域与适配蛋白 FADD 结合，FADD 效应结构域与 Caspase 8 结合形成诱导死亡信号复合物（DISC），DISC 大量生成时，活化的 Caspase 8 直接激活 Caspase 家族其他成员，启动凋亡；当 DISC 生成不足时，激活线粒体后继而活化 Caspase 8 和 Caspase 3，触发凋亡。TNF 广泛参与机体生理和病理过程的调控，通过其受体 TNFR1 和 TNFR2 激活 Caspase 8，引起细胞凋亡的级联反应，启动凋亡的发生并阻断抗凋亡信号的传导。

（3）内质网应激途径　内质网凭借着其庞大的膜结构基础，在完成基本生理功能的同时，作为信号传导的枢纽平台，可以通过特有的 Caspase 12、C/EBP 同源蛋白、JNK 和 PI3K/Akt 等通路引起细胞凋亡。

（二）大骨节病软骨细胞过度凋亡的机制

随着细胞凋亡研究的深入，研究人员发现软骨细胞过度凋亡和大骨节病的发生发展有密切关系，因此在人群、动物和细胞水平对大骨节病软骨细胞过度凋亡发生的分子生物学机制方面进行了大量的探索。

1. 人群试验

软骨细胞过度凋亡是大骨节病患者关节软骨中所发生的一个重要改变。正常儿童关节软骨凋亡细胞散在分布于中层和深层；儿童大骨节病患者关节软骨凋亡细胞多见于中层，延续到深层仍然可见；儿童大骨节病患者关节软骨中层凋亡细胞数与正常软骨中层和深层相比较，差异均具有统计学意义。正常关节软骨 Bcl-2 和 Bax 表达阳性的细胞仅见于表层；儿童大骨节病患者关节软骨

Bcl-2 表达阳性的细胞主要分布在表层和中层上部，少数见于深层，Bax 表达阳性的细胞主要分布在表层和中层上部，深层未见；与正常儿童相比较，儿童大骨节病患者关节软骨表层和中层 Bcl-2 和 Bax 阳性表达率明显升高，差异具有统计学意义。提示儿童大骨节病患者关节软骨细胞凋亡率及凋亡相关调控因子 Bcl-2 和 Bax 表达较正常儿童显著增多。

成人与儿童凋亡软骨细胞出现的部位并不完全相同：正常成人关节软骨凋亡细胞散在分布于表层，中层和深层未见，仅在表层有少量的 Bcl-2 和 Bax 阳性表达；成人大骨节病患者关节软骨凋亡细胞分布于各层，与此同时，各层均可见明显增多的 Bcl-2 和 Bax 阳性表达细胞，尤以表层和中层显著；与正常成人相比较，成人大骨节病患者关节软骨各层软骨细胞凋亡率、Bcl-2 和 Bax 阳性表达率均显著升高，差异具有统计学意义。此外，成人大骨节病患者关节软骨各层凋亡细胞、Bcl-2 和 Bax 阳性表达率均显著高于儿童大骨节病患者。也就是说，儿童和成人大骨节病患者关节软骨均存在软骨细胞过度凋亡，而且随着大骨节病的发展，软骨细胞凋亡加重，凋亡相关调控因子的表达增多。成人大骨节病患者关节游离体中 Bcl-2 及 Caspase 8 主要表达在深层肥大的或邻近深部骨组织的软骨细胞，且 Bcl-2 及 Caspase 8 阳性表达率显著高于对照组，说明 Bcl-2 与 Caspase 8 均参与了大骨节病关节游离体软骨细胞的凋亡，而细胞凋亡的表现提示 Caspase 8 的促进凋亡作用较 Bcl-2 的抑制凋亡作用占优势。

刘江涛等培养了 10 例大骨节患者和 8 例健康对照的关节软骨细胞，采用流式细胞仪、Western bloting 和荧光法检测软骨细胞凋亡率和细胞内活性氧含量、细胞色素 c 表达及 Caspase 9 和 Caspase 3 的活性。结果发现，与正常软骨细胞相比较，大骨节病患者关节软骨细胞凋亡率升高，线粒体细胞色素 c 表达增多（大骨节病关节软骨细胞的细胞质中细胞色素 c 过量表达；正常关节软骨细胞细胞质中无细胞色素 c 表达），Caspase 9 和 Caspase 3 活性增高，活性氧含量增加了 1.2 倍，说明线粒体功能障碍可能在大骨节病关节软骨细胞凋亡过程发挥了重要作用。

过度凋亡的软骨细胞多见于儿童大骨节病患者关节软骨的中层和深层，且深层软骨细胞凋亡阳性率显著高于中层；儿童大骨节病患者关节软骨表层和中层均可见 Bcl-2、Bax、Fas 和 iNOS 表达，且表层和中层的 Bcl-2、Bax、Fas 和 iNOS 表达相比较，差异均具有统计学意义。凋亡阳性细胞也可见于健康儿童关节软骨中层和深层，但健康儿童关节软骨深层和中层的软骨细胞凋亡率显著低于儿童大骨节病患者关节软骨深层软骨细胞凋亡率；正常儿童关节软骨表层可见 Bcl-2、Bax、Fas 和 iNOS 的表达，但其表达水平显著低于儿童大骨节病患者关节软骨表层和中层 Bcl-2、Bax、Fas 和 iNOS 的表达水平。以上研究结果提示，在大骨节病的软骨细胞凋亡中，不但存在着线粒体凋亡途径相关调控因子 Bcl-2 和 Bax 的表达增多，还涉及死亡受体途径相关调控因子 Fas 及 iNOS 的表达增多。

另有研究表明，大骨节病和骨关节炎的软骨细胞的增殖率、平均生长率显著滞后于正常对照组，其中大骨节病软骨细胞增殖率高于骨关节炎组；大骨节病和骨关节炎的软骨细胞凋亡显著高于正常对照组，细胞增殖周期 G2/M 比例增高，Fas、Bax、Caspase 3、Caspase 9 和 P53 表达上调，大骨节病软骨细胞 Caspase 8 和 P53 表达低于骨关节炎，而 Caspase 9 表达高于骨关节炎；大骨节病和骨关节炎具有相似的细胞凋亡途径，与骨关节炎相比，大骨节病更倾向于线粒体凋亡途径。

大骨节病患者关节软骨中层的 FADD 阳性表达率最高，显著高于表层和深层；大骨节病患者关节软骨中层的 FADD 阳性表达率显著高于正常对照组关节软骨中层的 FADD 阳性表达率，但其表层和深层的 FADD 阳性表达率与正常对照相的表层和中层相比较，差异无统计学意义。与此同时，大骨节病患者关节软骨表层细胞 FLICE 抑制蛋白（c-FLIP）的表达显著低于正常对照关节软骨表层细胞 c-FLIP，但两组研究对象关节软骨中层和深层的 c-FLIP 表达相比较，差异无统计学意义。以上结果表明死亡受体途径及其调节因子在大骨节病软骨损伤中具有重要作用。

陕西省永寿县、榆林市榆阳区大骨节病区与咸阳市渭城区非大骨节病区的 120 例调查对象，根据其患病与否及年龄分为成人、儿童大骨节病组和内、外对照组，检测并比较其血清 NO、NOS 和诱导型一氧化氮（iNOS）和水平。结果显示，成人大骨节病患者血清 NO 和 iNOS 水平显著高于内、外对照组成人，血清 NOS 水平高于外对照成人，儿童大骨节病患者血清 NO 高于外对照儿童；血清 NOS 和 iNOS 均高于内外对照儿童，即在儿童和成人大骨节病的发生发展中，NO 诱导途径均起一定的作用。

另一项研究结果表明，Fas 和 iNOS 均参与了大骨节病的软骨细胞异常凋亡：大骨节病关节软骨剥蚀区和未剥蚀区软骨细胞凋亡率均显著高于正常对照人群，且剥蚀区软骨细胞凋亡率显著高于未剥蚀区；大骨节病关节软骨剥蚀区和未剥蚀区 Fas 及 iNOS 阳性表达细胞数均较正常关节软骨增多，且剥蚀区多于未剥蚀区，差异均具有统计学意义。

2. 动物实验

利用亚急性染毒方法，连续 7 天经口给予新生雏鸡 T-2 毒素（1.0mg/kg），观察短期、强作用条件下 T-2 毒素对关节软骨的损伤，结果显示连续 7 日投此剂量的 T-2 毒素，可造成软骨损伤，但软骨病变处于早期阶段，光镜下表现基本正常：细胞膜系统相对完整，结构的轮廓变化较小，未出现明显的嗜酸性变；但光镜下看似正常的增殖层细胞，电镜下改变已非常明显：细胞皱缩，电子密度明显增高，大型空泡出现，一些细胞器模糊乃至消失，出现凝固性坏死。结合 T-2 毒素所引起的软骨细胞 DNA 有序性断裂（位置约在 200bp、400bp、600bp）考虑，以上形态学改变的实质应属于软骨细胞的凋亡。

T-2 毒素可引起雏鸡生长板软骨细胞内 ROS 和自由 $[Ca^{2+}]$ 升高，线粒体跨膜电位降低，即 T-2 毒素可通过引起软骨细胞稳态失衡和氧化应激导致细胞发生凋亡，这一过程有 Caspase-3 的参与。同时，T-2 毒素激活了部分细胞的抗氧化酶机制，保护软骨细胞免受氧化应激损伤而存活下来。

研究人员采用正常饲料、低硒饲料、正常饲料＋T-2 毒素、低硒饲料＋T-2 毒素喂养 SD 大鼠，应用 RT-PCR 法检测凋亡相关基因 P53、Caspase 3、Bcl-2 和 Bax mRNA 的表达。结果显示，与正常饲料组比较，低硒饲料组、正常饲料＋T-2 毒素组和低硒饲料＋T-2 毒素组 P53、Caspase-3 和 Bax mRNA 的表达均增高，而 Bcl-2 mRNA 表达降低，提示 P53、Caspase-3、Bax 和 Bcl-2 参与了 T-2 毒素和低硒所致软骨细胞凋亡。与此同时，低硒饲料＋T-2 毒素组 P53、Caspase-3 和 Bax mRNA 的表达高于低硒饲料组，而 Bcl-2 mRNA 表达低于低硒饲料组，表明低硒与 T-2 毒素可协同引起凋亡相关因子的变化。

本书作者采用 $100\mu g/(kg \cdot bw)$ 剂量的 T-2 毒素对大鼠进行灌胃，整个实验过程为 24 周，分别在 6 周、12 周、18 周和 24 周时处死部分实验动物，动态观察 T-2 毒素对关节软骨的损伤。6 周和 12 周时，T-2 毒素组大鼠关节软骨各层细胞数均增多，增殖层细胞增生异常活跃，12 周比 6 周表现更为明显；18 周时，大鼠关节软骨各层细胞均明显减少，细胞开始退化，体积减小，增生活跃程度下降，排列也较紊乱，失去"背靠背"排列，肥大细胞减少，部分深层软骨细胞核固缩、深染、变性、坏死，出现红染的细胞残影；24 周时，增殖层进一步变薄，肥大区明显增厚，空泡异常增多，细胞呈无序排列。T-2 毒素对大鼠关节软骨细胞的影响随着时间的延长表现并不相同：6 周和 12 周表现为促进增殖，此时期 Ki67 的表达增加；18 周和 24 周表现为细胞损伤和凋亡增加，Wnt/β-catenin 信号通路辅助受体 LRP5 和关键蛋白 β-catenin 的表达量降低，Bax/Bcl-2 升高，APAF-1、Caspase 9 和 Caspase 3 的表达量均增高，即 β-catenin 的低表达和凋亡相关蛋白的变化结合在一起，共同促进软骨细胞的凋亡，进而导致软骨损伤。

3. 体外细胞试验

T-2 毒素诱导的凋亡与其上调软骨细胞 P53 和 Caspase-3 表达，下调 Bcl-XL 表达水平有关。不同浓度（$1\mu g/L$、$10\mu g/L$、$20\mu g/L$）的 T-2 毒素均能引起 Bcl-2、Bax、Caspase 3 表达水平升高和 Bcl-XL 表达水平下降；当 T-2 毒素浓度为 $1\mu g/L$ 时，Bax/Bcl-2 比值降低；当 T-2 毒素浓度为 $10\mu g/L$ 和 $20\mu g/L$ 时，Bax/Bcl-2 比值升高，P53 蛋白和 Caspase-3 mRNA 表达水平明显升高，而 Bcl-XL mRNA 的表达水平显著性下调；当 T-2 毒素浓度为 $20\mu g/L$，P53 mRNA 表达水平明显升高。$0.1mg/L$ 的硒可部分减弱 T-2 毒素引起的凋亡，对抗 T-2 毒素引起的 Bcl-2 和 Bax 高表达，降低 Bax/Bcl-2 比值，对软骨细胞有保护作用。

胎儿软骨细胞存活率对 T-2 毒素质量浓度（$1\sim2000ng/mL$）呈较典型的浓度和时间依赖关系：染毒 3 天时胎儿软骨细胞的半数致死量（LD_{50}）为 $20ng/mL$，染毒 5 天时 LD_{50} 为 $5ng/mL$。$1ng/mL$、$10ng/mL$ 和 $20ng/mL$ 的 T-2 毒素均可使软骨细胞出现典型的凋亡形态改变，早期凋亡率和晚期凋亡率明显增加，并呈浓度依赖性；与此同时，NO 分泌增多，iNOS 和 Fas 蛋白表达增加，且 NO 的分泌量及 iNOS 和 Fas 蛋白的表达量与软骨细胞凋亡率呈正相关。也就是说，T-2 毒素引起的软骨细胞凋亡不但与 T-2 毒素刺激软骨细胞分泌 NO 和表达 iNOS 蛋白增多有关，而且与 Fas 蛋白的调节作用有关。

不同浓度硒对正常对照、大骨节病和骨关节炎关节软骨细胞生长和凋亡影响不完全相同。不同浓度硒可升高正常软骨细胞的凋亡率；除高浓度硒（$>0.25\mu g/mL$）外，适宜硒浓度可降低大骨节病和骨关节炎软骨细胞的平均凋亡率。一定浓度的硒对大骨节病和骨关节炎软骨细胞凋亡调控蛋白表达（Fas、Bax、Caspase 3、Caspase 9、P53）有抑制作用。保护大骨节病和骨关节炎的适宜硒浓度不同，在相同剂量下，补硒对大骨节病关节软骨细胞的保护作用高于骨关节炎。保护大骨节病和骨关节炎的适宜硒浓度对正常关节软骨细胞有损伤作用。过高的硒浓度对正常、大骨节病和骨关节炎软骨细胞均具有毒性损伤作用。

4. 信号通路的调控作用

大骨节病患者关节软骨中一些信号通路的关键蛋白如 p38、JNK、ATF2、PI3K、Akt 和核转录因子 κB（NF-κB）的表达异常，这些蛋白乃至信号通路在调控骨细胞、软骨细胞增殖分化和凋亡过程中发挥重要作用。

大骨节病患者关节软骨中 p-p38、p-JNK、ATF2 和 p-ATF2 蛋白水平升高，与大骨节病软骨细胞中 p38、JNK 和 ATF2 mRNA 水平高于正常软骨细胞的结果一致。p-ATF2 仅可在大骨节病软骨中检测到，说明 p-ATF2 的表达在大骨节病软骨细胞凋亡中起重要作用。在同等浓度（10μmol/L）时，JNK抑制剂对软骨细胞凋亡的抑制作用强于 p38 抑制剂，提示 ATF2 在大骨节病软骨中的凋亡功能主要是通过 JNK 信号通路而非 p38 信号通路发挥的。

相较于健康人群，大骨节病患者血中 pAkt 蛋白呈现高水平表达。在一项关于硒蛋白 S1（SEPS1）基因多态性与 PI3K/Akt 信号通路的病例对照研究中，发现 SEPS1 与中国人群大骨节病发病风险具有一定的关联性，并且这种基因多态性能够影响 PI3K/Akt 信号通路的表达。此外，由氧化应激所引起的软骨细胞凋亡过程也可能通过 PI3K/Akt 信号通路的上调来调节，而该信号通路的下调具有显著的抗凋亡作用。

NF-κB 信号通路在大骨节病发病机制中发挥重要作用，通路中关键分子p65 参与抗凋亡过程，当其受到抑制时凋亡增加。p65 可调控 p53，而 p53 在诱导细胞凋亡和调控细胞对 DNA 损伤和突变的反应中起着重要作用。大骨节病患者全血和关节软骨中 p65mRNA 表达水平降低，而 p53mRNA 表达水平则明显升高，此结果在细胞实验中同样得到验证，提示大骨节病软骨细胞凋亡是通过下调 NF-κB 信号通路中 p65 表达而介导的。T-2 毒素可诱导 ROS 产生，进而激活 NF-κB 信号通路，上调缺氧诱导因子-2a 和下调 p65 表达，从而参与软骨细胞凋亡过程。

过度的软骨细胞凋亡可导致继发性软骨细胞坏死。大骨节病在发生中层软骨细胞过度凋亡的同时出现深层软骨细胞坏死，但其中层软骨细胞过度凋亡是否与深层软骨细胞坏死有关，还需要进一步探索，寻找证据。

第三节　细胞外基质代谢失衡

关节软骨由软骨细胞和 ECM 组成，软骨细胞包埋于致密的 ECM 中，仅占软骨总量的 1%，负责分泌合成 ECM 的成分，ECM 与软骨细胞代谢密切相关，构成了软骨细胞生长的微环境。软骨 ECM 是一个很复杂的系统，其成分包括占 46%～64% 的胶原和占 20%～37% 的蛋白聚糖等生物大分子、结合水和阳离子。Ⅱ型胶原所构成的网状结构保证关节软骨具有良好的延展性。蛋白聚糖填塞在Ⅱ型胶原所构成的网状结构中，维持关节软骨的弹性。正常情况下，ECM 的降解和修复保持着相对稳定的动态平衡，此种平衡是保证软骨正常结构、维持软骨正常功能的关键。当受到某种（些）因素的刺激时，动态平衡被打破，ECM 分子修饰和结构发生改变，降解加速，最终导致骨关节疾病和软骨类疾病的发生。

　　大骨节病患者 ECM 代谢失衡的原因主要有两方面：一方面，关节软骨中层和深层细胞变性、过度凋亡和坏死，导致软骨细胞的数量减少，不能正常合成和分泌蛋白质，补充关节软骨 ECM 的能力减弱，最终引起软骨 ECM 的合成进行性减少。另一方面，大骨节病患者软骨中分解胶原和多聚蛋白聚糖的降解酶表达增加或活性增强，加速了软骨 ECM 成分的降解，引起软骨 ECM 丢失。由于关节软骨富含 ECM 的组织学特征，ECM 的破坏几乎与软骨破坏同义。

一、蛋白聚糖代谢失衡

　　蛋白聚糖（PG）是存在于全身各组织间质中极为重要的糖复合物，含糖量高达 95％ 以上，因此其化学性质实际上为含蛋白的多糖。PG 是一类由氨基聚糖（GAG）和核心蛋白所组成的化合物。GAG 是由重复二糖单位所组成的一类杂多糖，其糖链含有许多酸性基团，如羧基、硫酸基和磺基。体内重要的 GAG 有 6 种，分别是硫酸软骨素（CS）、硫酸皮肤素（DS）、硫酸角质素（KS）、透明质酸（HA）、肝素和硫酸类肝素。

　　按 PG 的组织分布和功能表现，分为结合在细胞膜上的 PG、结合在基底膜上的 PG 和细胞外基质 PG。在细胞外基质 PG 中，研究最多的是多聚蛋白聚糖（AG）。AG 是由一条核心蛋白多肽链和大量 GAG 为侧链所组成的瓶刷状分子，是软骨 ECM 的主要成分，在维持软骨正常结构和功能方面发挥着不可替代的作用：首先，AG 的 GAG 中含有酸性基团，可吸纳大量水分，保持 ECM 的水合状态，以保证软骨的黏弹性和抗压能力；其次，AG 的水合状态使结合于其中的钙、磷酸根离子处于稳定的胶体结构之中，不致析出沉淀，可防止软骨骨化；最后，以聚集体形式存在的 AG，充填于胶原纤维网架中相互交联形成稳定结构，并影响胶原纤维的形成。

　　软骨损伤时，AG 的过度降解/解聚和丢失是最早发生的代谢变化，早于胶原分解代谢和病理改变的出现，为软骨代谢失衡的始动环节。根据其在 AG 代谢中发挥作用的不同，参与 AG 代谢的生物大分子可分为降解性和合成性两大类。降解性的因子主要包括 MMPs 和多聚蛋白聚糖酶，它们是软骨分解代谢中最重要的两类酶。多聚蛋白聚糖酶属于解聚蛋白样金属基质蛋白酶（AD-AMTS）家族成员，目前纯化和克隆的多聚蛋白聚糖酶主要有多聚蛋白聚糖酶-1 和多聚蛋白聚糖酶-2，又称为 ADAMTS-4 和 ADAMTS-5/11，它们主要降解软骨 AG，具有很高的特异性；而 MMPs 主要参与胶原降解，同时在 AG 的降解中起辅助作用。合成性因子主要是基质金属蛋白酶抑制剂（TIMP）和 α2-巨球蛋白（α2M）。TIMP 作为 MMPs 和多聚蛋白聚糖酶的抑制剂，主要抑制 MMPs 的活性。目前已经发现 TIMP 有 4 种，分别是 TIMP-1、TIMP-2、TIMP-3 和 TIMP-4。正常组织中，MMPs 与 TIMP 的数量保持着动态平衡，TIMP 可以结合抑制一部分 MMPs 的活性，从而使组织的新陈代谢得以正常进行。当某种致病因素使 MMPs 增加时，若 TIMP 不能相应增加或者降低，则可造成软骨 ECM 降解加速，诱发关节疾病。一般来说，造成软骨 ECM 降解的细胞因子如 IL-1 和 TNF 均可减少 TIMP 的生成。α2M 作为一种广谱蛋白酶抑制剂，已被证实是重要的 MMPs 清除剂，可非特异性地抑制和清除 MMPs；ADAMTS 的活性也受到 α2M 的影响，α2M 能通过抑制 ADAMTS-4 和 ADAMTS-5 的活性减少 AG 的分解。多聚蛋白聚糖酶和 MMPs 及 TIMP 和 α2M 在关节软骨中的表达情况直接影响着 ECM 的代谢，正常情况下四者之间相互制约、相互作用，维持着 ECM 的代谢平衡。但在病理状态下，TIMP 和 α2M 活性下降，多聚蛋白聚糖酶和 MMPs 活性升高，会造成 ECM 持续性降解，ECM 代谢失衡。

在体外软骨细胞培养体系中，最初降解 ECM 的酶是 ADAMTS，ADAMTS 所引起的软骨破坏要比 MMPs 所引起的胶原降解提前约 3 周。在众多的 ADAMTS 成员中，与骨关节病发生发展较为密切的是 ADAMTS-4/5 和 ADAMTS-7/12，它们可促进关节软骨中 PG 和软骨低聚物基质蛋白的降解。ADAMTS-4/5 是参与关节炎发病的主要酶，可切割 HA 结合 CS 蛋白多糖胞外蛋白，增强细胞因子如 IL-1 等的表达，引起组织中 PG 的降解和丢失。ADAMTS-4/5 还可促进 NO 的表达，而 NO 既参与了软骨的分解代谢，又能诱导软骨细胞的凋亡，在软骨类疾病的进展中发挥着重要作用。ADAMTS-7/12 则被公认为是裂解软骨低聚基质蛋白的酶，黏蛋白和独一无二的 CS 链连接，赋予这两种酶降解 PG 的功能，有利于其在炎性反应中发挥作用。

随着病程的推进，在胶原分解代谢增加的同时，由 MMPs 介导的 PG 降解变得明显起来，MMPs 开始发挥主要作用。MMPs 的活性对于维持蛋白聚糖和胶原之间的合成代谢和分解的平衡是至关重要的。MMPs 属于锌肽酶超家族，是一类结构高度同源的内肽酶，迄今已发现 MMPs 至少有 28 种（MMP1～MMP28），根据作用底物的不同可分为 6 类：胶原酶（MMP-1、MMP-8、MMP-13、MMP-18），主要水解 Ⅰ～Ⅲ 型胶原蛋白；明胶酶（MMP-2、MMP-9），作用底物主要是 Ⅸ 型胶原蛋白；间质溶解素（MMP-3、

MMP-10、MMP-11），水解弹性蛋白、纤连蛋白及蛋白聚糖等；基质溶解因子（MMP-7、MMP-26），MMP-7 主要水解 Ⅳ 型胶原蛋白、弹性蛋白、蛋白聚糖及非结构性 ECM 成分等；膜型基质金属蛋白酶（MMP-14、MMP-15、MMP-16、MMP-17、MMP-24、MMP-25），作用底物主要包括纤维胶原蛋白、聚集蛋白聚糖、纤连蛋白、蛋白多糖和非结构 ECM 蛋白等；其他类（MMP-12、MMP-19、MMP-21、MMP-23、MMP-28）。MMPs 参与细胞迁移、分化与凋亡、炎症反应、组织重构以及组织防御机制等多种生物学过程。在关节软骨破坏中起重要作用的主要有 MMP-1、MMP-3 和 MMP-13。MMP-1 含量丰富，可有效降解胶原蛋白。MMP-3 是作用较强的间质溶解素，可水解 MMP-1 和 MMP-13 水解后的胶原片段。MMP-13 可以直接降解 Ⅱ 型胶原，是目前已知的 MMPs 中最有效的 Ⅱ 型胶原降解酶，而且其他许多 MMPs 亚型对 Ⅱ 型胶原降解需要通过它起作用，因此它的变化最能反映 ECM 的代谢变化，是关节软骨 ECM 破坏中的限速酶。在软骨损伤的部位，往往有高水平 ADAMTS 和 MMPs 的表达，换句话说，如有 MMP1、MMP3、MMP13 和 ADAMTS-4/5 等的表达量上升，则表明软骨损伤确立。

大骨节病患者血清中存在干扰 PG 代谢的因子，可致 PG 单体的分子量变小，形成 PG 聚合体的能力减弱，且大骨节病患者关节滑液和血清中促 PG 分解的细胞因子和降解酶的生物活性增加。儿童大骨节病患者关节软骨中上区域 PG 合成代谢硫酸化修饰相关酶类 PAPS 合成酶（PAPSS2）、PAPS 转运蛋白（PAPST1）和糖类磺基转移酶（CHST15）染色阳性细胞的百分比率显著低于对照正常儿童；PG 分解代谢硫酸化修饰相关酶类芳基硫酸酯酶（ARSB）和硫酸乙酰半乳糖按硫酸酯酶（GALNS）的染色阳性细胞百分比率明显高于对照正常儿童。

大骨节病患者关节软骨中 AG 主要成分 GAG 部分缺失，但儿童和成人患者 GAG 缺失的部位并不完全相同：儿童患者硫化 GAG 的缺失主要发生在深层软骨细胞坏死的区域，提示 AG 的降解与细胞坏死有关；成人患者硫化 GAG 的缺失主要发生在关节软骨的表层和中层。GAG 分解代谢增加，其在尿液中的代谢产物则会相应增多。大骨节病患者尿液中 CS 的代谢产物增加。与此同时，用病区粮食和水喂养的实验动物软骨组织会出现对硫的利用代谢障碍，GAG 代谢异常，软骨 GAG 分子低硫酸化和尿 GAG 排泄量增高。

T-2 毒素可影响小型猪软骨氨基多糖的代谢。缺硒与软骨氨基多糖代谢无明显关系，但补硒能在一定程度上拮抗 T-2 毒素对小型猪软骨氨基多糖代谢的毒性。T-2 毒素可上调 PG 的主要代谢酶 ADAMTS-4/5mRNA 的表达，降解

PG，使胎儿软骨细胞 PG 蛋白的表达量降低，而硒对 T-2 毒素所引起的 PG 过度降解有一定的保护作用。

二、Ⅱ型胶原代谢异常

软骨的胶原包括Ⅰ型、Ⅱ型、Ⅲ型和Ⅹ型胶原等，由软骨细胞分泌产生，可形成独特的网状拱形结构，帮助关节软骨承受压力和支撑软骨基质，在维持软骨正常结构和功能方面起重要作用。Ⅱ型胶原是软骨 ECM 的主要组成成分，约占胶原总量的 90%，软骨干重的 50%～60%。成熟的Ⅱ型胶原是由 3 股完全相同的 α 链组成的三螺旋结构，α 链由编码Ⅱ型胶原的基因经过转录和翻译后合成，在二硫键的作用下形成三链螺旋结构，经高尔基体分泌到细胞外，在氨基端前肽酶与羧基前肽酶的作用下分别剪切掉 N-前肽和 C-前肽，形成了成熟的Ⅱ型胶原分泌至细胞外的软骨基质中。

当软骨基质处更新活跃状态时，Ⅱ型胶原的三螺旋结构解聚加快，3 条完全相同的 α 链通过二硫键连接成的三螺旋结构分泌至细胞外的软骨基质中，在特定蛋白酶（如胶原酶）的作用下，三螺旋结构首先裂解产生Ⅱ型胶原 C-肽端（CTX-Ⅱ）和Ⅱ型胶原 N-肽端（NTX-Ⅱ），随后经 MMPs 进一步作用，三螺旋结构再次解离，产生Ⅱ型胶原羧基末端 3/4 片段（Col-3/4、C2C）和螺旋肽（Helix-Ⅱ）。

（一）Ⅱ型胶原合成不足

在所有的软骨胶原中，只有Ⅱ型胶原在合成时先形成高分子量前体，前体中含有非螺旋结构的氨基端（N）和羧基端（C）前肽，Ⅱ型前胶原氨基端前肽（PⅡNP）和Ⅱ型前胶原羧基端前肽（PⅡCP）裂解后进入体液，因此测定其含量可反映关节软骨的合成代谢。在Ⅱ型胶原形成过程中，由于转录剪接位置的不同，产生两种Ⅱ型前胶原，即ⅡA 型前胶原和ⅡB 型前胶原。ⅡA 型前胶原在 N 末端有一段半胱氨酸富集区，主要见于前期软骨细胞和胚胎组织中；ⅡB 型前胶原的 N 末端缺乏这种半胱氨酸富集区，主要存在于正常的成年软骨中。PⅡNP 以 PⅡANP 及 PⅡBNP 两种变异体形式存在，分别代表ⅡA 和ⅡB 型前胶原的产物。新近研究表明，成人大骨节病患者（$n=56$）血清 PⅡCP、PⅡANP 和 PⅡBNP 水平显著低于内对照组（$n=63$）和外对照组（$n=65$），说明成人大骨节病患者Ⅱ型胶原合成不足。

(二) Ⅱ型胶原过度分解

1. MMPs 高表达，TIMPs 低表达

大骨节病患者关节软骨 ECM 丢失总量比骨关节炎患者多，但骨关节炎患者关节软骨 ECM 中 PG 的丢失比大骨节病患者更严重，间接说明大骨节病软骨 ECM 的丢失以Ⅱ型胶原蛋白为主，Ⅱ型胶原的过度降解是大骨节病关节软骨损伤的关键。此外，大骨节病患者关节软骨 ECM 中Ⅰ型、Ⅱ型、Ⅲ型和 X 型胶原表型表达与健康人关节软骨 ECM 的胶原表型表达具有一定的差异，其中Ⅱ型胶原表型表达显著降低。

与健康人相比较，大骨节病患者血清中 MMP-1 和 MMP-13 浓度显著上升，关节软骨细胞中 MMP-13 的表达也显著升高。与正常儿童相比较，儿童大骨节病患者关节软骨表层和中层 MMP-1 和 MMP-13 的阳性表达率均显著升高，而 TIMP-1 的阳性表达率却显著下降。与此类似的是，儿童大骨节病患者软骨表层和深层 MMP-1 的阳性表达率及软骨深层 MMP-3 的阳性表达率均显著升高，而软骨中层 TIMP-3 表达却显著降低。

T-2 毒素和低硒饲料均可使大鼠关节软骨Ⅱ型胶原含量降低，MMP-1、MMP-3 和 MMP-13mRNA 和蛋白表达水平升高，TIMP-1mRNA 和蛋白表达水平降低，且两者具有协同作用。T-2 毒素＋低硒饲料喂养的大鼠关节软骨表层和中层 MMP-13 表达水平（表层：13.21%±4.32%，中层：61.85%±8.68%）明显高于正常对照组（表层：2.43%±0.22%，中层：5.89%±0.69%）和低硒饲料组（表层：3.03%±0.29%，中层：25.99%±0.57%）。

在软骨细胞生长发育早期和分裂增殖旺盛时期，T-2 毒素既能够影响软骨细胞的分裂增殖，也能够破坏软骨 ECM 合成代谢和分解代谢的平衡。T-2 毒素可以激活外源性 MMP-13 启动子在 C28/I2 细胞的表达，上调软骨细胞 MMP-13 启动子活性；不同浓度的 T-2 毒素（0.4μg/L、0.8μg/L、1.6μg/L 和 3.2μg/L）可以升高体外培养软骨细胞 MMP-13 的水平，并且与剂量呈一定的依赖关系。T-2 毒素可影响体外培养的大鼠软骨细胞合成和分泌 MMP-1：较低剂量 T-2 毒素合成和分泌 MMP-1 的能力最强，免疫组织化学染色后可见胞质中棕黄色染色最深；随着毒素剂量的增加，软骨细胞受损严重，MMP-1 分泌变少，染色变弱；当 T-2 毒素浓度为 100ng/mL 时，MMP-1 的合成分泌最少，染色最淡，而对照组软骨细胞发育良好，胞质均匀，无棕黄色染色。与此同时，T-2 毒素也可以通过影响软骨细胞中 PG 和Ⅱ型胶原 mRNA 的转录水平，使 PG 和Ⅱ型胶原合成减少，反过来影响软骨细胞自身的生存，使软骨

细胞进一步发生过度凋亡和死亡，导致或加重关节软骨损伤。

2.应用Ⅱ型胶原分解产物评价关节软骨损伤

软骨组织是Ⅱ型胶原的唯一来源，当Ⅱ型胶原发生显著的降解时，则预示着关节软骨不可逆损伤的发生，因此，Ⅱ型胶原降解产物对评价软骨组织损伤具有一定的特异性。软骨发生损伤时，会伴有软骨代谢产物 CTX-Ⅱ、吡啶啉（PYD）、C2C 和 Helix-Ⅱ等的变化。CTX-Ⅱ片段较小，可被肾脏滤过并在尿液中聚集，在尿液、血液和关节滑液中均可出现。尿 CTX-Ⅱ与Ⅱ型胶原合成标志物 PⅡANP 等联合作为检测指标能比单一的标志物更好地评估已超过 1 年的关节损害的进程，但又有研究表明血清 PⅡANP 与尿 CTX-Ⅱ无关联性，说明Ⅱ型胶原的合成与局部软骨基质的降解是相互独立的过程。PYD/脱氧吡啶啉（DPD）存在于骨和软骨的Ⅰ型和Ⅱ型胶原纤维中，是成熟的胶原纤维分子构成胶原纤维时分子间的连物，起稳定胶原链的作用。当胶原发生破坏时，胶原纤维降解可释放 PYD 和 DPD 分子到血液，经肾小球过滤于尿液中聚集，不经中间代谢直接从尿中排出。PYD/DPD 具有基本不受饮食影响的特性，且自身结构异常稳定，是反映骨吸收的一个特异而敏感的指标。C2C 为成熟型胶原的裂解产物，为小分子物质，质量较小，容易通过肾脏滤过，由尿液排出体外，并且尿液中 C2C 可在室温下长时间保持稳定。C2C 是软骨损伤的潜在生物标志，其在体内的含量升高，预示着Ⅱ型胶原降解速率加快。近年来国外已有相关动物实验研究发现 C2C 可作为衡量关节炎软骨破坏严重程度的指标。Helix-Ⅱ是一种潜在地反映关节软骨代谢和病理损伤变化的生物指标，尤其是在早期软骨损伤过程中作用明显。

儿童大骨节病患者（$n=31$）尿液 CTX-Ⅱ和 PYD 的水平显著高于内对照（$n=41$）和外对照健康儿童（$n=50$）；内对照组和外对照组儿童 CTX-Ⅱ和 PYD 的水平相比较，差异均无统计学意义。在 CTX-Ⅱ和 PYD 诊断效力评估中，病例组与外对照组进行比较时，CTX-Ⅱ和 PYD 的曲线下面积（AUC）分别为 0.857（95%CI：0.702～0.95）和 0.79（95%CI：0.625～0.906）。病例组与内对照组相比较时，CTX-Ⅱ和 PYD 的 AUC 分别为 0.911（95%CI：0.742～0.985）和 0.839（95%CI：0.651～0.949）。无论是在与外对照组还是内对照组进行比较时，CTX-Ⅱ的 AUC 均显著高于 PYD，说明与 PYD 相比较，尿液中 CTX-Ⅱ水平应是儿童 KBD 早期诊断中较为敏感和特异的指标。与外对照组和内对照组相比较时，PYD 的 AUC 均大于 0.7，表明尿液 PYD 水平也是儿童 KBD 早期诊断中比较有价值的指标，但与外对照组相比较时，PYD 的 AUC 显著低于 CTX-Ⅱ，即 PYD 在儿童 KBD 早期诊断方面的预测精度不如 CTX-Ⅱ。

成人大骨节病患者血清中 CTX-Ⅱ 水平、晨尿和随机尿液中 PYD 水平显著高于健康对照。新近研究表明，成人大骨节病患者尿液 CTX-Ⅱ、C2C、PYD 和 Helix-Ⅱ 水平均明显高于内、外对照人群，且尿液 CTX-Ⅱ、C2C、PYD 和 Helix-Ⅱ 水平随着病情严重程度增加表现出升高的趋势。在应用上述 4 个指标进行成人大骨节病诊断的效力评估中，尿液 CTX-Ⅱ、C2C、PYD 和 Helix-Ⅱ 的 AUC 分别为 0.775、0.672、0.639 和 0.639，其中尿液 CTX-Ⅱ 曲线下面积最大，诊断价值明显高于 C2C、PYD 和 Helix-Ⅱ。

在 T-2 毒素致大鼠软骨损伤的类 KBD 模型中，ECM 被破坏，血清中 CTX-Ⅱ、软骨寡聚基质蛋白（COMP）和 DPD 的水平升高并与关节软骨损伤程度呈明显的对应关系，但各指标反映的病理阶段不同，其中 CTX-Ⅱ 和 COMP 在关节软骨损伤早期（3 个月）反应敏感，可作为早期生物标志物，而 DPD 在软骨损伤后期（6 个月）更敏感，可作为病情进展的生物标志物。另一项动物实验结果表明，随着染毒时间的延长，大鼠关节软骨病理改变逐渐严重，血清 PYD 水平逐渐升高，血清 PYD 水平与染毒时间和关节软骨病理损伤呈明显的对应关系，再次印证血清 PYD 可作为关节软骨损伤的生物标志。

Ⅱ型胶原在一定程度可抑制关节软骨中的胶原降解，减少胶原的流失，拮抗 T-2 毒素对关节软骨的损害：用常规饲料、含 T-2 毒素（100ng/kg）的饲料和 T-2 毒素（100ng/kg）＋不同剂量Ⅱ型胶原（0.5g/L 和 5.0g/L）的复合饲料连续喂养大鼠 5 个月后，与正常对照组相比较，T-2 毒素组大鼠关节软骨细胞排列紊乱，细胞变形、变性，可见大面积软骨细胞坏死；而 T-2 毒素＋不同剂量Ⅱ型胶原组大鼠均表现为软骨表面原纤维形成，表层软骨细胞肿胀变圆，扁平的软骨细胞减少，软骨细胞簇集等骨关节炎早期病理改变。与此同时，不同剂量Ⅱ型胶原组实验动物血、尿中 CTX-Ⅱ、COMP 和 DPD 含量低于 T-2 毒素组，差异均有统计学意义，且实验周期越长，越明显；关节软骨损伤程度较阳性对照组有所改善，且胶原丢失也有所减轻，提示Ⅱ型胶原可下调由 T-2 毒素造成的血、尿中 CTX-Ⅱ 和 COMP 的高表达，改善软骨 ECM 代谢，减轻软骨损害，对关节软骨损伤具有一定的保护作用。

三、软骨细胞与 ECM "沟通" 障碍

软骨细胞和 ECM 是相互依赖、密切联系的两个部分，它们之间存在大量的信息、能量和物质交流。软骨细胞通过白细胞分化抗原 CD44、HA 和整合

素与 ECM 发生联系，感知 ECM 的变化，调节 ECM 的代谢。因此，CD44、HA 和整合素可以看作是软骨细胞与 ECM 之间沟通的桥梁，而此桥梁中的任一环节发生改变，都会造成 ECM 代谢异常、基质降解和细胞变性坏死，关节软骨受损。

CD44 是一种广泛分布于细胞表面的跨膜糖蛋白受体，属于细胞表面黏附分子家族，具有多种功能和结构形态，可以参与许多生物学活动，包括细胞迁移、肿瘤发生、转移以及免疫反应的调节等。在关节软骨中，CD44 主要是作为 HA 的受体表达于软骨细胞表面，其绑定可以使 PG 锚定于软骨细胞上，并能够保持其稳定性。此外，在关节软骨细胞中，CD44 还参与 HA 的内在化和代谢，对维持软骨细胞和 ECM 的正常代谢具有重要作用。CD44 功能的丢失能破坏软骨细胞的内稳态，从而引起 ECM 的降解和病变的发生。软骨中 CD44 表达的下调也可导致胞外 PG 的降解。儿童和成人大骨节病患者软骨和血清中 CD44 的表达均显著高于正常对照人群。分析其原因，血清 CD44 水平的升高可能与疾病过程的两个不同阶段有关：第一阶段是大骨节病的病因直接干扰软骨细胞和/或 CD44 的代谢，导致 CD44 从细胞表面脱落；第二阶段是由损伤和自然修复机制导致的 CD44 脱落增加。这种 CD44 代谢的改变，会影响 HA 和 PG 代谢。T-2 毒素可能通过抑制软骨细胞的 CD44 表达，从而影响关节软骨中 PG 的代谢，最终导致软骨细胞死亡、关节软骨损害。T-2 毒素作用 5 天后，可显著降低胎儿关节软骨细胞表面 CD44 的合成和表达，硒可以部分减轻 T-2 毒素对 CD44 的抑制作用，但作用有限。

HA 是由葡萄糖醛酸和乙酰氨基葡萄糖反复交联形成的一种酸性糖胺多糖，广泛分布于人体组织中，是关节液和软骨 ECM 的重要成分。关节液中的 HA 主要由滑膜 B 细胞分泌，填充于滑膜细胞基质内，关节运动时进入滑液，分布于软骨和韧带表面，与蛋白多糖和连接蛋白构成蛋白多糖聚合物，以润滑关节、维持软骨黏弹性和减少关节活动时的摩擦。补充外源性 HA 能改善自身 HA 合成的内环境，影响软骨细胞增殖，对软骨细胞的分布、数量均有作用，加速软骨合成代谢，稳定和修复关节软骨。此外，HA 还可减少关节内炎性细胞数量、作为分子屏障抑制炎性介质的分泌和扩散，减少滑膜的通透性及关节内渗液，同时还可抑制致痛物质产生，并能覆盖和保护痛觉感受器，迅速而持久地缓解关节疼痛。

HA 对大骨节病软骨细胞具有促进增殖和抑制凋亡的作用。用不同剂量 HA（100mg/L 和 500mg/L）处理成人大骨节病患者的软骨细胞，通过 MTT 实验和流式细胞仪测定第 2、4、6 天 HA 对软骨细胞增殖的影响和观察 HA

对软骨细胞凋亡的影响。结果显示，第 6 天时，与未加药的对照组相比较，500mg/L 的 HA 可显著促进软骨细胞增殖；与未加药的对照组相比较，100mg/L HA 和 500mg/L HA 组的细胞凋亡率均显著下降；500mg/L 的 HA 对成人大骨节病软骨细胞的促进增殖和抑制凋亡作用较 100mg/L 明显。与此同时，通过 RT-PCR 检测比较 HA 对大骨节病软骨细胞Ⅱ型胶原和聚集蛋白聚糖 mRNA 表达的影响。结果显示，100mg/L 和 500mg/L 的 HA 对大骨节病软骨细胞Ⅱ型胶原和聚集蛋白聚糖 mRNA 的表达均有促进作用，其中 500mg/L 的 HA 促进作用更显著，即补充 HA 可促进大骨节病软骨细胞Ⅱ型胶原和聚集蛋白聚糖的合成。

整合素为细胞黏附分子家族的重要成员之一，主要介导细胞与细胞、细胞与 ECM 之间的相互黏附，并介导细胞与 ECM 之间的双向信号传导。因此整合素不但将 ECM 的信息传递给细胞，也将细胞的状态表达给外界，从而可以迅速灵活地响应环境中的变化。功能性的整合素是由 α 和 β 两个亚单位组成的异二聚体，迄今已发现 18 种 α 亚单位和 9 种 β 亚单位，按不同的组合可构成 20 余种整合素。在原代细胞和永生细胞的研究中发现 α1β1 是Ⅱ型胶原的优先受体；而 α2β2 则是Ⅵ型胶原的受体；改变 α1、α2 和 α3 的相对水平对软骨细胞和胞外Ⅱ型和Ⅵ型胶原黏附也很重要；含 β1 亚单位的整合素主要介导细胞与 ECM 成分之间的黏附，β1 的缺失与软骨内化骨障碍有明显的关系。

动物体内实验和体外细胞实验均证实 T-2 毒素可以降低整合素 αv 的表达，适量的硒具有一定的保护作用；整合素 αv 的抑制剂可显著升高人 C28/I2 软骨细胞中 MMP-1、MMP-3、MMP-10 和 MMP-13 的表达，降低Ⅱ型胶原的表达，说明抑制整合素 αv 会增加 MMPs 的合成与分泌，导致 ECM 降解。整合素 α5β1 是 ECM 中纤连蛋白的受体，低剂量 T-2 毒素可抑制 α5 亚基的表达，促进 β1 亚基的表达。另有研究表明，不同浓度 T-2 毒素（2ng/mL、4ng/mL、6ng/mL、8ng/mL）在上调 IL-6、IL-1β 和整合素 β1 的表达的同时，下调 TNF-α、CD44 和整合素 α5 的表达，破坏大鼠软骨细胞与 ECM 的平衡，造成大鼠软骨细胞损伤。

胰岛素样生长因子-1（IGF-1）是软骨发育和自稳态调节中最重要的生长因子之一，能刺激软骨细胞分裂增殖，并促进合成Ⅱ型胶原和蛋白多糖，从而维持软骨细胞表型。与正常儿童相比较，儿童大骨节病患者关节软骨 IGF-1 受体蛋白的表达水平显著降低。与对照组相比较，T-2 毒素＋低硒饲料喂饲的大鼠关节软骨中 IGF-1 受体蛋白和整合素 α2 的表达水平显著降低，Ⅱ型胶原的表达降低，MMP-13 的表达升高。T-2 毒素可降低人 C28/I2 和小鼠 ATDC 软骨细胞中 IGF-1 受体蛋白和整合素 α2 的表达，且呈剂量依赖关系；IGF-1 受体抑制剂可增加软骨细胞的死亡，降低 II 型胶原 mRNA 和蛋白的表达，升高 MMP-13mRNA 和蛋白的表达。在 T-2 毒素作用下，软骨细胞中整合素的表达谱有显著变化，其中显著上调的整合素亚基是 β1，显著下调的亚基包括 αv、α5 和 α2，加硒可在一定程度上拮抗这种改变。

第四节 促炎症因子介导的软骨损伤

细胞因子是由细胞分泌的具有特殊生物活性的低分子量蛋白或糖蛋白的统称。各种细胞因子既能引起炎症反应的级联放大，参与炎症的发生发展；又与软骨细胞凋亡、软骨 ECM 降解及骨关节炎的病理改变密切相关，参与关节软骨的损伤和修复、滑膜的反应性炎症和骨赘形成等。在众多的细胞因子中，IL-1、TNF-α 和 IL-6 是介导软骨损伤最重要的细胞因子。

几乎所有的有核细胞均可产生 IL-1，但其主要由巨噬细胞产生。IL-1 有两种不同的分子形式，分别为 IL-1α（含 159 个氨基酸）和 IL-1β（含 153 个氨基酸），虽然它们的氨基酸顺序仅有 26% 的同源性，但可以同样的亲和力结合于相同的细胞表面受体，发挥相同的生物学作用，IL-1β 可进入血液循环，在关节局部诱导 MMPs 的释放，是众多破坏性细胞因子的核心因子。TNF-α 通常由全身各组织中的巨噬细胞产生，可参与数种炎症反应，加速骨细胞和软骨细胞的凋亡。TNF-α 能诱导 IL-1β 生成，IL-1β 可增加 TNF-α 的活性，两者协同介导软骨破坏。IL-1β 与 TNF-α 分别在炎症的不同时期发挥作用，两种因子相互刺激和循环生成，抑制生长因子的促进作用，减少软骨的潜在再生可能，加重关节炎症反应和软骨损伤。除了 IL-1β 和 TNF-α 以外，来源于巨噬细胞、软骨细胞和破骨细胞等细胞的 IL-6，作为一种来源广泛的多功能细胞因子，在关节软骨损伤修复过程中也起关键作用。

众多研究表明，在骨和软骨类疾病中，IL-1β、TNF-α 和 IL-6 主要通过以下机制发挥对关节软骨损伤的重要调控作用：首先，刺激滑膜细胞合成释放前列腺素 E2（PGE2），使滑膜细胞和炎性细胞反应性增强，起到快速促炎的作用，造成关节软骨生存的恶劣微环境，加剧骨吸收；其次，抑制软骨细胞增殖，减少软骨细胞数量，降低软骨 ECM 成分蛋白多糖和胶原的合成；再次，激活 iNOS 产生大量 NO，加速软骨细胞凋亡；从次，促进细胞释放其他炎性因子，如 IL-6、IL-17、IL-18 以及白血病抑制因子（LIF）等，并可抑制与软骨细胞表型分化相关的基因表达；最后，促进 MMPs 的合成和分泌，尤其是显著增加 MMP-13 的表达，直接降解软骨 ECM，引起软骨缺损和生物力学改变。IL-1β 主要通过激活 MAPKs（p38、JNK 和 ERK）和细胞核因子-κB（NF-κB）信号通路诱导 MMPs 的合成，但在不同 MMPs 的合成过程中发挥调控作用的信号通路并不完全一致：在 MMP-13 合成过程中，p38、JNK 和 NF-κB 信号通路起主要作用；在 MMP-1 的合成过程中，p38 和 ERK 信号通路则起主要作用；激活蛋白-1（AP-1）既是 MMP-1 合成的重要组分，又可被 MAPKs 信号通路激活，促进 MAPKs 与 NF-κB 信号通路的协作。

NF-κB 信号通路参与下调 II 型胶原蛋白的表达，同时促进成骨细胞和软骨细胞中 TNF-α 蛋白基因的表达。骨保护素（OPG）是一种可溶性分泌型糖蛋白，在成骨细胞、软骨细胞、成纤维型和巨噬型滑膜细胞中均有表达，是抑制骨吸收、增加骨强度的关键细胞因子，作为保护性因子在促进受损软骨愈合过程中起重要作用。OPG 主要是通过与 NF-κB 受体活化因子配体（RANKL）和 NF-κB 受体活化因子（RANK）结合而发挥作用。OPG/RANKL/RANK 系统与细胞因子介导的途径之间有复杂的联系。IL-1β、TNF-α 和 TNF-β 等可刺激 OPG mRNA 和蛋白的表达；而 PGE2、甲状旁腺激素、糖皮质激素和免疫抑制剂则可抑制 OPG mRNA 和蛋白的表达。在某些炎症性疾病中，IL-1 和 TNF-α 可分别与破骨细胞表面的受体结合，启动 NF-κB 和 JNK 信号通路，促进破骨细胞生成及其骨吸收活性，且少量的 RANKL 即可显著促进 TNF-α 介导的破骨细胞的生成作用，提示 TNF-α 与 RANKL 的靶细胞相同，两者联系密切。

大骨节病患者关节软骨、滑膜、关节滑液和血清中促炎症因子 IL-1β、IL-6 和 TNF-α 等的水平均显著高于健康人群。儿童大骨节病患者关节软骨全层可见大量 IL-1β 和 TNF-α 免疫组化阳性染色软骨细胞，其中 IL-1β 阳性染色更多见于关节软骨深层，而 TNF-α 阳性染色多见于关节软骨表层，且阳性细胞密度显著高于对照组儿童。儿童大骨节病患者血清 IL-1β 和 TNF-α 含量显著高于非病区健康儿童，说明 IL-1β 和 TNF-α 的过量表达参与大骨节病软骨细胞死亡与软骨破坏过程。成人大骨节病患者（$n=20$）滑膜组织和关节滑液中 IL-1β 和 TNF-α 的含量均高于正常对照组成人（$n=19$），提示 IL-1β 和 TNF-α 在大骨节病关节局部病变中发挥作用。

青海省大骨节病患者（$n=91$）、病区内对照（$n=92$）和非病区外对照（$n=89$）血清检测结果显示大骨节病患者血清中 NO、TNF-α、IL-1β 以及 HA 的含量均异常，其中 NO、TNF-α、IL-1β 含量显著升高而 HA 含量显著降低。

对西藏拉萨尼木县和墨竹工卡县大骨节病病区的大骨节病患者（$n=30$）、病区健康对照（内对照组，$n=30$）和非病区健康对照（外对照组，$n=30$）进行血清中硒和细胞因子水平检测，结果显示大骨节病患者和内对照组研究对象血清硒水平低于外对照；大骨节病患者血清中 TNF-a、血管生成因子（VEGF）和 IL-1β 的水平显著高于内、外对照组；血清硒水平与 TNF-a 和 IL-1β 水平呈负相关趋势；随着患者病情的加重，血清 TNF-a 和 IL-1β 水平逐渐升高。

研究人员在甘肃省武威市选取大骨节病患者 44 例与健康对照 30 例，检测其血清硒、钙、IL-6 和 TNF-α 含量和水平，结果显示大骨节病患者血清硒含量显著低于健康对照，而血清钙含量显著高于健康对照；大骨节病患者血清 IL-6 和 TNF-α 水平明显高于健康对照；患者血清 IL-6 和 TNF-α 水平与硒含量呈显著正相关，与钙含量呈显著负相关。

河南省大骨节病重病区灵宝市的大骨节病患者（$n=51$）和非病区正常对照人群（$n=24$）血清检测结果显示，大骨节病患者血清 TNF-α 和 IL-1β 水平均高于正常人，且两者之间存在线性相关关系。

有研究表明，在成人大骨节病患者血清 IL-1β 水平升高的同时，IGF-1 水平降低。IGF-1 能抑制 IL-1β 诱导的软骨细胞凋亡，凋亡率从 $24.1\%\pm2.9\%$ 降低至 $2.2\%\pm0.6\%$。体外研究中发现 IGF-1 通过提高 IL-1R-II 而对抗 IL-1 引起的软骨细胞炎症反应，拮抗 NO 和 PGE2 水平升高，进而阻止 NO 和 PGE2 参与软骨破坏的发生发展。

近期一项纳入 8 项病例对照研究的总病例数为 291 例，健康对照为 300 例的 Meta 分析结果显示，大骨节病患者血清 IL-1β 和 TNF-α 水平较健康对照组明显增高，且敏感性分析结果显示该 Meta 分析结果稳定性良好，结果可信。

陕西省陇县大骨节病患者（$n=48$）和健康对照（$n=26$）血清、关节滑液中 IL-2 和干扰素-γ（IFN-γ）检测结果显示，大骨节病患者血清和关节液中 IL-2 和 IFN-γ 含量与健康对照无显著性差异，初步表明在大骨节病的关节损伤过程中，IL-2 和 IFN-γ 均未参与。

动物实验结果表明，T-2 毒素可以促进软骨细胞分泌 IL-6、IL-1β 和 TNF-α，大鼠血清和软骨中 IL-6、IL-1β 和 TNF-α 水平均升高，实验动物关节软骨损伤的严重程度与 T-2 毒素存在剂量依赖关系；低硒是引起大鼠血清和软骨中 IL-6、IL-1β 和 TNF-α 水平升高的重要条件，适量硒对 T-2 毒素所引起的大鼠血清和软骨中 IL-6、IL-1β 和 TNF-α 水平升高有一定的保护作用，但并不能完全抑制 T-2 毒素所致的病情进展；IL-1β 会促进软骨细胞合成 MMP-1 和

MMP-13，而适量硒则会抑制软骨细胞合成 MMP-13。采用不同剂量的 T-2 毒素分别喂养大鼠 3 个月和 6 个月，随着染毒剂量的增加和染毒时间的延长，大鼠血液中 IL-6、IL-1α 和 TNF-α 水平有增高趋势。

T-2 毒素（8μg/L）可刺激胎儿软骨细胞分泌 IL-1β，使其水平显著升高；在 T-2 毒素（8μg/L）与佛波酯（一种抗生素）的共同刺激下，胎儿软骨细胞分泌的 IL-6 水平显著升高，表明 T-2 毒素能够超诱导软骨细胞分泌 IL-1β 与 IL-6。

综上，虽然目前已确定促炎症因子参与大骨节病的发生与发展，并初步探索了其发挥作用的具体机制，但其在大骨节病软骨损伤过程中发挥作用的机制是否与其他类型的骨和软骨类疾病的软骨损伤机制存在着不同，仍未完全阐明，有待于进一步研究。

第五节　多组学作用

基因组学、转录组学、蛋白质组学和代谢组学的兴起，为大骨节病发病机制的研究提供了新思路。

一、基因组学与大骨节病

基因组学出现于 20 世纪 80 年代，随着物种基因组计划的启动，基因组学取得了长足发展，目前已成为系统生物学的重要研究方法。基因组学包括两方面，以全基因组测序为目标的结构基因组学和以基因功能鉴定为目标的功能基因组学（又被称为后基因组研究）。基因组 DNA 测序是人类对自身基因组认识的第一步。随着测序的完成，功能基因组学成为研究的主流，它从基因组信息与外界环境相互作用的高度，阐明基因组的功能。功能基因组学的研究内容包括人类基因组 DNA 序列变异性研究、基因组表达调控的研究、模式生物体的研究和生物信息学的研究等。

西安交通大学的郭雄教授团队选择陕西省榆林市和永寿县等大骨节病病区患者和病区内对照及咸阳地区非病区外对照人群，采用荧光标记基因扫描技术，检测了 2 号、11 号和 12 号染色体上的 50 个短串联重复序列（STR）多态性，结果表明：2 号染色体 STR 位点中 D2S347、2S319、D2S165、D2S2333 和 D2S364 位点在大骨节病组、病区内对照组和非病区外对照组之间的基因频率分布差异均具有统计学意义；11 号染色体 STR 位点中 D11S917 位点在大骨节病患者中的分布显著不同于非病区正常人；12 号染色体 STR 位点中

D12S367、D1281638、D12S304 和 D12S1725 等位基因在大骨节病患者中的分布显著不同于病区与非病区正常人。

与此同时，郭雄团队还采用限制性核酸内切酶切法和聚合酶链式反应-限制性片段长度多态性等技术检测了这部分人群生长分化因子 5（GDF5）、IL-1β、DVWA、硒蛋白 P（SEPP1）、碘甲腺原氨酸脱碘酶Ⅱ（DIO2）、谷胱甘肽过氧化物酶 4（GPx4）和 HLA-DRB1 基因的 17 个单核苷酸多态性（SNP）位点的多态性，关联分析结果显示 GDF5 单体型 AT、TGC 和 TAT 在大骨节病病患者和健康人群之间存在差异，但 3 个位点单位点关联分析未显示与大骨节病具有相关性；IL-1β 基因上的 rs16944 位点基因型频率在大骨节病患者与对照组人群中分布差异有统计学意义，且该位点等位基因频率在病例组与对照组间的差异也具有统计学意义，说明 rs16944 与大骨节病存在相关性；DVWA（rs4685241）、SEPP1（rs7579）和 DIO2（rs225014）的 SNP 位点与大骨节病无显著性关联。

Ⅸ型胶原蛋白 α1 链（COL9A1）基因多态性（rs6910140）与成人大骨节病患者膝关节软骨 COL9A1 表达存在相关性，且 COL9A1 表达与成人大骨节病的严重程度相关；COL9A1 基因多态性与儿童大骨节病的易患性有关，在 rs2229783 位点上个体携带等位基因 A 可能与儿童大骨节病易患性的降低有关，在位点 rs1135056 上基因型为 AA 的儿童个体大骨节病易患性增加。人类白细胞抗原（HLA）-DRB1 基因多态性（rs7745040 和 rs9275295 位点）及 CD2 相关蛋白（CD2AP）基因多态性（rs9473132 位点）与大骨节病有显著相关性，说明 HLA-DRB1 和 CD2AP 基因是大骨节病的易感基因，且自身免疫应答在大骨节病中发挥着一定的作用。

MMP-3 的 rs679620 和 rs591058 基因型 T/T 与儿童大骨节病的易感性有关，增加了儿童患大骨节病的风险。DIO2 基因多态性（rs1352815 和 rs1388382）与西藏地区居民大骨节病易感性密切相关。硫氧还蛋白还原酶 2（TrxR2）的 rs5746841 位点在 93 名正常对照和 103 例大骨节病患者基因型均为 C/C，初步说明 TrxR2 基因多态性（rs5746841）与大骨节病易感性无显著关联。但是大骨节病患者的硫氧还蛋白还原酶（TrxR）水平显著低于正常人，而 Nrf2 和氧应激诱导型血红素加氧酶（HO-1）的表达显著低于正常人，说明 TrxR/Nrf2/HO-1 信号通路参与大骨节病的发生发展。

新近一项包含 8 个研究的涉及 GPX1、DIO2、TrxR2、GPX4、SEPP1 和 Sep15 等基因多态性和大骨节病关系的 Meta 分析结果显示：DIO2（rs225014）、SEPS1（-105G＞A）、Sep15（rs5859）与大骨节病易感性密切相关；而 GPX1 （rs1050450、rs1800668、rs3811699）、DIO2（rs225014、rs1352815、rs1388382）、TrxR2（rs1139793、rs5746841）、GPX4（rs713041、rs4807542）和 SEPP1（rs7579、25191g/a）与大骨节病的易感性无显著关联。

儿童和成人大骨节病患者外周血基因表达谱与正常人不同，且儿童与成人大骨节病患者外周血基因表达随关节软骨和运动功能损害的严重程度不同而不同。儿童大骨节病患者外周血检测到 101 个差异表达基因，占所测基因（367个）的 27.52%，少于成人大骨节病患者（159 个，43.32%）；儿童与成人大骨节病患者共同存在 57 个差异表达基因，其中 21 个基因差异表达的方向不同。在儿童大骨节病发病中骨软骨发育相关基因的异常表达可能与儿童骺板软骨的损伤有关，其在大骨节病早期损害中的作用值得重视。

采用基因芯片技术检测大骨节病患者与正常人软骨细胞的差异表达基因，发现其多个代谢相关基因表达与正常人不同，其中下调的有 5 个，上调的有 8个。大骨节病和骨关节炎患者软骨细胞中上调和下调 2 倍以上的基因有 233个，其中涉及代谢的基因上调的有 8 个，下调的有 2 个，这些基因主要编码组织蛋白酶、异柠檬酸脱氢酶、丙酮酸脱氢酶、乙酰辅酶 A 酰基转移酶和谷胱甘肽过氧化物酶等，这些酶是氨基酸代谢和糖代谢过程中重要的酶。

二、骨关节病与大骨节病的 miRNA 研究

微小核糖核酸（miRNA）是一种非编码小 RNA 分子，可与目标基因mRNA 分子 3' 端特异性结合，降低 mRNA 的稳定性，抑制 mRNA 翻译，从而精确调控目标基因的 mRNA 和蛋白表达。miRNA 具有广泛调控功能，人类 30%～50% 基因的表达受 miRNA 调控，其在细胞生长、发育、分化、凋亡以及疾病发生、发展中发挥重要作用。近期研究发现，miRNA 在骨关节病发病机制中发挥重要作用。骨关节炎患者关节软骨与正常关节软骨的 miRNA表达谱存在显著差异，已鉴别出的 17 个显著异常表达的 miRNA 中，miRNA-9 参与调控软骨细胞合成 MMP-13，miRNA-9、miRNA-98 和 miRNA-146 的过高表达会抑制软骨细胞中 IL-1 介导的 TNF-α 合成。miRNA-140 是另一个已被证实与骨关节病发生密切相关的 miRNA，是软骨细胞分化重要的调控因子，骨关节炎患者关节软骨中 miRNA-140 表达水平显著低于正常关节软骨。

研究人员收集大骨节病与骨关节炎患者膝关节软骨下骨标本各 4 例，应用芯片筛选出大骨节病患者软骨下骨中表达显著低于骨关节炎患者的 miRNA 共124 个；对其中 8 个差异倍数大于 5 的 miRNA 进行靶基因预测得到 542 个靶

基因以及 1094 个 miRNA-mRNA 调控关系；对调控关系中的靶基因进行富集分析，结果显示这些靶基因主要涉及蛋白质消化吸收、黏着斑、PI3K/Akt 信号通路、软骨 ECM-受体相互作用等信号通路。大骨节病和骨性关节炎患者软骨下骨中差异表达 miRNA 可能作为区分这两种疾病的分子标志物，并可利用所筛选出的特征性的 miRNA，初步探讨了大骨节病患者软骨下骨病变的潜在分子机制。

与正常对照（$n=16$）相比较，成人大骨节病患者（$n=16$）共有 140 个显著异常表达的 miRNA，其中 118 个 miRNA 上调，22 个 miRNA 下调。与骨关节炎患者（$n=16$）相比较，成人大骨节病患者共有 123 个显著异常表达的 miRNA，其中 108 个 miRNA 上调，15 个 miRNA 下调。与类风湿关节炎患者（$n=16$）相比较，成人大骨节病患者共有 34 个显著异常表达的 miRNA，其中 28 个 miRNA 上调，6 个 miRNA 下调。当将大骨节病患者与正常对照、骨关节炎患者和类风湿关节炎患者合并分析比较时，共发现 18 个显著异常表达的 miRNA，包括 hsa-miR-30d-3p、hsa-miR-522-3p 和 hsa-miR-4277 等。

三、大骨节病的蛋白质组学研究

蛋白质组学是以蛋白质组为研究对象，研究细胞、组织或生物体蛋白质组成及其变化规律的科学。蛋白质组（Proteome）一词，源于蛋白质（protein）与基因组（genome）两个词的组合，意指"一种基因组所表达的全套蛋白质"，即包括一种细胞乃至一种生物所表达的全部蛋白质。蛋白质组学本质上指的是在大规模水平上研究蛋白质的特征，包括蛋白质的表达水平，翻译后的修饰，蛋白质与蛋白质的相互作用等，由此获得蛋白质水平上的关于疾病发生、细胞代谢等过程的整体而全面的认识。

马玮娟等利用串联飞行时间质谱蛋白质分析技术，比较了大骨节病关节软骨和正常软骨的蛋白谱差异，鉴别出大骨节病软骨细胞中 27 个异常表达的蛋白质，其中 17 个蛋白质的表达上调，10 个蛋白质的表达下调，蛋白质功能涉及细胞氧化-还原平衡与压力反应（锰超氧化物歧化酶、热激蛋白 27、过氧化物还原酶-1、丝切蛋白-1）、糖酵解（PGK-1、PGM-1、α-烯醇酶）、细胞运动与骨架组织（Actin、钙调蛋白-2、角蛋白）。这些与大骨节病相关的蛋白质表达异常反映出大骨节病关节软骨的软骨细胞骨架改建、糖代谢和氧化应激均是异常的。

采用表面增强激光解析电离飞行时间质谱技术研究发现，大骨节病有 6 个蛋白质峰表达不同于骨关节炎，其中质核比（m/z）5336 显著高表达。对比分析结果显示，大骨节病组 7 个蛋白质表达不同于病区内对照和非病区外对照，其中 m/z 15886 下调。查询蛋白质数据库，发现有 14 个蛋白质与 m/z 15886 匹配，有 3 个蛋白质与 m/z 5336 相匹配。根据系统生物学的观点，蛋白质的变化最终会在代谢物上体现，因此，研究差异蛋白质的下游代谢产物是研究大骨节病的一个重要途径。

四、大骨节病的代谢组学研究

代谢组学是研究生物体系受外部刺激或干扰后所产生的内源性代谢物整体及其变化规律的科学，是探讨生物体系代谢途径的研究方法。目前，代谢组学在肿瘤、内分泌、心血管、免疫系统疾病及多种骨科疾病研究中已显示出巨大的应用前景。代谢组学研究主要运用现代分析技术，定量测定生物体在不同状态下参与物质传递、能量代谢和信息传导等代谢调控的相对分子质量小的代谢物质（代谢物组）的变化，并利用模式识别将这种应答与体内生物学事件相关联，定位事件发生的靶器官，从而确定生物标志物表征或揭示生物体在特定时间、环境下整体的功能状态。

大骨节病区人群机体存在内源性硫代谢障碍，研究显示，大骨节病患儿软骨氨基多糖硫酸化不足，血清硫酸化因子活性仅为正常对照组的 72.6%，提示大骨节病病区可能存在某种未知因素影响了病区人群的硫酸化因子活性，进而引起软骨硫酸化程度降低等改变。3-磷酸腺苷-5'-磷酸硫酸（PAPS）是硫酸化反应中通用的硫酸基供体，催化生成 PAPS 的酶为 PAPS 合成酶（PAPSS），广泛参与细胞外基质中蛋白聚糖硫代谢，PAPSS 的过度表达可导致 PAPS 的高活跃性，由此引发蛋白聚糖的硫化异常。蛋白聚糖的硫酸盐化作用对于软骨细胞的生长和功能转录后修饰是非常重要的，而硫代谢异常与骨骼软骨的畸形变化和损害密切相关。代谢组学分析根据研究对象和研究目的的不同分为四个层次：代谢物靶标分析、代谢轮廓分析、代谢指纹分析和代谢组学。此方面的研究是代谢轮廓分析的体现，是对硫代谢途径的所有中间产物或与此相关的多条代谢途径的标志性组分进行定量分析。

王丽华等在青海省大骨节病病区 7～15 岁寄宿制学生中，选取 56 例儿童大骨节病患者作为病例组，51 例病区健康儿童作为内对照组，同时在经济水平和生活习惯相似的非病区选择同年龄组健康儿童 50 例作为外对照组，采集研究对象空腹血样和随机尿样，在正离子模式下，应用超高效液相色谱-四级杆-飞行时间质谱仪检测血清中小分子代谢物谱和尿样中相对分子质量小的代谢物，通过偏最小二乘法判别分析（PLS-DA）和多变量统计分析筛选与大骨节病相关的内源性差异代谢物。在研究对象血清样本中，筛选出 VIP 值＞1 的数据 1879 个；在病例组、内对照组和外对照组三组之间共筛选出明显的差异代谢物 1384 个；病例组与外对照组比较，明显的差异代谢物有 670 个；经数据库搜索及二级质谱图比对后，最终筛选出与大骨节病相关的内源性差异代谢物 25 个，其中 16 个差异代谢物的相对含量是病例组高于外对照组，包括犬尿喹啉酸和花生四烯酸等，9 个差异代谢物的相对含量是病例组低于外对照组，包括 N-α-乙酰精氨酸、6-羟基褪黑素和二氢鞘氨醇。在研究对象尿液样本中，筛选出 VIP 值＞1 的数据 1988 个；在病例组、内对照组和外对照组三组之间共筛选出明显的差异代谢物 1287 个；经数据库搜索及二级质谱图比对后，最终筛选出与大骨节病相关的内源性差异代谢物 22 个；与外对照组比较，病例组 21 个差异代谢物的相对含量升高；病例组 14 个代谢物（包括 L-胱氨酸、异丁酰肉碱、丁酰氯化肉碱、天门冬氨酰-天冬酰胺、天冬酰胺-天门冬氨酸、辅酶 Q-2 等）与内对照组相比较，差异具有统计学意义；内对照组和外对照组相比较，有 4 个差异代谢物的相对含量差异具有统计学意义。以上结果说明大骨节病儿童的血、尿代谢物与健康儿童不同，差异代谢物犬尿喹啉酸、花生四烯酸、N-α-乙酰精氨酸、6-羟基褪黑素、二氢鞘氨醇、L-胱氨酸、异丁酰肉碱、丁酰氯化肉碱、天门冬氨酰-天冬酰胺、天冬酰胺-天门冬氨酸、辅酶 Q-2 与儿童大骨节病关联较紧密，可为儿童大骨节病生物标志物的筛选提供一定线索。

采用 300ng/kg 剂量的 T-2 毒素喂饲 Wistar 大鼠 3 个月后，大鼠血清中 8 个代谢物出现了显著变化，分别为 lysoPE（18：0/0：0）、lysoPC（14：0）、lysoPC［18：4（6Z，9Z，12Z，15Z）］、lysoPC［16：1（9Z）］、lysoPC（16：0）、L-缬氨酸、马尿酸和天冬酰胺酰甘氨酸，这 8 个与 T-2 毒素所致软骨损伤相关的代谢物主要参与磷脂和氨基酸代谢途径。

虽然目前大骨节病已达到完全控制，但其作为一种环境相关疾病，致病因子依然存在，一旦环境条件允许，仍有死灰复燃的可能。因此，还要继续加强大骨节病的科学研究，进一步明确大骨节病病因和发病机制。

（孙丽艳）

第五章

大骨节病诊断与鉴别诊断

大骨节病是严重危害儿童和青少年生长发育的一种地方性、变形性骨关节病。我国是全球大骨节病发生地区最广、患者最多、病情最重的国家之一。大骨节病的病因和发病机制研究、病情监测和防治措施的效果评价均离不开大骨节病的诊断。因此，大骨节病诊断的规范化和标准化具有非常重要的作用。

第一节　诊断原则和标准

大骨节病需以患者的病区接触史、临床症状和体征以及手部X线片改变（包括掌指骨、腕关节骨性关节面、干骺端先期钙化带的多发对称性凹陷、硬化、破坏及变形等）为依据，并排除其他相关疾病进行诊断。

对于大骨节病的诊断，病区接触史是严格的必要条件。大骨节病是典型的地方病，致病因子存在于病区外环境之中，无接触便不可能发病，因而诊断原则中强调了病区接触史的概念及接触时间。病区接触史包含在病区居住或虽未在病区居住，但通过病区的自产粮食接触过致病因子，接触时间一般要超过6个月。

指骨远端多发对称性改变（X线改变和/或指间关节增粗）为大骨节病诊断的特征性指征。大骨节病属地方性畸形性骨关节病，绝大部分病例发生在儿童管状骨干骺闭合以前，原发病变是四肢骺软骨、骺板软骨和关节软骨的变性、坏死，广义上属于骨软骨病范围。伴随着原发病变的恶化、扩大，相继出现邻近部位骨组织的破坏、增生、改建、变形，直至构成典型的骨关节炎。因此，大骨节病病例可分为两种类型：一种是早期原发病例（又分为活动型和非活动型），即儿童病例，绝大多数无明显临床体征，即使在大流行时期，进展成为典型临床病例的比例也不会超过50%，需要依靠X线影像进行诊断；另一种是陈旧型病例，主要指成人病例，也包括儿童病例中干骺骨骺早闭的特殊性病例，均具有典型的临床体征，临床即可做出诊断。对于可疑和非典型病例，临床诊断较难时，仍然需要 X 线影像进行鉴别和诊断。

1995 年，国家技术监督局批准、颁布了第一个《大骨节病诊断标准》（GB 16003—1995）。该标准是在 1956 年卫生部大骨节病调查研究工作队总结、东北三省大骨节病防研协作组的标准、中共中央地方病领导小组办公室研制的大骨节病诊断标准、永寿大骨节病考察组关于临床诊断标准的研究和 X 线诊断标准等一系列大骨节病研究成果和标准的基础上研制的。《大骨节病诊断标准》（GB 16003—1995）自 1996 年 1 月 1 日开始实施，至 2010 年 11 月 30 日结束。

2010 年，《大骨节病诊断标准》（GB 16003—1995）进行修订，将 2002 年 5 月 1 日开始实施的《大骨节病 X 线分型分度判定》（WS/T 207—2001）中的"X 线分型"和"大骨节病 X 线分度（儿童）"的内容整合到修订的新标准中，同时废止《大骨节病 X 线分型分度判定》（WS/T 207—2001），修订后的《大骨节病诊断》（WS/T 207—2010）自 2010 年 12 月 1 日起实施，沿用至今。

第二节　临床诊断及分度

一、临床诊断

具有 6 个月以上病区接触史，有多发性、对称性手指关节增粗或短指（趾）畸形等体征并排除其他相关疾病，可诊断为大骨节病临床病例。

（一）临床症状

大骨节病的发生发展相对缓慢，多数患者发病初期无明显症状。部分病例有易疲乏，食欲减退，肌肉酸痛，四肢有蚁走感、麻木感等表现，常在不知不觉间指、腕、踝和肘关节已经增粗、变形。

典型病例四肢关节疼痛、僵硬和活动障碍。关节疼痛往往为多发性、对称性，常先出现于活动量大的指关节和负重量大的膝、踝关节。患者感觉为胀痛、酸痛或"骨缝痛"。手的关节活动障碍表现为晨起握拳僵硬、不紧，握住的拳不能迅速伸展。腕关节受累时，合掌试验和背掌试验阳性：合掌试验阳性为双手掌对拢抬肘，两前臂置于同一水平时，双手掌分开；背掌试验阳性为双手背靠拢时，两前臂不能置于同一水平。肘关节活动障碍表现为屈伸运动受限，活动范围变小。较重病例髋、膝、踝任一关节有屈曲运动障碍时，则无法完全下蹲，或虽可完全下蹲，但足跟离开地面。膝关节受累时，无法单腿站立。踝关节受累时，会出现关节屈伸障碍、活动受限并常伴有痛感，行走困难，步态蹒跚。患者的疼痛和活动障碍常表现为休息后或晨起加重，稍事活动症状减轻。不少患者晨起后需先扶墙或床沿等活动一段时间后才能迈步行走。患者关节活动时常有关节摩擦音，从细小捻发音到粗糙摩擦音不等。

个别病例因病变关节软骨的剥脱，形成关节内游离体，即所谓的"关节鼠"，当关节鼠卡在关节之间时，形成关节交锁而引起剧痛。

（二）临床体征

早期患者手指向掌侧轻度弯曲，第2、3、4指末节常向掌心方向弯曲，角度多大于15°。关节增粗初见于手指和足趾关节，最常见的是多发性、对称性指间关节增粗，常出现在第2、3、4指的第一指间关节，一般右手指关节增粗比左手明显。指间关节增粗时，手指无法并拢或手指间出现缝隙，增粗部位触之骨样硬，呈"算盘珠状"，手指末节背部可看到或触到一个横行的"脊"，即赫伯登氏结节；足趾关节增粗时，足趾无法并拢或有缝隙。大骨节病指间关节增粗与强劳动者的指节粗大完全不同，前者的增粗多数呈"算盘珠状""蛇头样"，表现为不自然、有棱角的"突然"变形，而后者的粗大则是均匀的"纺锤样"，逐渐地变粗，表现为有力的自然状态。

随着病情进展，关节增粗累及腕、肘、膝和踝关节：腕部扁宽或厚窄，向尺侧或桡侧倾斜，尺骨茎突隆起；增粗的肘关节屈曲挛缩，呈屈曲性弯曲；膝关节粗大，呈现"X"形或"O"形腿；踝关节粗大，活动受限。与此同时，可伴有大鱼际肌、小鱼际肌、肱二头肌、肱三头肌及小腿腓肠肌等骨骼肌的肌肉萎缩，后期由于疼痛和关节活动受限，废用性因素参与，萎缩更加严重。

晚期重症患者肩和髋关节均可受累，代偿性腰椎前弯，臀部后突，扁平足，走路时步幅小，出现摇摆或瘸拐，手指、足趾、腕、肘、膝和踝关节可见脱位或半脱位，可致短指（趾）、短肢畸形和身材矮小，具体表现为手指变短，手指高度顺序改变或中指长与掌横径之比小于1；足趾变短，5个足趾长度序列改变（正常人5个足趾长度序列呈阶梯状或第2趾略长）；上臂与前臂相比特别短；胫、腓骨短，小腿变短，与股骨和躯干不成比例；患者身高与年龄不符，虽坐高正常，但直立身高明显低于同年龄段正常人。

（三）临床特点

① 大骨节病是一种全身性疾病，但主要病变部位是骨关节，尤其是四肢关节。

② 受累关节呈多发性、对称性，但以持重侧较为严重。

③ 主要临床表现是四肢关节疼痛、增粗、变形和运动功能障碍。

④ 关节增粗变形不伴有发红、发热和肿胀。

⑤ 轻者仅累及手、腕或足、踝；稍重可累及肘、膝；重者可累及肩、髋、脊椎等关节，生产生活能力下降，甚至完全丧失劳动能力，生活不能自理。

⑥ 不影响儿童智力发育，成年后不影响生育，不传染，不遗传。

二、临床分度及表现

大骨节病是多关节对称性发生的畸形性骨关节病，指（趾）、肢体和躯体不同程度的变形是划分疾病严重程度的主要根据。大骨节病临床诊断中的Ⅰ、Ⅱ和Ⅲ度分级法，最初见于 Beck（1906 年）的报告：Ⅰ度为手指关节增粗；Ⅱ度为短指（趾）畸形；Ⅲ度为矮小畸形。这种大骨节病临床分度方法沿用至今，已为广大防治工作者所接受。

Ⅰ度：是典型病例中最轻的一种，患者出现多发性、对称性手指关节增粗，也可有其他四肢关节增粗、屈伸活动受限、疼痛、肌肉轻度萎缩，指、踝、膝关节可出现摩擦音。双手指间关节多发性增粗是诊断Ⅰ度大骨节病的首选体征，以第 2、3、4 指的第 1 指间关节多见，双侧对称。

Ⅱ度：在Ⅰ度基础上，患者症状、体征加重，出现短指（趾）畸形。短指畸形对称性发生，以中指、食指和无名指最为明显，手指变短，指长与掌长比例失衡，反映出了大骨节病致残作用的一个较轻的阶段。患者还可表现出其他症状和体征：手指屈曲困难，握拳指尖触不到手心；腕、肘、膝、踝关节运动明显困难；肘关节可有屈曲性挛缩，旋前、旋后可有明显障碍；扁平足，可有下蹲困难；四肢肌肉明显萎缩，劳动能力显著下降。

Ⅲ度：在Ⅱ度的基础上，出现短肢和身材矮小。患者表现为短指、短肢、脊柱弯曲、椎体变窄等多关节部位的畸形，发病年龄越早越严重。关于身材矮小，并无统一标准，我国的大骨节病研究者公认男性低于 1.40m、女性低于 1.30m（相当于 2000 年国民体质监测公报公布的我国成年人平均身高的 4/5）即为身材矮小。患者四肢肌肉挛缩严重；各关节运动障碍，劳动能力部分丧失或完全丧失，终身残疾。

第三节　X线诊断及分型分度

　　大骨节病虽是一种全身性疾病，但主要病变部位是四肢关节，尤以指骨关节X线病变检出率最高，其次是腕、肘、膝、踝和足关节，受累较少的是肩和髋关节，且肘和膝等大关节的改变与骨关节炎差别极小，不具特征性，因此将手部（包括腕关节）X线影像学表现作为疾病诊断和鉴别诊断的依据。此外，踝关节的距骨塌陷和跟骨短缩也是大骨节病的特征性改变，可用于手部变化不明显的非典型性大骨节病的诊断和鉴别诊断。

一、主要诊断部位的X线表现

（一）手部

　　1.早期（儿童）病例

　　最早发病部位是指骨，病变首先从干骺端开始，之后逐渐累及骨端、骨骺和腕骨。掌指骨X线改变包括：干骺端（不包括小指中节和拇指末节）先期钙化带模糊、不整、呈波浪状或锯齿状、增宽、凹陷和硬化，钙化带上部局部骨小梁粗厚不均、紊乱；指骨远端（骨端）骨性关节面粗糙、不整、凹陷、硬化，骨端边缘缺损或出现钙化骨化灶及关节缘骨质增生、骨小梁结构紊乱、囊样变和粗大变形囊样变、骨刺或变形；骨骺关节面凹陷、硬化、平直，骺核歪斜、不同程度的缺损、碎裂，骺线变窄、局部过早融合并硬化，骨骺变形。掌骨的改变与指骨相同，但发病比指骨晚。腕骨头状骨损害出现较早，近端呈半月状的骨质局限性缺损（凹陷）、边缘不整、硬化，病变发展可累及手舟骨、月骨、三角骨、豌豆骨、大多角骨、小多角骨和钩骨，严重患者腕骨各小骨小而变形、相互拥挤、破坏，甚至缺无。

　　2.晚期（成人）病例

　　在关节间隙狭窄的基础上，成人病例的X线影像特点主要包括假性囊肿；骨棘、骨嵴、骨刺；粗隆增生与骨赘；游离骨块；关节面缺损或破坏；基底增宽与纺锤样改变；喇叭口状改变；塌陷修复相；掌骨头膨大；半脱位与镰状影和腕骨拥挤、变形10个方面。成人病例可分为3种基本类型：第一种是较轻病例，仅表现为一二节指骨远近端边缘增生，这种病例可能是由于其童年时期曾患干骺骨端型或骨端型大骨节病所致；第二种是较重病例，指骨基底部增宽或呈喇叭口状，关节面凹凸不平（部分可见凹陷处膜内成骨修复影像），虽无短指但多有扭曲变形，这种病例可能是由于其童年时期曾患干骺骨骺骨端型大骨节病所致；第三种是重症病例，除第一、第二种类型的表现之外，还可见指骨远端严重破坏，骨干粗短，并有内外翻畸形，应是童年时期曾患骨关节型大骨节病所致。

（二）足踝部

踝关节以距骨损害最为常见。早期胫距关节间隙变窄，距骨关节面硬化、不平整，呈波浪状；晚期距骨颈变短，体积小而密度高，滑车部低平或塌陷，头部上翘。踝关节粗大变形，胫距关节和舟距关节边缘可见明显的骨质增生（骨刺样改变）。足部跟骨也可见类似改变，且因骨骺早期闭合，跟骨变短、扁平。距骨塌陷和跟骨短缩是大骨节病的特征性改变。

掌指骨干骺骨骺闭合后迁入病区的青少年仍可患大骨节病，因此类病例多无典型的临床体征，因此称之为非典型病例。非典型病例的关节软骨损害以膝关节和踝关节最为常见，与退行性骨关节病难以区别，但是借助大骨节病足踝部X线影像学的特征性变化，即跟骨缩短和距骨塌陷，再结合病史调查，仍可以做出是否为大骨节病的正确诊断。

二、X线诊断标准

具有6个月以上的病区接触史，手部X线片具有骨端X线征象或干骺端多发对称性X线征象者，可诊断为大骨节病X线病例。手部X线检查难以诊断时，加拍踝关节及足侧位片进行诊断。

三、X线分型

由于手部X线改变能够确切地反映病变部位、病变程度和预后，客观地反映病变性质、发病时间和全身各关节的受损程度及间接地反映致病因子的活跃程度，因此，大骨节病的X线分型一直以手部X线片所见作为依据。大骨节病的X线分型按照疾病轻重程度的排序依次为干骺型、骨端型、干骺骨端型、干骺骨骺型、干骺骨骺骨端型和骨关节型。

（一）干骺型

X线上仅可见到手的掌指骨干骺端改变，其他部位尚无损害，即为干骺型。干骺端是大骨节病的最早发病部位，干骺型为大骨节病的早期损害，此时疾病只累及指（趾）骨，其他关节与骨质均无损害。

（二）骨端型

当干骺端病变消失，出现骨端损害时，即为骨端型。轻微的骨端型损害可以修复，但较重的骨端型损害难以修复，最终形成成人大骨节病指骨骨嵴、骨棘和骨刺。多数骨端型病例都有足部改变，其次为腕关节和踝关节。

（三）干骺骨端型

当干骺端病变持续存在并同时出现骨端病变时，即构成干骺骨端型。干骺骨端型是先有骺软骨板的损害，随后才有关节软骨的损害，可损害足部，其次为腕关节，少数踝关节可受累。

（四）干骺骨骺型

当干骺端病变持续存在并同时出现骨骺病变，即构成干骺骨骺型，骺软骨板的损害向骺核的终板侧发展，最终可引起骨骺变形。与干骺骨端型相类似，干骺骨骺型可损害足部，其次为腕关节，少数踝关节可受累。干骺骨端型和干骺骨骺型标志着病变已发展到第二个病理阶段，只是方向不同。

（五）干骺骨骺骨端型

干骺端受损的同时，骨骺和骨端也同时受到损害，X线表现为干骺、骨骺和骨端3个部位同时发生改变，也可伴有明显的腕骨改变。除下颌关节外，干骺骨骺骨端型患者全身关节均可受累，病变严重且不可逆，多致畸形，但肩关节一般损害较轻。

（六）骨关节型

干骺骨骺骨端型病变进一步发展，干骺骨骺闭合，骨与关节病变并存，骨粗短，关节面增生、硬化、凸凹不平，关节半脱位或全脱位，即构成骨关节型。此型是大骨节病发展的最后结局，也称为"终止型"。骨关节型与干骺骨骺骨端型基本一致，可累及除下颌关节外的全身关节，且病变严重。

四、X 线分度

(一) 不同部位 X 线改变程度的判定

根据现行的《大骨节病诊断》（WS/T 207—2010）标准，大骨节病 X 线改变严重程度用"＋"表示："＋"表示病变较轻；"＋＋"表示病变较重；"＋＋＋"表示病变严重。

1. 掌指骨干骺端

① 先期钙化带中断、不整并伴有局部骨小梁紊乱，判定为"＋"。

② 先期钙化带各种形态凹陷并伴有硬化，其凹陷深度和硬化增宽的厚度未超过 2.0mm，判定为"＋"；超过 2.0mm，判定为"＋＋"。

③ 干骺端与骨骺部分穿通或大部穿通，判定为"＋＋＋"。

2. 掌指骨骨端

① 骨性关节面毛糙、不整、凹陷、硬化，可伴有骨小梁结构紊乱，判定为"＋"。

② 骨端边缘缺损、骨端关节缘骨质增生，可出现囊样变或钙化骨化灶，判定为"＋＋"。

③骨端粗大变形，判定为"＋＋＋"。

3. 指骨骨骺

① 骨骺关节面硬化、不整、平直，判定为"＋"。

② 骨骺歪斜、骺线变窄或骺线局限性过早融合并伴有局部硬化，判定为"＋＋"。

③ 骨骺变形、骺核不同程度的缺损、碎裂或缺无，判定为"＋＋＋"。

4. 腕骨

① 腕骨边缘局限性中断、凹陷、硬化，判定为"＋"。

② 腕骨局限性缺损、破坏、囊样变，判定为"＋＋"。

③ 腕骨变形、相互拥挤、缺无，判定为"＋＋＋"。

5. 距骨和跟骨

① 跟骨和距骨边缘毛糙、骨小梁结构紊乱，判定为"＋"。

② 距骨关节面不整、硬化、凹陷，判定为"＋＋"。

③ 距骨塌陷、边缘缺损或跟骨缩短变形，判定为"＋＋＋"。

（二）疾病病情轻重程度的判定

根据病例各个部位 X 线改变程度的不同，可将疾病的病情分为轻度、中度和重度。

1. 轻度

具有以下任何 1 条者可判断为轻度。

① 仅有干骺端病变且为"＋"。

② 仅有骨端病变且为"＋"。

③ 距骨和跟骨病变为"＋"。

2. 中度

具有以下任何 1 条者可判断为中度。

① 仅有干骺端改变且为"＋＋"。

② 仅有骨端改变且为"＋＋"。

③ 干骺端和骨端均有病变。

④ 骨骺和干骺端均有病变。

⑤ 腕骨和骨端均有病变。

⑥ 距骨病变且为"＋＋"。

3. 重度

具有以下任何 1 条者可判断为重度。

① 干骺端改变为"＋＋＋"。

② 骨端改变为"＋＋＋"。

③ 干骺端、骨端、骨骺和腕骨 4 个部位中，有 3 个或 4 个部位出现病变。

④ 干骺早闭。

⑤ 距骨和跟骨病变为"＋＋＋"。

第四节　鉴别诊断

一、大骨节病临床病例的鉴别诊断

大骨节病临床病例会出现关节增粗、变形、疼痛、活动不便和功能受限等临床表现，需与具有相似临床表现的创伤性单指指间骨关节炎、退行性骨关节病、类风湿关节炎、风湿性关节炎和痛风等疾病进行鉴别。

（一）创伤性单指指间关节炎

创伤性单指指间关节炎是由急性创伤引起的以关节软骨退行性病变及继发的软骨增生和骨化为主要变化的疾病。临床表现为病变处关节疼痛，活动和功能受限，过度活动后关节疼痛加重，休息后减轻，严重者肌肉萎缩、关节肿大或关节腔积液。

创伤性单指指间关节炎与大骨节病鉴别要点：①可发生于任何年龄；②与居住地无关；③有明显的创伤史和积累伤；④发病部位多为不对称性的单发。

（二）退行性骨关节病

退行性骨关节病又称退行性骨关节炎、变形性关节炎和骨性关节病等，病变累及多关节，以膝、髋和肩等关节最为明显，这与大骨节病病变主要累及手和足等小关节不同。退行性骨关节病受累关节疼痛症状表现为运动痛和夜间疼痛加剧，而大骨节病疼痛症状为休息后疼痛。退行性骨关节病与成人大骨节病骨关节 X 线表现非常相似，几乎难以区别，但若患者出现指骨近端明显膨隆、增宽，指骨变短或指骨长度比例失调，应考虑是大骨节病而非退行性骨关节病。

退行性骨关节病与大骨节病鉴别要点：①非地方性，散在发生；②极少见于儿童，多是成年后发病；③手部退行性骨关节病常见于手工操作者，有慢性劳损或创伤史，病变多发于远指关节和食、中指指间关节，而无名指和小指甚少发生且主要以手指僵硬、屈曲为主，指间关节增生不突出；④常见受累部位是膝关节、髋关节、颈椎、腰椎、指间关节、第一腕掌关节和第一跖趾关节，而腕关节和踝关节较少发病。

（三）类风湿关节炎

类风湿关节炎（RA）是一种以慢性、进展性关节炎为主的系统性疾病，易受累部位主要为手、足、腕和踝等外周小关节，病变常呈对称性和多发性。RA 起病较缓慢，症状多为关节疼痛、肿胀，晨僵，活动不便，时轻时重，反复发作，迁延不愈，病程较长的患者可以出现不可恢复的关节畸形。

RA 与大骨节病鉴别要点：①发病无地方性；②女性为高发群体，其发病率为男性的 2～3 倍；③好发部位为手、足、肘和膝的小关节，指间关节可有梭形软组织肿胀，与大骨节病的指间关节骨性椭圆形增粗不同；④类风湿因子阳性；⑤皮下组织常见类风湿结节；⑥严重者掌指关节肿胀，手指屈曲短缩并向尺侧半脱位；与大骨节病对称性短指畸形不同，RA 的短指畸形多为不对称性。

（四）风湿性关节炎

风湿性关节炎属变态反应性疾病，与人体溶血性链球菌感染密切相关，起病较急，在关节炎急性期患者可伴有发热、咽痛、心慌、外周血白细胞计数升高、抗"O"阳性、血沉增快及 C 反应蛋白增高等表现，病情好转后可恢复至正常。

风湿性关节炎与大骨节病鉴别要点：①无明显的地方性；②受累关节以膝、踝、肩和肘等大关节为主；③关节病变呈多发性和游走性；④关节局部炎症明显，炎症消退后不遗留任何关节畸形；⑤无晨僵；⑥部分血液生化指标反应阳性。

二、儿童大骨节病 X 线病例的鉴别诊断

儿童手部 X 线片具有骨端改变或干骺端多发对称性改变的，可诊断为大骨节病 X 线病例。手部 X 线检查难以准确诊断时，加拍踝关节侧位片进行诊断。我国对大骨节病诊断学研究的主要贡献之一是确认了儿童手部 X 线片是诊断大骨节病和进行大骨节病鉴别诊断的有力依据，并提出骨端改变是特异性标志，干骺端改变是灵敏性标志的观点。此观点客观反映了大骨节病作为发育期儿童疾病的特点，科学描述了其从早期骨软骨病向晚期骨关节病转变的发展过程。

典型的大骨节病患者依据其特有的临床体征和 X 线表现及病区接触史，正确诊断并不难。但目前全国大骨节病病情持续控制，检出率极低，典型大骨节病临床病例和 X 线病例均很少见，而且儿童在正常生长发育过程中，掌指骨一些变异的 X 线特征与大骨节病相似。笔者整理分析了 2009 年 10 月～2015 年 4 月在黑龙江、西藏、山西、陕西和内蒙古 5 省（自治区）大骨节病病区和非病区拍摄的 7～12 岁儿童有效历史 X 线片 3193 张，其中包括男童 X 线片 1631 张，女童 X 线片 1562 张。在这 3193 名儿童中，未检出大骨节病临床病例；共检出具有阳性改变的儿童病例 17 人，均为干骺端改变，总检出率为 0.53％，其中病区检出 11 例，非病区检出 6 例。共有 5 种可影响干骺端改变准确诊断的干扰性变异，分别为干骺-骨骺闭合反应、拇指变异、小指变异、第二掌骨指骨变异和囊样变，其中干骺-骨骺闭合反应所占比例最高，其次为

小指变异，第二掌骨指骨变异所占比例最低。由于在大骨节病的诊断过程中，很少将拇指和小指的 X 线改变纳入诊断中，因此，在大骨节病 X 线病例的鉴别诊断中，主要关注干骺-骨骺闭合反应。

干骺骨骺闭合前，最初的骨骺呈现卵圆形，边缘比较光滑，其直径小于对应干骺端径线的二分之一。随着年龄的增长，骨骺的最大直径渐渐与其对应的干骺端径线相等，此时即为等径期。随后骨骺近侧边缘出现凹陷，骨骺边缘形成弧形关节面，骨骺的宽度也大于干骺端，此时骨骺盖于干骺端一侧或者两侧，称为超等径期。掌指骨的干骺骨骺在闭合前表现为骺线变薄，干骺端临时钙化带模糊不整，最后完全消失，是一种正常的生理期变异，此种变异称为干骺-骨骺闭合反应，其 X 线特征与干骺型大骨节病极为相似，易与具有干骺端改变的大骨节病病例相混淆。干骺-骨骺闭合反应的发生时间存在着地区、性别和种族差异：大骨节病病区儿童干骺-骨骺闭合反应的发生时间早于非病区儿童；同样是大骨节病病区，女孩干骺-骨骺闭合反应的发生时间早于男孩；汉族儿童干骺-骨骺闭合反应的发生时间早于藏族儿童。

2018 年 9～11 月，根据历史病情监测资料，笔者选择大骨节病历史病区黑龙江省牡丹江市宁安市，齐齐哈尔市富裕县、龙江县，尚志市和大庆市杜尔伯特蒙古族自治县的 23 个乡（镇）小学的 4462 名 7～12 岁在校儿童进行了大骨节病临床和 X 线检查。未检出临床病例；共检出 X 线阳性病例 20 人，均为干骺端改变，检出率为 0.45%。在接受 X 线检查的儿童中，其中 2465 名（55.24%）处于等径期前，1058 名（23.71%）处于等径期，608 名（13.63%）处于超等径期，51 名（1.14%）干骺骨骺已经闭合。共检出干骺-骨骺闭合反应的儿童 267 人，检出率为 5.98%；干骺-骨骺闭合反应主要出现在超等径期，检出率约为 37%，而等径期儿童闭合反应的检出率很小，为 0.38%。防治人员在实际监测工作中也发现等径期儿童出现闭合反应的概率很低。因此，在大骨节病 X 线病例和干骺-骨骺闭合反应的鉴别中，如能准确区分等径期前、等径期和超等径期，则可正确诊断。

三、大骨节病身材矮小的鉴别诊断

大骨节病所致的身材矮小，需与其他无智力或性发育障碍的矮小体型疾病进行鉴别，如家族性矮小、特发性矮小、软骨发育不全、假性软骨发育不全、干骺端骨发育不良和多发性骨骺发育不全等。

（一）家族性矮小

通常情况下，子女的身高与父母的平均身高有关。如果父母的身材都比较矮小，孩子身材高大可能性则较小。虽然长不高，但生长发育是完全正常的，身体比例正常，骨龄与实际年龄相符，无任何疾病的症状及体征。

（二）特发性矮小

特发性矮小是一种暂未发现明确原因的身材矮小，无生长激素缺乏和明显的进行性病理改变，其诊断标准为身高低于同种族、同性别、同年龄儿童第3百分位（随机挑选100个同年龄的儿童，由低至高排队，排在第50位的儿童其身高即是这个年龄儿童的正常身高，排在3位以前的儿童属于矮小身材，排在97位之后的属于高大身材），且无慢性系统性疾病、内分泌性疾病、营养性疾病、骨骼疾病、染色体异常和生长激素缺乏症等。特发性矮小患儿一般出生体重和身长均在正常范围，但生长速度缓慢。

（三）软骨发育不全

软骨发育不全又称胎儿型软骨营养障碍、软骨营养障碍性侏儒等，是一种先天性发育异常，为常染色体显性遗传性疾病，主要影响长骨，临床表现为短肢型侏儒，但其智力及体力发育良好。

患儿鼻梁塌陷、下颌突出及前额宽大；出生时躯干与四肢不成比例，头颅大而四肢短小，躯干相对长；肢体近端受累较远端重，股骨比胫骨和腓骨、肱骨比尺骨和桡骨更为短缩，这一特征随年龄增长更加明显，逐渐形成侏儒；下肢短而弯曲呈弓形，膝、髋内翻，步态摇摆，肌肉臃肿，生长迟缓；肘关节屈曲挛缩及桡骨头脱位，手宽而短，指短粗，中指与无名指不能并拢，称"三叉戟手"。根据患者的典型身材即短小四肢与接近正常的躯干不成比例，面貌特征以及手指呈三叉戟状，可将软骨发育不全与Ⅲ度大骨节病做出鉴别诊断。

（四）假性软骨发育不全

假性软骨发育不全又名假性软骨发育不全性结构不良、脊柱骨骺结构不良（假性软骨形成障碍型），是一种少见的常染色体显性遗传性软骨发育障碍性疾病，其发病率约为百万分之四。假性软骨发育不全是以广泛累及脊椎、骨骺、干骺端，而颅面骨不受累为特征的软骨发育障碍性疾病，重者可形成以短肢为主的短肢和短躯干侏儒。患儿出生后第二年开始表现为生长发育迟缓，成人最终身高仅为 82～130cm，但智力正常。与大骨节病不同的是，假性软骨发育不全临床上所报道的大多数病例为散发。X 线检查为诊断假性软骨发育不全的首要检查方法，其病变侵犯的部位与大骨节病的好发部位大不相同，通过对脊柱椎体、肋骨、长骨、骨盆的影像表现综合分析，多能正确诊断。

（五）干骺端骨发育障碍

干骺端骨发育障碍也称干骺端骨发育不全、干骺端软骨发育不全、家族性干骺端软骨发育不全，是遗传性骨骼疾病。干骺端骨发育障碍的原发病变在生长板远端或干骺端，而骨骺的变化是继发性的。有学者将本病分成五型，其中 Schmid 型起病较早，随着发育，骨骼改变日益明显，主要临床表现为双侧对称性肢体变短，以及继发性关节畸形。随着年龄的增长，体重的负荷增加，下肢受累重于上肢，步态摇摆，出现弓形腿，并常伴有股骨头骨骺滑脱倾向，为中度侏儒。脊柱与颅骨则不受影响。根据发病情况、遗传家族史、临床表现和骨骼 X 线改变可确诊并与大骨节病进行鉴别。

（六）多发性骨骺发育不全

多发性骨骺发育不良又称 Catel's 病、遗传性内生骨软骨发育障碍等，有遗传性与家族史，是一种较罕见的先天性骨发育障碍，主要为四肢骨骺的发育异常，突出的临床表现为短肢型侏儒和骨关节畸形。多发性骨骺发育不良为对称性发病，病变多以髋、膝、腕、踝及胸、腰椎最显著，其余部位骨骺受累相对较轻。可根据发病史、遗传家族史、临床表现和骨骼 X 线改变进行诊断并与大骨节病所致的侏儒和关节畸形鉴别诊断。

（孙丽艳，黄园园）

第六章

大骨节病预防与治疗

大骨节病的病变早期，通过阻断病因和适当治疗，多数患者可以完全康复，但如果不采取相应的预防和治疗措施，病变进一步发展，骨组织破坏、增生、改建、变形，则会出现明显的临床症状和体征，继发为骨关节炎，难以治愈。因此，防治大骨节病的关键在于预防，采取积极主动的一级预防和二级预防，阻断病因传播途径，做到早发现、早干预和早治疗，控制大骨节病新发和流行。

第一节　我国大骨节病的防治历史和现状

一、20 世纪 50 年代

建国初期，我国大骨节病等地方病严重流行，重病区学龄儿童 X 线改变阳性检出率较高，代表性的如辽宁省文治沟为 47.6%（1956 年），陕西省乾县吴店村为 47.3%（1950 年）。1951～1959 年，东北和西北重病区病情调查结果显示，多数病区大骨节病患病率在 30%～40% 之间。

此时期党和政府高度重视大骨节病防治工作。1950 年 5 月，全国卫生科学委员会首次在京召开会议，讨论并设立了地方病委员会等五个专门委员会。同年，黑龙江省尚志县和吉林省吉林市组建地方病防治所。1951～1955 年，党和政府曾三次派遣研究人员深入大骨节病病区进行调查研究。1956 年 3～5月，卫生部邀请苏联专家同国内专家，先后深入吉林、黑龙江和陕西等省进行现场考察，确定了我国东北的大骨节病、西部的柳拐子病和苏联的乌洛夫病是同一种疾病。1956 年，卫生部印发专辑介绍苏联换粮防治大骨节病的经验。1957 年 1 月，卫生部和农业部发布《关于防治大骨节病的联合指示》，学习苏联换粮防治大骨节病经验，在陕西省乾县吴店村（1957年）、吉林省抚松县西川村（1958年）和黑龙江省尚志县石头河子村（1958年）相继开展了换粮试验。但由于当时大骨节病的X线诊断技术不够成熟，影响了防治效果的判定，误认为换粮无效而终止该类型试验。在此期间，河南、山西、陕西、甘肃、吉林和黑龙江等省份应用中草药、针灸和拔火罐等药物和物理疗法，对近50万大骨节病患者进行了治疗。1958年，陕西省和山西省卫生厅成立大骨节病调查研究组，相继开展工作。

二、20世纪60年代

该时期病情流行严重，涉及病区广泛，许多重病区儿童X线改变阳性检出率在50%以上，个别病区可高达80%～90%；如陕西省吴店村1964～1966年儿童X线改变阳性检出率分别为81.3%、84.6%和94.6%；黑龙江省尚志县光辉村1969年儿童X线改变阳性检出率为82.28%；西藏自治区拉萨地区6个村1965年儿童大骨节病平均患病率为52.0%。

1960年5月，中共中央经研究决定成立中共中央北方防治地方病领导小组，有计划有步骤地推动鼠疫、克山病、大骨节病、布鲁氏菌病、地方性甲状腺肿等地方病防治工作的开展。与此同时，各省均设立了单独的地方病防治机构，为开展地方病防治工作提供了保证。这一时期主要采取了以饮水中有机物中毒学说为依据的改水为主的预防措施，部分地方政府以文件形式将改水预防置于突出地位，因而各地做了大量的改水工作，如用草木灰过滤，引泉水，向地表水中加入硫黄、石膏进行沉淀处理，打深井等。该预防措施一直延续到20世纪70年代后期，但随着调查和现场试验数据的积累，各地改水预防大骨节病的结论不一。1979年12月，中共中央北方防治地方病领导小组办公室在山西省临汾市召开了"全国改水防治大骨节病专题座谈会"，对各地防病改水的经验做出了阶段性总结，但最终未能对改水预防大骨节病效果做出定论。

三、20世纪70年代

此时期全国多数大骨节病病区病情仍然居高不下，部分病区病情有加重和扩大趋势。此类病区主要分布在黑龙江、吉林、陕西、甘肃和四川等省份，如四川省阿坝州的柯河、河支和安羌乡7～13岁儿童X线改变阳性检出率高达70%以上，吉林省乾安县造字屯和次字屯4～14岁儿童X线改变阳性检出率分别为 48.6％和 53.5％。

这一时期大骨节病防治工作在广泛进行改水的同时，药物应用较多。硫酸镁、硫酸钠、钙片、海带丸、半胱氨酸、维生素和中草药等数十种药物，在全国各病区都有应用，接受治疗的患者近百万，均收到了一定的效果。1975 年，中国科学院学者发现多数大骨节病病区处于贫硒地带，环境低硒与大骨节病病情密切相关，病区人群血、尿、头发硒含量低于非病区人群，患者体内存在以低硒为中心的一系列代谢改变，由此部分病区开始实行口服亚硒酸钠预防大骨节病的措施。

鉴于此时期部分病区大骨节病发病高峰再次出现的情况，1972 年，哈尔滨医科大学大骨节病研究室在黑龙江省大骨节病重病区双鸭山宝山矿区新村大队再次开展换粮防治大骨节病的试验。1974 年，研究人员报告换粮防治大骨节病显效；1977 年，该村成为黑龙江省第一个基本控制大骨节病的试验点。另外，陕西省永寿县养马庄开办的儿童食堂所进行的集体换粮试验也取得了理想的预防大骨节病效果。因此，换粮防治大骨节病重新得到重视。1979 年，北方地方病科学委员会举行会议，中共中央北方防治地方病领导小组办公室组织吉林、黑龙江、陕西等省有关专家，应用新的统一的诊断标准重新检查、统计、汇总和审评 20 世纪 50～60 年代换粮试验的结果和数据，最终确认 20 世纪 50 年代换粮防治大骨节病无效的结论是不确切的，换粮防治大骨节病的效果显著，从而奠定了全国范围内施行换粮预防大骨节病的基础。

四、20 世纪 80 年代

20 世纪 80 年代初期，全国部分病区病情仍持续高位。1982 年，青海省贵德县高红崖村、新建坪村和斜马浪村儿童 X 线改变阳性检出率分别为 75.81％、42.34％和 61.24％；1984 年，青海省班玛县灯塔乡和班前乡儿童 X 线改变阳性检出率分别为 63.74％和 35.45％。1989 年，青海省兴海县上鹿圈村、下鹿圈村、上村、中村和下村被确定为大骨节病新病区。

1979～1982 年，中共中央北方防治地方病领导小组和卫生部组织了全国 20 个专业研究机构、180 余名科学工作者在陕西永寿开展大骨节病综合考察，重复验证并肯定了补硒防治大骨节病的效果，同时也对改水和换粮等防治措施的效果进行了认真观察，在大骨节病病因、发病机制及防治措施等方面取得了许多重要的进展，从而带动了全国大骨节病的防治工作。此后，甘肃、黑龙江、陕西、河南、河北、内蒙古等省（自治区）广泛推行了补硒防治大骨节病的措施。补硒方法也由单纯的口服亚硒酸钠片逐步发展为包括食盐加硒、硒酵母、富硒鸡蛋、田间作物叶面喷硒溶液和施硒肥以提高粮硒含量等多种方法在内的综合补硒措施。经过多年工作，我国在补硒防治大骨节病方面积累了丰富的经验，受到国内外专家的广泛关注。1988 年 8 月，全国大骨节病防治研讨会对补硒防治大骨节病的效果做了科学的评估，确定补硒对大骨节病干骺端改变具有控制和促进修复作用，是一种较好的防治方法。

随着我国政治和经济体制改革的深入及改革开放政策的落实，农村物资交流扩大，病区生活条件不断改善，生活水平逐渐提高，居民饮食结构和生活方式改变，粮食卫生质量提高，食物品种多样化，人们健康意识明显增强，卫生知识得到普及，大骨节病预防措施得到进一步完善和推广。1987 年的统计数据显示，全国接受换粮措施的人数约为 100 万，补硒防治大骨节病的人数达 1224.3 万，改水防治大骨节病的覆盖人数近 2000 万，80％以上的病区实行了防病和脱贫一起抓的综合治理措施。

五、20 世纪 90 年代

1990 年全国大骨节病监测工作启动，此阶段是定点监测，一直持续到 1999 年。10 年监测期间，各病区病情的基本情况主要分为三类：第一类是 1990 年儿童大骨节病 X 线改变阳性检出率在 10％以下的病区，病情基本未见波动，稳定在 2％~3％，达到了控制水平；第二类是 20 世纪 90 年代初儿童大骨节病 X 线改变阳性检出率在 10％~30％的病区，病情在稍有波动中持续下降，1996 年后基本稳定在 10％以下，达到基本控制的水平；第三类是 20 世纪 90 年代初儿童大骨节病 X 线阳性检出率大于 30％的病区，病情在监测中陡然下降，1997 年达 10％以下，但在 1992 年曾经有过一次明显的反弹，是大骨节病病情可能出现反弹的高危险地区。

在此期间，大骨节病防治工作通过进一步的病因研究和现场实践，于 1997 年形成了一整套行之有效的"中国大骨节病防治策略"，即在不同病区根据当地实际情况采取"改种水田、改种经济作物、退耕还林、还草还牧、异地育人、集中办学以及搬迁"等综合措施防治大骨节病。"中国大骨节病防治策略"得到了推广和应用，80％以上的病区实行了综合防治措施，有效控制了大骨节病病情。

六、21 世纪前 20 年

2000 年以后，全国启动了大骨节病重点监测第二阶段工作，将定点监测改为动点监测。2000～2007 年监测结果显示，各省儿童 X 线改变阳性检出率虽年度间有所波动，但仍呈持续下降趋势，全国总体病情基本达到控制水平。2008 年以后，虽然监测方案根据工作需要历经几次调整，但监测工作仍持续进行。自 2010 年开始，全国儿童大骨节病 X 线检出率一直低于 1%。

自 2004 年起，国家先后出台了《全国重点地方病防治规划（2004～2010年）》《全国地方病防治"十二五"规划》《全国地方病防治"十三五"规划》和《全国地方病防治三年攻坚行动方案（2018～2020 年）》。全国各病区省份以规划和方案为指引，在党和政府的指导下，重点病区持续开展以换粮、搬迁、退耕还林（牧）、异地育人、提高粮食卫生学质量、病区补硒、学生营养改善计划等综合防治措施，取得了显著效果。

此外，我国明确提出城镇化战略，城镇化过程促进了农村人口的迁徙流动，使一部分病区人口搬离病区。易地扶贫搬迁是我国当前正在实施的又一项重大利民工程，即通过对生存环境恶劣地区的农村贫困人口实施易地搬迁，从根本上改变其生存和发展环境。城镇化战略和易地扶贫搬迁专项工程，为我国西部病区控制和消除大骨节病提供了重要支撑。

在我国经济快速发展，居民生活水平不断提高，卫生、扶贫和教育等多部门相关政策落实的共同效应下，我国大骨节病防治工作取得了世人瞩目的成就，全国大骨节病防治工作已从落实防治措施阶段走向了持续控制和消除阶段，目前大骨节病病情持续下降并得到有效控制，2020 年末，全国 379 个大骨节病病区县已全部达到消除标准。

第二节　中国大骨节病防治策略

一、中国大骨节病防治策略

大骨节病是典型的环境病，只要病因进入人体的途径被阻断，病情一定可以得到控制，病区一定可以消除。因为传播途径集中，受累人群庞大，防治措施必然是社会性的、涉及民生且耗资相对巨大。鉴于阻断病因措施的历史经验，我国大骨节病防治策略的主要内容如下。

（一）病区中凡水源条件允许的地方，可改旱田为水田，改主食为大米

由于不同种类的主食粮食受 T-2 毒素污染程度不同（小麦/青稞最易被污染，玉米次之，水稻几乎不被污染），因此大骨节病的发病与主食粮食种类密切相关。换粮是中国大骨节病防治策略的核心内容，改变病区农作物的种植方式，由原来的种旱田、以小麦和玉米为主食改为种水田、以大米为主食是其中的一种方法。

大骨节病历史重病区辽宁省和吉林省，在 20 世纪 50 年代即开始推广种植水田，之后大骨节病的发生日益减少，20 世纪 90 年代初病情达到基本控制。1982 年，实行自负盈亏的家庭联产承包责任制后，黑龙江省尚志县庆阳乡、石头河子镇和亚布力镇先后改种水田成功，之后大骨节病也完全停止发生。黑龙江省绥棱县曾是大骨节病重病区，1983 年，该县 15 个村屯 X 线抽查结果显示儿童 X 线阳性改变检出率高达 57.23％。为了有效地控制大骨节病病情，绥棱县自 1983 年开始全面落实以扩种水田为主的综合防治措施，逐年增加水田的种植面积，由 1982 年前的 725 亩增至 1987 年的 20 万亩，病区平均食用大米量达 50％～60％，高者达 80％～100％。1988 年 12 月，绥棱县地方病防治领导小组组织大骨节病专家对绥棱县大骨节病防治效果进行了全面考核，考核结果显示绥棱县落实扩种水田为主的综合防治措施效果显著，所抽检儿童的 X线阳性改变检出率为 3.9％，绥棱县已基本控制大骨节病病情，成为黑龙江省绥化地区第一个基本控制大骨节病的病区县。

由此可见，改变农作物种植方式是预防大骨节病行之有效的防治措施。

（二）交通方便或靠近城镇的病区，可改种蔬菜或其他经济作物，由　　市场购入食用粮

此项内容的实质仍为换粮防治大骨节病。此种方法可使居民停止或减少食用病区自产粮食（主要是面粉和玉米），改换为食用非病区产粮食（主要是大米），既可消灭大骨节病，又可增加居民收入，提高居民生活水平。

（三）边远山区可退耕还林或退耕还牧

苏联赤塔病区是大骨节病重病区之一，但在 1964 年该地区的大骨节病已经得到控制。赤塔防治大骨节的基本措施是在病区内放弃谷物种植的农业生产方式，全部耕地改种牧草、饲料或者退耕还林，小麦、面粉由国外进口，此种

做法证明退耕还林、还牧是防治大骨节病的有效方法之一。

1999 年，我国启动实施了退耕还林、还牧生态建设工程，截至 2006 年底，累计完成退耕造林 1.39 亿亩。河北、山西、内蒙古、黑龙江、河南、四川、陕西、甘肃和青海等大骨节病病区省份均受益于该项目。2014 年，我国启动新一轮退耕还林、还牧工程，到 2020 年，全国约 4240 万亩耕地退耕还林、还牧，这必将进一步扩大持续控制和消除大骨节病病区的范围和巩固已取得的防治成果。

（四）在不具备上述条件的地方，可推广科学种粮，干燥储藏，降低食粮污染程度，把 T-2 毒素含量降低到 100ng/g 以下或至少降到 300ng/g 以下

T-2 毒素对粮食的污染，分为收获前、收获过程中和收获后的污染。收获前的污染主要是指在粮食收割之前，来自于土壤或植物体上的孢子污染。收获时，如采用旧式收割方法，从田间收割、放倒，到土场院上堆放、碾压、扬场等均可给谷粒受土壤镰刀菌污染的机会，谷粒污染水平按粒数计，差异很大，少的基本检不出，多的可达 50％ 以上。收获后的污染，是粮食在加工、运输、储存过程中，空气、水、地面、加工机械、运输工具及储存场所的孢子附着在谷物上，遇到合适的条件生长繁殖而引起的污染。

在影响镰刀菌产毒的诸多影响因素中，潮湿是最主要的，在采收、加工和储存 3 个环节中均可发挥作用。①采收环节：镰刀菌作为田间真菌对水分的依赖很大，未经干燥的粮食含水量高，易于发霉，因此只有水分多、新鲜的谷粒才能检出大量的镰刀菌，粮食放置时间增长或经过干燥，镰刀菌便迅速死灭。这个特性限定了镰刀菌产毒的时间界限，反映了谷物脱粒后应立即干燥的卫生学意义。因此粮食需要及时收割晾晒，控制其湿度，且晾晒、阴干、烘干均须在通风条件下进行，严格遵守入库谷物水分限制标准，使储存时的含水率小于 15％，是防止 T-2 毒素产生的关键。②加工环节：大骨节病病区主食多为青稞与小麦，收割季节多雨，收割方式落后，土法打场，加工方法不科学，有的地区甚至加水加工。实验数据说明，表面已被镰刀菌污染的小麦和玉米，灭菌干燥以后磨粉，则很少检出真菌代谢物，相反如在潮湿冷凉条件下磨粉，即可产生大量毒素。与此同时，颗粒粮磨粉过程中会使粮食发热，且磨粉后的粮食更容易吸潮，给 T-2 毒素产生创造条件。因此，磨粉后的粮食要及时加工处理，彻底冷却干燥，减少霉菌产生。③储存环节：制粉以后的储藏条件对于 T-2 毒素的产生有重要作用。如前所述，大骨节病病区多处于冷凉潮湿的环境中，储

藏条件不良可造成粮食的真菌及其毒素污染，而储藏条件的相对科学化，可减少镰刀菌的污染以及毒素的产生。有研究表明，受污染的谷物制粉后，如果立即烘干并在干燥器中储存则很少产生毒素；如果储存于冷凉潮湿的环境中，则适得其反。

鉴于以上原因，在大骨节病病区首先应大力提倡科学种田，改进粮食耕作制度，机械化收割、脱谷、磨粉，快收、快打、快脱水、快进仓，用一切可能的措施降低原粮、成品粮以及面粉等食粮制品中 T-2 毒素含量。各病区省份针对粮食种植和收获的各个环节采取了相应的措施，也取得了一定的成效。

1. 青海省

近年来，随着健康教育的开展，病区居民认识到少量、短时储存粮食有益健康，且逐渐改善了粮食的储存方式。2018 年，在大骨节病历史重病区兴海县、贵德县和班玛县共选择 3 个病区村和 3 个非病区村作为调查点，病区村分别为下村、斜马浪村和要什道村，非病区村分别为大米滩村、贡巴村和德昂村。在 6 个调查点共采集小麦样品 60 份（兴海县和贵德县 90％ 为自产粮，班玛县全部为外购粮）和青稞样品 10 份（班玛县要什道村），下村、斜马浪村和要什道村小麦 T-2 毒素平均含量分别为 (3.173 ± 0.762)ng/g $(n=10)$、(2.506 ± 0.430)ng/g $(n=10)$ 和 (2.416 ± 0.619)ng/g $(n=10)$，大米滩村、贡巴村和德昂村小麦 T-2 毒素平均含量分别为 (3.100 ± 0.473)ng/g $(n=10)$、(3.186 ± 0.451)ng/g $(n=10)$ 和 (2.879 ± 0.456)ng/g $(n=10)$，班玛县要什道村青稞中的 T-2 毒素平均含量为 (2.355 ± 0.700)ng/g $(n=10)$。病区居民主食粮食样品中虽有一定程度的 T-2 毒素污染，但均处于较低水平，符合粮食卫生学要求。

2. 四川省

随着大骨节病健康教育工作的不断深入，病区群众防病意识逐渐提高，粮食收割、翻晒和储存都更为科学，避免了真菌及其毒素的污染。2018 年 7 月至 2019 年 2 月，在阿坝州马尔康市、壤塘县、阿坝县、若尔盖县和红原县 5 个大骨节病历史重病区市（县），分别选择 1 个历史重病区乡，每个乡选择 1 个历史重病区村和 1 个非病区村，共采集检测粮样 168 份（病区村 103 份，非病区村 65 份），T-2 毒素含量均低于检出限（1ng/g）。

3. 陕西省

伴随粮食生产、收割、储藏方式的不断改善，粮食卫生学质量明显提高。2005 年，研究人员采集榆阳区补浪河、榆阳区巴拉素、柞水县蔡玉窑、宁陕县龙王乡、太白县靖口乡和长武县亭口乡 6 个国家项目调查点面粉样品 180 份（外购 100 份，自产 80 份），检出 T-2 毒素阳性样品 116 份，阳性率为

64.44%，阳性样品中外购和自产面粉分别占57.8%和42.4%；180份样品 T-2毒素平均含量为 (3.82 ± 4.38)ng/g；6个调查点面粉中 T-2 毒素含量分别为 (1.15 ± 4.93)ng/g $(n=30)$、(3.29 ± 5.33)ng/g $(n=30)$、(5.10 ± 5.31)ng/g $(n=30)$、(6.60 ± 2.61)ng/g $(n=30)$、(5.00 ± 4.03)ng/g $(n=30)$ 和 (1.77 ± 4.03)ng/g $(n=30)$。以上结果说明粮食样品中 T-2 毒素污染水平较低，符合粮食卫生学要求。

为减少粮食真菌污染和产毒的机会，保证粮食卫生学品质，科学储存粮食时应注意以下5点。

(1) 储粮容器的准备　在我国西部地区，居民习惯使用木质储存柜保存磨好的面粉，一般储存时间短则2～3个月，长则半年，面粉与木柜直接接触，极易发生结块，导致霉菌滋生。因此，储粮容器（如木柜、袋子、桶等）在使用前，应先进行内外清理，去除残存的粮食、杂质等，必要时进行消毒处理。

(2) 去除杂质　粮食在储存前，要尽可能去除粮食中的杂质，包括粮食中的害虫、秸秆、瘪粒、杂草种子和砂石等。

(3) 充分晾晒　日光下晾晒不仅可以降低粮食的水分，还可以杀灭其中的害虫。应选择水泥地面的晒场或房顶进行晾晒。不应在沥青马路上晾晒粮食，不仅会影响交通，还会对粮食造成污染。选择晴朗的天气，将粮食均匀薄摊在晒场上，厚度以不超过10cm为宜，在粮食中水分降至13%以下（国家粮食入库标准）、粮食温度与环境温度相同后方可储存。陕西省的一项调查结果表明，晒粮前粮食的真菌污染率为11.60%，晒粮后为5.40%，两者相比较，差异具有统计学意义。

(4) 储粮场所的环境卫生　最重要的是保持储粮场所的干燥和通风，尤其是木质储存柜，更要注意通风，同时不要储存太多面粉，以免形成真菌生长和产毒的适宜条件。室内物品要摆放整齐，特别是储粮容器周围和底部不能堆放杂物，不应有撒落的粮食和其他食物，以防外部害虫和老鼠等的侵害。

(5) 粮食的日常检查　夏季高温季节，每周应检查一次，其他季节可以适当延长检查的间隔时间。检查粮食时，观察粮食的色泽、气味是否正常，散落性是否良好及有无结块、霉变现象。粮食的日常检查，有利于及时发现和处理问题，以保证粮食的安全卫生。

二、大骨节病综合防治措施

大骨节病具有复杂而病区广泛的流行特征，且各病区实际情况不同，要求其防治措施策略必须做到周密细致、因地制宜。结合"中国大骨节病防治策略",目前我国各大骨节病病区采取的防治措施主要如下。

（一）改变种植方式、换粮

病区中凡水源条件允许的地方,旱田改为水田、居民以大米为主食;在水源不便的地方,居民可由食用粉粮(面粉、玉米面)改为食用小米和高粱等颗粒粮食。

（二）改种蔬菜或经济作物

交通方便或靠近城镇的病区,可改种蔬菜或其他经济作物,由市场购入主食粮食。

（三）退耕还林（牧）

在边远山区可退耕还林或退耕还牧,其目的使病区居民放弃食用自产粮食。

（四）减少污染,提高粮食卫生学品质

推广科学种植,改善病区粮食收获、运输和储存技术,减少粮食真菌污染和产毒的机会,提高粮食卫生学品质。

（五）补充硒和维生素

在病区人群硒营养水平偏低的情况下,科学补硒,使儿童发硒含量达到 $200\mu g/kg$ 以上,或者补充维生素 C 和维生素 E 等,进而改善人群营养状况,提高人体抗病能力。

研究人员曾在病情活跃的大骨节病重病区吉林省汪清县罗子沟镇金星村和新村选取 4～13 岁的儿童大骨节病患者 90 名,进行为期一年的治疗试验。儿童大骨节病患者被随机分为试验组和对照组,试验组隔日静注 20mL 12.5％维生素 C,20 次后改为口服维生素 C,每日 3 次,每次 200mg,对照组未给予任何干预措施。一年后,试验组儿童大骨节病好转率为 99.33％,进展率为 6.67％,而对照组的大骨节病好转率为 52.11％,进展率为 47.89％,两组好转率比较,差异具有统计学意义。

西藏自治区昌都市补维生素 C 后,成人大骨节病临床检出率从 2001 年的 13.0％下降到 2003 年的 3.4％,下降了 73.85％,补维生素 C 前后成人大

骨节病患者临床检出率比较，差异具有统计学意义；4～12岁儿童大骨节病X线改变阳性检出率从2001年的20.8％下降到2003年的3.4％，下降了83.65％，补维生素C前后儿童大骨节病X线改变阳性检出率比较，差异具有统计学意义。成人和儿童的结果共同说明补维生素C防治大骨节病具有一定的效果。

陕西省耀州市为期一年的干预试验结果表明，单纯补硒（口服亚硒酸钠，每人每周1次，每次1mg）、补维生素C（口服，每人每日2次，每次300mg）、两药联合应用（口服剂量与单独用药相同）或粮食干燥防治大骨节病均取得显著效果，且4种方法的疗效相比较，差异无统计学意义。单纯补硒、补维生素C和两药联合应用均可使儿童发硒平均含量显著升高，提示维生素C可以促进硒的吸收和利用，增强硒的生物学效应，这也可能是维生素C防治大骨节病的机制之一。

甘肃省地方病防治研究所自1988年12月开始，在天水地区26个自然村对119例早期干骺端改变的大骨节病儿童（4～12岁）进行了为期一年的治疗试验。按照人数比例和地理特点，119例儿童大骨节病患者以自然村为单位被分为4组，分别给予硒盐（1/6万）、维生素C（每日口服300mg）、维生素C＋亚硒酸钠（每日口服300mg维生素C，同时每10日口服1mg亚硒酸钠）和碘盐。治疗后拍摄儿童右手（包括腕部）X线片，根据X线征象的变化计算干骺端改变的修复率、好转率和进展率等，判定治疗效果。结果显示硒盐组治疗效果最好，干骺端改变修复率（26.7％）和好转率（53.3％）高于维生素C组、维生素C＋亚硒酸钠组和碘盐组，尤其是显著高于碘盐组（修复率：0，好转率：34.5％）；硒盐组、维生素C组和维生素C＋亚硒酸钠组无患者病变进展恶化，而碘盐组有3例患者病情进展，进展率为10.3％。以上结果再次证实硒对大骨节病早期干骺端改变具有促进修复和防止进展恶化的作用。补充适量的硒和维生素C均能起到治疗早期干骺端改变的作用，食用硒盐要比服用亚硒酸钠片或维生素C效果更好。食用硒盐不仅能使补硒生活化，从而有效地保证病区居民每天摄入适量的硒，而且还可以节省专人投服药物的人力和物力，是防治大骨节病较经济、简便的措施。

一项纳入16个随机对照试验，包括2883例患者的网状Meta分析结果显示，亚硒酸钠、硒盐、亚硒酸钠＋维生素E、亚硒酸钠＋维生素C以及单独口服维生素C均可明显促进儿童大骨节病患者干骺端改变的修复，治疗效果由高至低为亚硒酸钠＋维生素E、硒盐、亚硒酸钠、亚硒酸钠＋维生素C和维生素C；不同方式治疗后患者干骺端改变好转率均较高，与安慰剂/空白对照相比较，差异具有统计学意义，其中亚硒酸钠＋维生素 E 组的干骺端改变好转率显著高于亚硒酸钠＋维生素 C 组以及单独口服维生素 C 组。

（六）搬迁

大骨节病是发生在特定地域的一种地方病，具备地方病"迁入病区得病、迁出病区不得病"的显著特点。在大骨节病严重流行的年代，病区居民常常把儿童和青少年送出病区居住，从而达到"逃拐"的目的；也有重病村居民搬迁到外地或轻病村后病情减轻的现象。我国大骨节病监测结果也表明，搬迁防治大骨节病效果显著。易地扶贫搬迁专项工程是我国控制和消除大骨节病的重要举措之一。

西藏自治区试点 4～12 岁儿童大骨节病 X 线阳性检出率从搬迁前（2001年）的 42.8％下降到搬迁后（2002 年）的 33.3％，下降了 22.20％，搬迁前后儿童大骨节病 X 线阳性检出率比较，差异具有统计学意义，说明搬迁措施对防治儿童大骨节病具有一定的效果。

四川省阿坝州从 2007 年起实施扶贫开发和综合防治大骨节病试点工作，在大骨节病病区实施了换粮、补硒、异地育人及搬迁等措施，干预点 5 年（2007～2011 年）儿童 X 线阳性检出率整体呈下降趋势，说明异地育人、换粮、补硒及搬迁等综合措施预防儿童大骨节病是有效的。综合防治前，搬迁＋异地育人＋换粮＋补硒组的病情重于异地育人＋换粮＋补硒组，实施综合防治措施后，两组病情均呈下降趋势，且两组间病情差异消失，提示搬迁措施防病效果较强。但由于实施进度不一致，而且每个观察点至少同时存在 3 种措施，所以对单一措施的防病效果难以评价。

最近一项纳入 22 项研究 Meta 分析结果显示，综合预防措施和换粮是减少儿童大骨节病新发最有效的措施，而改水和食用硒盐能够有效地改善儿童大骨节病患者的临床症状。

（七）异地育人或办住宿制学校

异地育人或办住宿制学校是国家政府为西部贫穷地区儿童实施的一项扶贫救助工程。将大骨节病病区的中小学并校到经济条件和教育质量较好的非病区中小学，采取寄宿制教育，集中供养，学龄儿童免费就读，此种在居住地以外的地区接受教育的方式，称为异地育人。异地育人实际上也是一种换粮防治大骨节病的措施，使大骨节病病区儿童脱离病区、食用非病区粮食，从而达到预防大骨节病的效果。在我国青海、甘肃、四川和西藏等西部省（自治区），异地育人是大骨节病病情得到控制的主要原因。异地育人一方面使儿童在骨骼发育的重要阶段脱离病区、远离致病因素，不受大骨节病的危害，健康成长；另一方面让病区儿童接受更好的教育，为其未来发展和提高全民素质打下坚实基础。

研究人员曾在西藏昌都市边坝和洛隆两县设立小学校，集中所有学龄儿童上学，实行"三包"政策，即包吃（集中供应非病区大米）、包住和包学费衣物。采取措施仅1年，儿童大骨节病X线阳性检出率即从原来的67.2％降低至29.4％；3年后，儿童大骨节病X线阳性检出率降至14.8％；9年后，儿童大骨节病X线阳性检出率降至5.2％；之后一直控制在10％以下。换粮措施在西藏自治区全部病区推广后，大骨节病病情快速下降，连续监测结果表明，自2005年起，西藏自治区大骨节病病情即得到了有效控制。

（八）膳食多样化

膳食多样化是预防大骨节病的防治措施之一。针对病区居民饮食结构单调的情况，改变粮食种植结构，提倡农作物种植多样性和食物多样化。

大骨节病多发生在偏远落后的农村地区，城市不发病或很少发病。以往膳食调查发现，大骨节病区居民以玉米、小麦和青稞等谷类为主要食物，饮食中缺少蔬菜水果和油脂，偶尔食用肉类和鸡蛋，以致居民蛋白质营养水平低，维生素和矿物质缺乏。儿童青少年时期是人体骨骼形成的关键时期，骨骼生长发育所需的矿物质、维生素和蛋白质等营养素均要保证。营养素的缺乏必然会妨碍骨骼的生长发育，同时也减弱了机体对抗外界有害致病因素的能力。

近年来，随着社会经济的发展，大骨节病病区居民生活水平提高，居民的膳食结构发生了显著变化：一方面主食中玉米等自产粮食比例显著下降，大米等外购粮食比例增加，使居民暴露于大骨节病致病因子的机会减少；另一方面，肉、蛋、鱼以及新鲜蔬菜水果等副食品摄入大幅增多，食物品种多元化，荤素搭配，营养均衡，可充分发挥食物间营养物质的互补作用，增加人们对致病因子危害的抵抗力，对于预防大骨节病具有一定作用。

（九）改善环境和居住条件

大骨节病患病情况除与地形地貌、气象气候、生活习惯和社会经济状况等条件密切相关以外，生活环境对大骨节病的发生和消长也有不同程度的影响。改善居民生活环境对预防大骨节病的发生具有一定的积极作用。

病区居民一般居住条件较差，住房经常存在寒冷、潮湿和采光不好等问题，使群众抗病能力降低。因此，病区居民要逐步放弃住窑洞和马架房的习惯，建造房屋时应力求通风、采光好、干燥且有防寒设备，在保证居住环境良好的同时改善粮食储存条件，使保存的粮食不易霉变，减少镰刀菌污染和 T-2 毒素产生。

陕西省落实惠民工程项目，对部分大骨节病重病区村，实行搬迁措施，同时改善居民居住和粮食储存条件。搬迁具体为将坡大沟深、饮水困难、生活条件很差的冯南村的南河沟和上羊头两自然屯搬迁到地势平坦、饮水条件优越的冯家庄屯；将地势低洼、饮水不便的渠子村搬迁到地势平坦、饮水条件优越的新村。冯南村原饮用窑水和沟水，搬迁后饮机井水；渠子村原饮用土井水、窑水，搬迁后改用泉水。两村搬迁前多住于窑洞，在窑洞储存粮食；新搬迁点均为瓦房，采光通风好，粮食储存无霉坏现象。20 年后，永寿县冯南村的儿童大骨节病 X 线阳性检出率由搬迁前（1981 年）的 26.38% 下降到搬迁后（2001 年）的 0；渠子村的儿童大骨节病 X 线阳性检出率由搬迁前的 46.94% 下降到搬迁后的 1.33%，说明搬迁、居民饮水、居住、粮食储存条件改变防治大骨节病效果显著。

第三节　儿童与成人大骨节病治疗

一、儿童大骨节病的治疗

在大骨节病严重流行时期，活跃重病区村儿童手部 X 线阳性检出率可高达 60%～80%，甚至 90%，但最终可确诊的Ⅰ度及以上的大骨节病病例一般不超过 50%。此种 X 线阳性检出率高于临床检出率的现象，可以理解为超出部分是尚未见临床症状或体征的大骨节病 X 线病例。此类大骨节病 X 线病例，尤其是具有干骺端改变的，如致病因子不再继续作用于人体，即使不给予任何治疗措施，机体本身也会将已被破坏的骨质修复正常，这就是通常所称的自然治愈。干骺端改变在 3～6 个月的时间里，自然治愈率可达 80%。而骨骺和骨端的改变修复较慢，有的甚至不能修复而进展、转化为临床病例。

因此，在大骨节病发病初期，采取迁离病区或者食用非病区粮食的方法，是控制病情进展甚至完全治愈的最佳方法。除此之外，某些具有解毒和抗氧化作用的药物也有一定的辅助治疗作用，可选用的药物主要有维生素 C、维生素 E 和硒制剂。

二、成人大骨节病的治疗

大骨节病曾在我国13个病区省（自治区）有不同程度的流行，目前病区遗留下来大量历史流行期间发病的成人患者，这些现症患者中大部分具有较明显的临床症状，重症患者关节破坏严重，生活难以自理，属残疾、半残疾；中度患者虽然生活可以自理，并能参加轻体力劳动，但关节疼痛严重、功能障碍明显，严重影响其生活质量；轻症患者症状较轻，可从事日常生活和生产劳动，但偶有不慎，病情便可恶化、升级。2012年大骨节病历史重病区陕西省彬州市（原彬县）韩家乡先锋村的一项调查结果表明，病区35～60岁成人大骨节病患者的劳动力显著下降（84.38%），远远高于非大骨节病患者（7.06%）；患者病情越重，对劳动力的影响越大，Ⅱ度和Ⅲ度大骨节病患者劳动力下降率（73.44%）显著高于Ⅰ度患者（26.56%），且病情越重，劳动力开始下降的年龄越早；男性患者劳动力下降率显著高于女性患者；引起劳动力下降的主要受累关节包括踝、膝、肘和腕。

大骨节病严重影响病区居民的身体健康、生产生活能力和生活质量，是病区因病致贫和因病返贫的主要原因之一，特别是在一些民族地区，还可能影响社会和谐和民族团结。因此，在目前全国儿童大骨节病病情持续控制和各病区省（自治区）已对约17万成人大骨节病现症患者进行精准定位的背景下，如何早期、安全、有效地治疗成人大骨节病是病区亟待解决的主要公共卫生问题。

(一) 治疗目的和原则

由于成人大骨节病患者骨组织的破坏、增生和改建已无法恢复，所以其治疗主要针对患者临床症状采用相应的对症治疗，目的是缓解关节疼痛、阻止或延缓病情进展、保护和提高关节功能，进而提高劳动生产能力和改善生活质量。根据成人大骨节病的治疗目的，治疗原则可总结为以下4点。

（1）预防为主　应从疾病的发病环节入手，采取有效的预防手段，从根源上防治疾病。

（2）对症治疗　对于具有疼痛症状和关节畸形，但尚未明显影响生活质量的患者，可通过综合干预，如药物治疗、物理治疗和支具治疗等相结合的方式控制症状。

（3）改善功能　针对功能受限的患者，需要评估其年龄、生活状态和功能受限程度后进行治疗。对于功能要求不高且年龄较大的患者可采用对症治疗改善关节功能，满足其日常生活的需要；而对于功能要求高且较年轻的患者应通过手术治疗恢复其关节活动范围和功能，满足其日常生活和生产劳动的需求。

（4）提高生活质量　无论疾病的严重程度如何，大骨节病治疗的最终目标是提高患者生活质量，故有利于提高患者生活质量的治疗方法都可以作为尝试性治疗手段。

此外，由于大骨节病的监测和治疗工作多数是由各级地方病防治机构所开展，因此，在大骨节病治疗工作中，还需要注意以下事项。

① 地方病防治技术人员需是具有临床执业医师资格的医务人员或在具有临床执业医师资格的医务人员指导下开展治疗工作。

② 治疗用药须具有国家药品批号。

③ 治疗方法应以非药物治疗联合药物治疗为主，无效时可考虑手术治疗。

④ 治疗方案应个体化，充分考虑患者病变部位和病情程度，以及自身其他情况（包括年龄、不良嗜好、重要脏器其他疾病等），选择相应的治疗方法和治疗用药。

⑤ 由于类固醇类消炎止痛药可促进骨质疏松，加重病情，因此在成人大骨节病治疗中严禁使用。

⑥ 手术治疗须在具有相应资质的医院施行。

⑦ 治疗过程中应做好随访工作，遇不良反应要及时处置。

（二）治疗方法

成人大骨节病的病变性质与骨关节炎相似，因此临床上多数参照骨关节炎的治疗方法进行治疗，包括非药物治疗、药物治疗和手术治疗。非药物治疗包括物理疗法、行动支持和自我行为疗法等；药物治疗包括局部药物治疗、口服药物治疗和关节腔注射等；手术治疗主要包括游离体摘除术、关节清理术和人工关节置换等。根据患者的病程、病情严重程度及经济承受能力等，可采取不同的治疗方法。

1.非药物治疗

非药物治疗在成人大骨节病治疗中占有很重要的位置，也可作为药物治疗或手术治疗的辅助治疗方法。非药物治疗包括对患者的健康教育与健康促进、生活指导、自我行为疗法以及物理治疗。

（1）健康教育与健康促进　随着科学的发展和社会的进步，人们逐渐认识到疾病的发生是各种因素综合作用的结果，生活方式和行为是其中重要的因素，而健康教育与健康促进是改变人们行为和生活方式的有效途径。

健康教育通过有计划、有组织、有系统的社会和教育活动，促使人们自愿地改变不良健康行为和影响健康行为的相关因素，消除或减轻影响健康的危险因素，预防疾病、促进健康和提高生活质量。健康教育的核心是促使个体或群体改变不健康的行为和生活方式。许多不健康行为或生活方式受社会习俗、文化背景、经济条件和卫生服务等影响，而更广泛的行为涉及生活状况，如居住条件、工作条件、饮食习惯、市场供应、社会规范和环境状况等。因此，改变不健康的行为与生活方式是一个艰巨的和复杂的过程。要改变不健康的行为必须增进有利健康的相关因素，如获得充足的资源、有效的行政领导以及自我帮助的技能等。此外，还要采取各种方法帮助群众了解自身健康状况并做出自己的选择以改善他们的健康，而不是强迫他们改变某种行为。所以，健康教育必须是有计划、有组织、有系统的教育过程，只有这样，才能达到健康教育的预期目的。

迄今为止，仍然有不少人把健康教育与卫生宣传等同。卫生知识的传播无疑是十分必要的，但是，当个体和群体做出健康选择时，更需要得到有利于健康的社会和经济环境的支持，否则要改变行为是很困难的。因此，单纯传播卫生知识的卫生宣传是健康教育的重要手段，但不能等同于健康教育。健康教育应提供改变行为所必需的知识、技能和服务，以促使个体、群体和社会的行为改变。这就涉及到另一个概念——健康促进。

健康促进是指一切能促使行为和生活条件向有益于健康改变的教育与生态学支持的综合体，其中所涉及的教育是健康教育，生态学是健康与环境的整合，需要通过跨部门的合作来完成。在这一定义中，健康教育在健康促进中起主导作用，这不仅是因为健康教育在促进行为改变中起重要作用，而且它对激发领导者拓展健康教育的政治意愿、促进群众的积极参与以及寻求社会的全面支持、促成健康促进氛围的形成都起到极其重要的作用，没有健康教育也就没有健康促进。在健康促进定义中，特别强调创造支持性环境，政府的承诺、政策、法规、组织和环境的支持以及群众的参与，是对健康教育强有力的支持。如果没有后者，健康教育尽管能在帮助个体和群体改变行为上做出努力，但是会显得软弱无力。健康促进的概念要比健康教育的概念更为完整，因为健康促进涵盖了健康教育和生态学因素，健康促进是健康教育发展的结果，两者之间的关系可概括为"健康促进＝健康教育＋健康政策"。

作为一种可防难治的地方病，大骨节病强调以预防为主，尤其是儿童大骨节病，而成人大骨节病病变发展及其结局与骨关节炎类似，其治疗方法至今仍在探索中。非专业医生以及多数患者并未充分认识到这一点，滥服药物，特别是激素类药物造成严重后果的案例屡见不鲜。所以，在大骨节病的防治中，健康教育和健康促进尤为重要。

利用电视、广播、光盘、标语和宣传画等手段，大力广泛宣传，开展健康教育，第一步使大骨节病患者了解疾病的发生发展过程，各阶段症状和对应的治疗方法，建立战胜疾病的信心，同时可配合相应的治疗；第二步可让居民自觉避免对康复治疗不利的各种生活习惯，建立合理的生活方式，排除可能促使病情恶化的危险因素；第三步可帮助患者在医生指导下规范用药，掌握所用药物的用法、用量和不良反应。

（2）生活指导（自我行为疗法）

① 关节情况良好时，可进行适量、适当的运动，以增进肌力及关节活动度，如膝关节在非负重体位下主动屈伸活动等。当关节疼痛加重时，应减少或停止活动。

② 避免长时间跑、跳，减少上下坡、上下楼梯，严禁爬山。爬山属于负重运动，腰部以下的关节都要承受身体的重量，尤其膝关节受力最多。膝关节除了承重增加外，还要前后移动、侧向扭转，尤其膝关节前端的髌骨部位承受压力最大，对半月板等关节软组织造成磨损，会加重大骨节病患者的关节软骨损伤。

③ 不宜过度使用关节和超负重，避免背、抬、举重物，尤其是用力过急；避免做难以停止或节奏过快的动作。

④ 养成使关节充分舒展的习惯，适时改变姿势或活动关节，同一姿势不宜持续过久，一般建议同一姿势不宜持续 1h 以上。膝或髋关节受累患者应避免长久站立、跪位和蹲位。

⑤ 可利用手杖、拐杖和步行器等辅助工具帮助走路；可使用穿袜辅助器、鞋拔、简易坐便器和坐便椅等辅助工具帮助完成穿鞋袜、坐下和站起等日常活动，减轻受累关节负荷。

⑥ 注意关节保暖，天气寒凉时避免在潮湿地面坐、卧，冬季时可用棉垫保护肘、膝和踝关节。

⑦ 肥胖患者应减轻体重，避免关节的过度负荷。

（3）物理疗法 物理疗法可减轻疼痛、缓解关节僵直、增强局部血液循环和改善关节功能，是临床症状较轻的成人大骨节病患者的首选治疗方式，包括激光、热疗、中药熏蒸、针灸、推拿、拔火罐和整肤疗法等，以及由上述疗法所延伸出的热电刺激疗法、离子导入疗法和微型针刀疗法。物理疗法既可单独使用，也可作为辅助治疗手段与药物治疗联合使用。

① 激光：激光疗法治疗成人大骨节病经济、简便、无痛苦、无不良反应，患者易于接受。应用激光针灸机照射 53 例成人大骨节病患者的肩、肘、腕、髋、膝和踝关节的穴位，每次 3～5min，每天 1 次，一个疗程（7 天）后收到了一定的近期疗效，治疗有效率为 54.7%。

② 针灸和推拿：针灸是针法和灸法的总称。针法是指在中医理论的指导下把针具（通常指毫针）按照一定的角度刺入患者体内，运用捻转与提插等针刺手法来对人体特定部位进行刺激从而达到治疗疾病的目的。灸法是以预制的灸炷或艾叶在体表一定的穴位上烧灼、熏熨，利用热的刺激来预防和治疗疾病。通常以艾草最为常用，故而称为艾灸，另有隔药灸、柳条灸、灯芯灸、桑枝灸等方法。针灸是一种中国特有的治疗疾病的手段，是一种"内病外治"的医术，是通过经络、腧穴的传导作用，以及应用一定的操作法，来治疗全身疾病。从西医的角度来看，针灸具有镇痛，促进和改善局部血液循环，促进组织修复，调节机体免疫和内分泌功能，促进铁、镁和锌等元素的吸收、提高其生物利用率等作用。针灸直接作用病变附近的穴位，效果明显，起效快，但一般需要多疗程治疗。

推拿是通过手法作用于人体体表的经络、穴位或特定部位，以调节机体的生理和病理状况，从而达到预防和治疗疾病的目的。医生根据患者具体病情，运用各种手法技巧操作，一方面可直接在人体起局部治疗作用；另一方面还可通过神经和体液等，对人体各系统产生一定的双向调节作用，从而治疗不同系统疾病。推拿的作用机制主要包括解除肌肉痉挛、改善肌肉的营养代谢，镇痛，提高体液和细胞免疫功能和调节神经功能等。推拿在成人大骨节病的治疗中较少单独使用，常配合其他中医治疗手段联合应用。

针灸推拿作为祖国医学重要组成部分，对于"痹症"患者的临床治疗和功能恢复具有肯定作用。大骨节病属于中医"痹症"范畴，其中医辨证诊断标准及三个基本辨证分型具体如下。

① 气滞血瘀型：全身表现为焦虑抑郁，健忘失眠，头晕目眩，食欲减退，形体消瘦，神疲乏力，面色晦暗，盗汗，耳鸣，尿频，小便黄浊，遇劳累或情绪变化时发作或加重；男子遗精，女子月经不调。局部表现为关节局部紫黯或瘀斑，或发热，或拘急，腰膝酸软无力，关节刺痛或胀痛、昼轻夜重、固定不移，关节僵硬变形，或关节附近有硬结。舌脉表现为舌红或紫黯，或有瘀斑，少苔或无苔，或有裂纹，脉细或细数。

② 寒湿阻络型：全身表现为神疲，畏寒，肢冷，肢体困重，面黄无华，

小便清长。局部表现为关节局部畏寒，冷痛，肿胀，沉重，腰膝酸软无力，关节疼痛明显，昼轻夜重，得热则减，遇寒则增。舌脉表现为舌淡白，苔白或白腻，脉沉弦或紧。

③ 痰瘀互结型：全身表现为精神疲乏，形体肥胖，面色晦暗，口干不欲饮，小便清长。局部表现为关节疼痛，痛处固定，痛如锥刺，关节肿胀，痛处不红，僵硬变形。舌脉表现为舌质紫暗或有瘀斑，苔厚腻，脉涩。

辨证论治是将中医通过望、闻、问、切四诊所收集的临床资料，通过一定的抽象过程，概括为某种性质的"证"，即证候，然后依据辨证的结果确定相应的治疗法则进行治疗。辨证是治疗的前提和依据，辨证不清，则无从施治。在临床上，如果遵循辨证施治的规律，理法方药运用得当，就能取得满意的疗效；若不遵循辨证施治的规律，则疗效就差。132 例寒湿阻络型成人大骨节病患者随机分为 3 组，A 组患者应用推拿和针灸联合治疗：推拿每次约 20min，用温补手法及着重对膀胱经背俞穴中肺俞、肝俞、脾、肾及三焦的弹拨；针灸每次约 30min，留针同时采用 1～2cm 长艾条温针 1 次；针灸和推拿均为隔日1 次，共 15 次。B 组患者口服中成药大骨节Ⅰ号胶囊，每次 4 粒，每日早晚各 1 次。C 组患者口服布洛芬缓释胶囊，每次 1 粒，每日早晚各 1 次。各组患者治疗 30 天后，评价并比较中医证候积分、症状体征、碱性磷酸酶（ALP）和乳酸脱氢酶（LDH）及生活质量指数的变化。针灸推拿疗法和口服中成药大骨节病Ⅰ号胶囊均能够有效改善寒湿阻络型大骨节病患者的症状体征，包括疼痛指数、压痛指数、晨僵、肿胀指数和平均握力及中医证候；且与口服布洛芬缓释胶囊相比较，针灸推拿疗法还可降低患者血清 ALP 和 LDH 的水平；三组患者治疗后生活质量指数均有明显升高，与治疗前比较，差异具有统计学意义。

热补针法是郑魁山教授从烧山火手法和进火法等复杂手法简化所形成的一种传统针刺手法，操作简便，具有温经通络、散寒止痛的作用，对于虚寒证以及寒凝所致的"痹症"疗效肯定。从中医角度而言，热补针法的功用与大骨节病的病机特点相吻合。60 例寒湿阻络型成人大骨节病患者随机均分两组，热补针法组患者以疼痛部位取穴为主加以辨证配穴和循经远端取穴进行热补针法针刺，每次治疗 30min，每日 1 次，连续 5 天为一疗程，疗程间休息 2 天；西药组口服亚硒酸钠片（每次 2mg，每日 1 次）、布洛芬缓释胶囊（每次300mg，每日 2 次）和维生素 C（每次 200mg，每日 3 次）。治疗 4 周后，采用西安大略和麦克马斯特大学骨性关节炎指数（WOMAC）评分对受累关节进行评估，并进行安全性评价。4 周后，西药组的治疗总有效率（96.67%，

29/30）优于热补针法组（90.00％，27/30），但热补针法组的不良反应发生率（10.00％）显著低于西药组（40.00％）；治疗后 3 个月和 6 个月后，热补针法组患者各关节功能改善情况（3 个月：96.7％，6 个月：93.3％）均优于西药组（3 个月：80.0％，6 个月：73.3％），提示热补针法治疗寒湿阻络型成人大骨节病安全、有效、不良反应较少，尽管短期疗效不如西药明显，但远期疗效明显优于西药治疗。

120 例膝关节受累的成人大骨节病患者，随机分为对照组和观察组，对照组采用常规疗法，即口服亚硒酸钠片（每次 2mg，每日 1 次）、布洛芬缓释胶囊（每次 300mg，每日 2 次）和维生素 E（每次 10mg，每日 2 次），观察组在常规疗法的基础上加用中医推拿，治疗 6 个月后，比较两组患者疼痛、膝关节活动度改善情况及患者膝关节 X 线评分改善情况。治疗前两组患者视觉模拟疼痛评分、膝关节活动度和膝关节 X 线评分比较，差异均无统计学意义；治疗后两组患者视觉模拟疼痛评分（观察组：3.22±0.72，对照组：5.45±0.85）均较治疗前（观察组：8.52±0.78，对照组：8.47±0.81）显著下降，且观察组显著低于对照组，差异具有统计学意义；治疗后两组患者膝关节活动度（观察组：101.38±14.28，对照组：96.25±11.39）均较治疗前（观察组：84.89±11.47，对照组：85.11±10.52）明显提高，且观察组患者膝关节活动度明显优于对照组，差异具有统计学意义；治疗后观察组患者膝关节 X 线评分（7.71±1.29）较治疗前（6.92±1.17）显著提高，但对照组患者治疗前后膝关节 X 线评分（治疗后：7.32±1.23，治疗前：6.90±1.05）比较，差异无统计学意义。以上结果提示中医推拿疗法与亚硒酸钠联合治疗成人大骨节病可显著减轻患者疼痛，改善其膝关节活动受限症状和功能。

针刀松解术（针刀疗法）是基于中医基本理论指导，将针灸的"针"和手术的"刀"有机融汇的一种新疗法，发挥了针和刀的双重治疗作用。针刀疗法的优点是治疗过程操作简单，不受任何环境和条件的限制，治疗时切口小，不用缝合，对人体组织的损伤也小，且不易引起感染，无严重不良反应，患者也无明显的痛苦和恐惧感，术后无需休息，治疗时间短，疗程短，患者易于接受。220 例膝关节受累的成人大骨节病患者被随机均分为针刀组和针刺组，分别采用六点式针刀松解术（选定髌骨上缘正中、髌骨左右侧缘压痛点、髌骨下缘髌韧带中点和内外膝眼为治疗部位，针刺切割，每周 1 次）联合强膝通痹汤（配方由熟地黄、杜仲、续断、木瓜、川牛膝、威灵仙、青风藤、伸筋草、透骨草、制南星、白芥子、红花等组成，每日 1 付，水煎，早晚分服）和针刺（选择鹤顶、梁丘、足三里、阴阳陵泉、内外膝眼为施针穴位，刺入得气后，留针 30min，每天 1 次，连续 6 天，休息 1 天）联合强膝通痹汤治疗 4 周。治疗后，针刀组总有效率（95.45%）显著高于针刺组（80.00%）；两组治疗后 WOMAC 评分（针刀组：26.75±4.77；针刺组：35.26±5.69）、膝骨关节炎严重性指数（ISOA）积分（针刀组：3.75±2.48；针刺组：5.18±3.12）均较治疗前（WOMAC 评分：针刀组 78.18±6.97，针刺组 77.56±7.09；ISOA 积分：针刀组 17.98±2.96，针刺组 18.15±3.07）明显降低，且针刀组治疗后的 WOMAC 评分和 ISOA 积分均显著低于针刺组，两组比较，差异具有统计学意义；治疗后两组患者的血清 TNF-α（针刀组：7.93±1.38；针刺组：8.72±1.68）、IL-1β（针刀组：15.36±3.78；针刺组：14.71±3.25）、NO 含量（针刀组：51.47±13.15；针刺组：49.89±11.56）均较治疗前（TNF-α：针刀组 12.95±2.29，针刺组 13.57±2.91；IL-1β：针刀组 21.58±5.16，针刺组 20.78±4.92；NO：针刀组 103.25±25.36，针刺组 102.93±21.75）显著下降，治疗前后相比较，差异具有统计学意义。六点式针刀松解术和针刺法联合强膝通痹汤，对于大骨节病所致的膝关节肿胀、疼痛和功能障碍等，均能改善和缓解，其作用机制包括对膝关节力学平衡的调整和恢复，降低血清炎性细胞因子 TNF-α、IL-1 和 NO 水平，且六点式针刀松解术联合强膝通痹汤对成人大骨节病的疗效强于针刺法联合强膝通痹汤。

（4）离子导入疗法　34 例成人大骨节病患者采用口服活血散结汤（配方由生黄芪、鹿角霜、细辛、鸡血藤、炒白芍、没药、山慈姑、威灵仙、制马钱子、川牛膝、熟地黄、苍术、独活等组成）与中药离子导入（中药配方包括苏木、制草乌、骨碎补、透骨草、麻黄、牡蛎、独活、伸筋草、红花、延胡索等，水煎取汁，加入 50°食用白酒，兑入冰片细末，装瓶冷藏）进行联合治疗，连续治疗 15 天为 1 疗程。治疗 6 个疗程后，总有效率为 79.41%（27/34），包括显效 8 例和有效 19 例；关节功能障碍指数综合评分降低（治疗前：7.94±2.10，治疗后：4.12±2.01）；关节休息痛（治疗前：1.57±0.70，治疗后：0.69±0.53）、关节运动痛（治疗前：1.37±0.65，治疗后：0.94±0.59）、晨僵（治疗前：1.43±0.61，治疗后：0.97±0.62）、最大步行距离（治疗前：1.69±0.47，治疗后：1.14±0.49）和四肢活动能力障碍评分（治疗前：1.34±0.64，治疗后：1.11±0.68）均降低；治疗过程中无严重不良反应发生；说明活血散结汤联合中药离子导入法治疗成人大骨节病疗效确切、安全、无副作用。

454 例膝关节受累的成人大骨节病患者被随机分为 3 组，分别采用微型针刀疗法、中药离子导入疗法、微型针刀加中药离子导入疗法进行治疗，微型针刀疗法以微创外科方法分离粘连，小针刀针法处理痛点；中药离子导入疗法用中药经验方（中药配方由当归、赤芍、红花、乳香、伸筋草、透骨草、羌活、独活、川芎、草乌、木瓜、蒲公英、艾叶、蜈蚣、牛膝、马钱子等组成，75%乙醇浸泡 1 个月，搅拌过滤备用），以温热中低频治疗仪离子导入治疗，每日 2 次，6 日为一个疗程；微型针刀加中药离子导入疗法是将以上 2 种疗法联合使用。治疗后，微型针刀疗法组总有效率为 81.6%，显效率为 66.7%，有效率为 15.0%，无效率为 18.4%；中药离子导入疗法有效率 68.0%，显效率为 51.7%，有效率为 16.3%，无效率为 48.7%；微型针刀加中药离子导入疗法总有效率 95.5%，显效率为 77.6%，有效率为 18.8%，无效率为 4.5%。微型针刀加中药离子导入疗法治疗成人大骨节病效果最好，与其他两组相比，差异具有统计学意义。微型针刀加中药离子导入疗法治疗有膝关节病变的成人大骨节病疗效显著、简便、经济、无并发症，比较适合成人大骨节病的治疗。

（5）整肤疗法　整肤疗法是徐坚博士发明创建的以向上提拉皮肤手法为主的疗法。整肤疗法使局部组织内形成负压，促进局部血液循环，改善局部病理状况，解除局部肌肉痉挛，提高皮肤感受器的阈值，减轻疼痛，增强机体免疫功能，进而促进疾病自然愈合。52 例（男 30 例，女 22 例）成人大骨节病患者，采用国际通用的视觉疼痛判定法进行疼痛分级后随机分为整肤组与体表神经电刺激组，分别采用整肤疗法和体表神经电刺激疗法进行治疗，每次治疗 15min，每天治疗 1 次。治疗 10 天后，两组治疗总有效率均为 100%，患者疼痛消除或者减轻、患病关节功能好转；整肤治疗组治疗效果优良率为 84.6%，体表神经电刺激治疗组治疗效果优良率为 61.5%，两组治疗效果优良率比较，差异具有统计学意义，说明虽然两种治疗方法对成人大骨节病患者均有疗效，但整肤疗法的疗效更佳。另有研究对 52 例女性成人大骨节病患者分别采用整肤疗法（$n=27$）和电按摩疗法（$n=25$）进行治疗，每次 5min，每日 1 次。治疗 5 天后，整肤组治疗效果优良的患者为 21 例（77.78%），电按摩组治疗效果优良的患者为 12 例（48.00%），整肤组的治疗效果优良率显著高于电按摩组，提示整肤疗法治疗成人大骨节病效果良好。

2. 药物治疗

药物治疗在大骨节病治疗中占有重要地位，按给药途径可分为局部外用药物治疗、口服药物治疗和关节腔注射。

（1）局部外用药物治疗　外用药物治疗适用于肘、膝和踝等局部关节轻、中度疼痛和功能障碍的大骨节病患者，或是口服药物禁忌证较多，如因胃肠道疾病或心血管疾病而无法耐受口服止痛药的患者。外用药物使用方便，直接针对患处，在缓解疼痛、改善关节功能和减轻晨僵等方面具有较好的效果，且不良反应相对较小，可长期使用。

外用药物中最常用的是各种非甾体类抗炎镇痛药。药物剂型可为乳剂、乳胶剂、霜剂和贴剂，如双氯酚酸二乙胺（扶他林）乳胶剂、布洛芬（芬必得）乳胶剂、双氯酚酸贴剂、吡罗昔康贴剂和氟比洛芬巴布膏等。外用药物的疗效取决于其局部吸收率和穿透力。局部吸收率与个人皮肤的特性有关，而穿透力则与药物剂型有关，亲脂性的剂型深部穿透力更强，药物基质中含有机载体基团（如扶他林乳胶剂）则可提高药物的透皮吸收性能。

中医外治法治疗成人大骨节病疗效独特，具有作用迅速、痛苦小、不良反应少等优点。除了上述的物理治疗方法，还有熏洗法（可用海桐皮汤或八仙逍遥散熏洗患肢）、中药外敷和涂药按摩等诸多方法。

72 例膝关节疼痛明显的成人大骨节病患者，随机均分为 2 组，分别给予大骨节Ⅲ号方（治疗组）和扶他林乳胶剂（对照组）外敷：大骨节Ⅲ号方（成都中医药大学附属医院制剂室提供，生产批号：20090320）直接贴在患侧膝关节处，每日 1 次；扶他林乳胶剂（北京诺华制药有限公司生产，批号：国药准字 H19990291）在患侧膝关节处外用涂擦，每次 3g，每日 3 次，注意贴处或涂抹处勿有创伤和皮肤不完整。连续治疗 8 周后，治疗组总有效率为 69.70%（23/33），其中显效率为 27.27%（9/33），有效率为 42.42%（14/33）；对照组总有效率为 73.53%（25/34），其中显效率为 29.41%（10/34），有效率为 44.12%（15/34），两组疗效比较，差异无统计学意义。对照组有 1 例患者（2.94%）出现皮肤发痒，治疗组未发现明显不良反应。大骨节Ⅲ号方可改善成人大骨节病患者膝关节疼痛症状，且尚未发现明显不良反应。

340 例成人大骨节病患者采用中药外洗、外敷结合物理康复进行综合治疗，每日按毫米波、针灸、中频、TDP、超声、蜡疗、手法推拿顺序系统治疗后进行中药外洗、外敷。中药外洗方剂为软坚水（黄芪、鸡血藤、海藻、三棱、莪术、川芎、白附子、生天南星、生半夏、生川乌、生草乌、赤芍、苍术、红花）或母子酒加减（生地黄、三七、红花、血竭、延胡索、冰片、樟脑、麝香、薄荷），中药外敷方剂为新伤药（黄柏、延胡索、白芷、血通、羌活、独活、血竭、木香）或软坚散加减（昆布、海藻、白蔹、川芎、红花、莪术、生南星、生半夏、鸡血藤、赤芍、木瓜、一枝蒿、川乌、草乌、三棱），治疗 14 天为 1 个疗程。治疗 1 个疗程后，总有效率为 98.24%（334/340），其中包括基本治愈 82 例（24.12%）和好转 252 例（74.12%）。中药外敷后发生皮肤瘙痒 5 例，均在停药对症处理后恢复正常。本试验结果说明中药外洗、外敷和物理康复联合治疗成人效果明显。

作用于中枢疼痛感受器的阿片类外用药物近年来使用逐渐增多，但在选用该药物时要重点评估患者的疼痛程度，以阶梯镇痛的原则选择药物。为保证疗效，外用药物应坚持按时使用，具体疗程视病变性质而定，可参考药物说明。外用药物多直接作用于患侧关节，使用时需注意用药位置皮肤的完整性。严禁使用含激素类的外用药物。局部皮肤破损、感染和过敏者禁用外敷药物。在无药物联合应用或单独应用禁忌的前提下，为提高疗效，外用药物可与口服药物联合使用，如口服与外用非甾体抗炎药（NSAID）联合应用、口服软骨保护药与 NSAID 联合应用或外用中药与口服软骨保护剂联合应用等。药物的联合应用需持谨慎的态度，以医生的处方和建议为准。

（2）口服药物治疗　口服药物治疗适用于多关节疼痛症状较重、功能障碍明显的成人大骨节病患者，可有效缓解患者的临床症状，缓解率达到 50% 以上；其中Ⅰ度和Ⅱ度大骨节病患者的平均临床症状缓解率分别为 84.13% 和 80.71%，显著高于Ⅲ度患者（72.11%）。现阶段临床治疗成人大骨节病常规口服药物可分为控制症状和改善病情两大类，具体包括 NSAID、软骨保护剂（硫酸氨基葡萄糖等）、慢作用药物（双醋瑞因等）、中药和维生素等。

① NSAID　NSAID 是一类不含有甾体结构的抗炎药的统称，主要包括水杨酸类（阿司匹林）、苯胺类（对乙酰氨基酚）、吲哚乙酸类（吲哚美辛）、吡唑酮类、对氨基苯甲酸类和苯磺胺类等。NSAID 能够抑制环氧化酶（COX）的活性，减少前列腺素的合成和聚集，从而发挥解热、镇痛、抗炎、抗风湿的作用，其中苯胺类（对乙酰氨基酚）抗炎、抗风湿作用很弱，主要用于解热、镇痛（部分资料认为其不属于 NSAID）。按照临床应用的先后顺序，NSAID 可分为三代：第一代以双氯芬酸为代表，是最早应用于消炎、镇痛的药物，但患者，尤其是高龄患者服药后易发生消化不良、胃十二指肠溃疡和出血等症状；第二代以美洛昔康为代表，镇痛作用强于第一代，同时胃肠道反应也相对较小；第三代是以塞来昔布为代表的特异性 COX-2 抑制剂。

COX 有两种亚型，即 COX-1 和 COX-2。COX-1 是一种结构酶，可促进生理需要量的前列腺素和血栓素 A_2 的生物合成，在保护胃肠道黏膜和抑制胃酸分泌、调节肾血流量和电解质平衡，以及调节血小板聚集、维持正常凝血功能等方面起着重要的作用；而 COX-2 是一种诱导酶，在炎症细胞中表达，对前列腺素的释放起主导作用，促进炎症反应和组织损伤。COX 抑制剂也包括两大类：一类为非特异性 COX-2 抑制剂，如阿司匹林等，在抑制 COX-2 发挥其镇痛、抗炎作用的同时也抑制了 COX-1，使胃肠道黏膜失去保护屏障，促进或加重消化道溃疡，甚至出现胃肠道出血、穿孔等，且其对 COX-1 的抑制能力越强，所产生的不良反应越明显；第二类为特异性 COX-2 抑制剂，其选择性作用于 COX-2，对 COX-1 无抑制，且其对 COX-2 抑制作用越强，消炎、止痛效果越明显。因此，特异性 COX-2 抑制剂与非特异性 COX-2 抑制剂相比，具有更强的镇痛作用，并较少引起胃肠道反应，在理论上优于非特异性 COX 抑制剂，但临床研究发现，特异性 COX-2 抑制剂易诱发心血管系统不良反应，目前认为是特异性 COX-2 抑制剂抑制了 COX-2 使前列腺素的合成减少而血栓素 A2 的合成相对增加，前列腺素和血栓素 A2 失衡，损伤血管内皮功能、促进了血小板聚集和血管收缩，导致血压升高，增加动脉硬化和栓塞等疾病的风险。

NSAID 在成人大骨节病治疗中多作为症状改善类药物。对 280 例成人大骨节病患者采用乙酰氨基酚（1.0g/次，每日 3 次）联合维生素 C（0.2g/次，每日 3 次）进行为期 180 天的治疗试验，治疗后患者的个体评价有效人数为 280 人，有效率达 100％；不良反应较轻微，不良反应发生率为 5％～10％。

150 例膝关节受累的成人大骨节病患者采用口服塞来昔布和外用氟吡咯芬巴布膏联合治疗 2 周，治疗有效率为 100％，治疗优良率为 71％；治疗同时根据患者的年龄、职业、性别的不同制定有针对性的健康宣教，指导患者进行康复练习，可明显提高治疗效果。

口服美洛昔康（7.5mg/d）治疗成人大骨节病患者 1 个月后发现，不同年龄段、性别和分度的患者疼痛视觉模拟评分（VAS）和 WOMAC 疼痛评分较治疗前均显著减低，差异具有统计学意义；不同年龄段和性别的大骨节病患者治疗前后 WOMAC 僵硬和生理功能评分均无明显变化；不良反应（恶心、头痛、腹痛等）发生率为 12％，其中消化道不良反应发生率为 6％。以上结果提示，此剂量和疗程的美洛昔康在减少成人大骨节病患者关节疼痛症状上疗效肯定，但对关节僵硬及生理功能改善不明显。

168 例成人大骨节病患者被随机分为 3 组，分别口服对乙酰氨基酚（300mg/次，每日 3 次）、塞来昔布（200mg/次，每日 1 次）和美洛昔康（7.5mg/次，每日 1 次）治疗 6 周，使用关节疼痛强度和 WOMAC 量表进行评价。塞来昔布（治疗前：59.42±13.36，治疗后：43.26±17.60）、美洛昔康（治疗前：56.76±13.50，治疗后：34.56±15.59）和对乙酰氨基酚（治疗前：50.24±17.74，治疗后：30.71±16.59）均可显著降低患者的关节疼痛强度；塞来昔布与美洛昔康能够有效缓解关节疼痛和僵硬，但不能改善关节功能；而对乙酰氨基酚仅起到缓解疼痛的作用，对关节僵硬无效，也无法改善关节功能。本治疗试验中常见的不良反应包括腹泻、恶心、消化不良和皮肤瘙痒等，塞来昔布组、美洛昔康组与对乙酰氨基酚组的不良反应发生率分别为 21.1%、27.7%和18.1%，三组比较，差异无统计学意义。

布洛芬缓释胶囊对不同年龄、病情严重程度和病程的成人大骨节病患者均有一定的疗效，可改善患者自觉症状，减轻疼痛。43 例成人大骨节病患者口服布洛芬缓释胶囊（300mg/次，每日 2 次）2 个月后，总体有效率为 95.35%：对病程较短（15 年以下）和年龄较低（57 岁以下）的Ⅰ度和Ⅱ度患者总体疗效较为明显；对年龄较高（57 岁以上）和病程较长（16 年以上）的Ⅲ度患者疗效较差。治疗期间常见的不良反应为胃肠道反应，不良反应发生率为 4.65%。

上述研究结果均表明 NSAID 在缓解成人大骨节病患者关节疼痛症状方面疗效肯定，但无法阻止大骨节病的病情进展，且不能避免胃肠道反应。近年研究显示，NSAID 能作用于软骨细胞代谢过程，下调氨基葡聚糖的表达，使软骨 ECM 明显减少，甚至加重病情。因此，大部分 NSAID 并不被推荐长期使用，需评估风险因素后服用，且应注意以下 8 点。

A. 鉴于 NSAID 的胃肠道不良反应，NSAID 应与食物同时服用或餐后服用。

B. 用药期间不宜饮酒、吸烟。

C. 用药剂量个体化，根据患者个体情况尽量使用最低有效剂量，使用一种 NSAID 2 周后效果不明显的，可更换其他 NSAID，但不能同时使用两种或两种以上的 NSAID。

D. 一般连续使用 NSAID 不宜超过 3 个月，如需继续治疗，应停药 2 周后再用药。

E. 出现疑似不良反应时应立即停药，用药 3 个月内定期检查血常规和便常规等。

F. 易发生胃肠道反应的患者，在服药期间可同时加服 H_2 受体抑制剂（如雷尼替丁、西咪替丁）或质子泵抑制剂（如奥美拉唑），以抑制胃酸分泌。

G. 关注患者潜在内科疾病（如肝、肾等），对心血管疾病高危患者，应综合考虑疗效和安全性因素后慎用 NSAID。

H. 孕妇或哺乳期妇女、消化道溃疡/出血者和 NSAID 过敏者禁用 NSAID。

② 软骨保护剂　硫酸软骨素与硫酸/盐酸氨基葡萄糖是国际上认可的对骨及软骨组织具有较好修复作用，比较安全的软骨保护剂。氨基葡萄糖和硫酸软

骨素通过抑制 MMPs 和 IL-1β 合成和活性，阻止软骨组织被破坏，减轻软骨损伤，同时增加关节细胞合成代谢，刺激软骨细胞合成透明质酸、蛋白多糖和胶原蛋白，促进软骨组织的修复，改善关节功能，延缓病情进展。

硫酸软骨素是一类硫酸化的糖胺多糖，是软骨 ECM 的重要组成部分。外源性摄入的硫酸软骨素具有明显的亲软骨性，可优先进入软骨组织，在关节组织聚集，从而形成较高的药物浓度，发挥其生理功能。保护和修复关节软骨是硫酸软骨素的主要功能，一方面，软硫酸软骨素可刺激软骨细胞合成透明质酸、蛋白聚糖和胶原进而促进新的软骨组织的形成；另一方面，硫酸软骨素可抑制水肿的产生和 MMP-9、IL-1β、蛋白水解酶和溶酶体酶的合成或竞争性抑制降解酶活性，减少软骨 ECM 和关节滑液成分的破坏，减少纤维蛋白血栓的形成，改善滑膜和软骨下骨的血液循环，避免了软骨损害的进一步发展。除了软骨保护修复作用以外，硫酸软骨素还能够抑制 IL-1β 诱导的促炎症反应酶 iNOS 和 COX-2 的表达，逆转 IL-1β 对 TGF-β 受体表达的抑制，恢复 TGF-β 受体水平，从而减轻炎症反应，发挥其镇痛作用。因此，口服硫酸软骨素用于治疗关节疾病时，可缓解患者的症状，减少其对 NSAID 的需求。目前，应用硫酸软骨素治疗关节炎、风湿痛、腰痛、神经痛及头痛等已取得一定疗效。虽然硫酸软骨素是大分子物质，但其口服时生物利用度较高，约为 70%。因此，硫酸软骨素已作为口服保健食品或药品，用于防治冠心病、心绞痛、心肌梗死、关节炎、角膜炎、耳聋耳鸣、神经痛等疾病。在欧洲，使用硫酸软骨素治疗关节炎已得到认可，2003 年欧洲风湿病防治联合会发表的膝关节炎治疗建议中认为硫酸软骨素是一种治疗膝关节炎的有效药物。

氨基葡萄糖是关节软骨生物合成聚氨基葡萄糖及透明质酸骨架的基本物质，以硫酸、盐酸、N-乙酰或氯化物的形式存在，生物学效应相似。目前研究、使用最多的是硫酸氨基葡萄糖，分子量较小，是天然氨基单糖氨基葡萄糖的硫酸盐衍生物，口服后 90% 可被吸收并迅速弥散到血液，分布到组织和器官。氨基葡萄糖特异性地作用于关节软骨，可恢复软骨细胞正常的代谢功能，刺激软骨细胞合成蛋白多糖和 II 型胶原，维护软骨 ECM 的形态结构，保护和修复关节软骨，改善骨关节炎的症状。氨基葡萄糖除有益于软骨的代谢外，还具有抗炎镇痛作用。氨基葡萄糖的抗炎机制与 NSAID 不同，氨基葡萄糖可刺激软骨细胞产生具有正常多聚体结构的蛋白多糖，稳定细胞膜，从而起抗炎作用。氨基葡萄糖还可减少由巨噬细胞产生的超氧化物自由基，抑制损伤软骨的酶如胶原酶和磷脂酶 A_2 的生成及 IL-1 介导的软骨细胞中聚合素酶的活性，保护各种有害物质对软骨的破坏，从而延缓关节破坏的病理过程和疾病进展，缓解疼痛。因此，氨基葡萄糖与 NSAID 联合应用，可减少 NSAID 的剂量，既能发挥显著的镇痛效果，也能明显降低 NSAID 不良反应的发生率。

A. 单独或联合应用软骨保护剂治疗大骨节病。

软骨保护剂可从根本上入手，保护和修复关节软骨，恢复软骨 ECM 的正常组成，控制疾病的进一步发展，且其作为机体自身所含有的成分，机体对其具有很好的耐受性，温和无胃肠刺激性，长期服用不良反应较小，是目前成人大骨节病治疗中应用较多的药物。

有研究应用硫酸氨基葡萄糖治疗 I 度大骨节病患者 30 例，治疗 3 个月后，仅有 6 例患者病情得到改善，治疗有效率为 20%。

247 名成人大骨节病患者按性别、年龄和病情分度分为两组，分别应用硫酸软骨素和硫酸氨基葡萄糖进行治疗，治疗 90 天和 180 天时检测其血清 IL-1β 含量以及尿液中 PYD 水平，并通过 VAS 评分、疗效自我评价和治疗有效率、显效率等进行药物疗效判定。治疗 90 天时，硫酸氨基葡萄糖组患者治疗有效率与显效率之和高于硫酸软骨素组，而治疗 180 天时，两组间未见统计学差异；治疗 90 天和 180 天时，两组患者膝关节 VAS 评分均低于治疗前，且治疗 180 天时硫酸氨基葡萄糖组患者膝关节僵硬及功能评分均低于硫酸软骨素组；治疗 180 天时，两组患者血清 IL-1β 含量和尿 PYD 水平均低于同组基线，但硫酸软骨素组患者疗效自我评价显效比例高于治疗 90 天时。此治疗试验结果说明硫酸氨基葡萄糖和硫酸软骨素对成人大骨节病均有一定的治疗作用，可改善症状，降低血清 IL-1β 含量和尿 PYD 水平，但硫酸氨基葡萄糖比硫酸软骨素起效快，且其缓解关节僵硬、改善关节功能的效果优于硫酸软骨素。

一项纳入 251 例成人大骨节病患者的为期 6 个月的随机对照试验结果显示，与安慰剂（淀粉）相比较，联合应用硫酸软骨素（600mg/次，每日 2 次）和硫酸氨基葡萄糖（480mg/次，每日 3 次）可显著降低 WOMAC 疼痛评分、僵硬评分和总评分，有效缓解患者关节疼痛和僵硬的症状，改善关节功能，单独应用硫酸软骨素可降低 WOMAC 僵硬评分和总评分，减轻关节僵硬症状，改善关节功能；而单独应用硫酸氨基葡萄糖对成人大骨节病无任何疗效；与安慰剂组相比较，单独或联合应用硫酸软骨素和硫酸氨基葡萄糖对大骨节病患者的生活质量无显著改善；不良反应发生率不高，且各组之间比较，差异无统计学意义。

80 例 40 岁以上的成人大骨节病患者按病情等级分为两组，治疗组给予硫酸软骨素和硫酸氨基葡萄糖的合剂（含硫酸软骨素和硫酸氨基葡萄糖各 200mg），安慰剂组给予等量淀粉，每人每天口服药物两次，治疗 8 个月。在治疗开始（基线）和结束时对患者进行直立体位的膝关节 X 线拍片，利用刻度放大镜测量 X 线平片上规定 6 点的关节腔宽度，计算膝关节间隙狭窄度，比较其变化，用来判定疗效。基线时，除内髁中以外，其余 5 点的测量值在不同病情等级患者中均存在统计学差异，Ⅲ度患者的关节腔宽度要显著小于Ⅰ度与Ⅱ度患者；治疗结束时，时间、药物与时间的交互作用对膝关节腔宽度有显著影响，治疗组膝关节腔宽度治疗前小于对照组，治疗后大于对照组，治疗组的双膝平均关节间隙狭窄度（0.017mm）显著低于对照组（0.196mm）。与此同时，测量患者不同时点尿液中胶原代谢产物 PYD 和羟脯氨酸（HYP）及黏多糖代谢产物硫酸化不饱和双糖△Di-0S，△Di-4S 和△Di-6S 的含量，观察软骨 ECM 代谢情况。治疗开始时，除 HYP 外，Ⅱ度以上患者△Di-0S、△Di-4S、△Di-6S 和 PYD 的水平显著高于Ⅰ度患者，差异具有统计学意义。治疗结束时，除△Di-6S 外，两组患者△Di-0S、△Di-4S、HYP 和 PYD 的终点与基线测定值的差值间均存在统计学差异，且治疗组该 4 项指标的差值均为负数，安慰剂组均为正数。以上结果说明，成人大骨节病患者的膝关节间隙狭窄和软骨 ECM 破坏随病情加重而变得严重，联合应用硫酸软骨素和硫酸氨基葡萄糖不但可减缓患者膝关节间隙继续变窄的进程，对关节软骨起保护作用，还能减少和控制软骨 ECM 破坏，缓解病情进展，对于成人大骨节病的治疗有显著疗效。

B. 应用 NSAID 与软骨保护剂治疗成人大骨节病的疗效比较。

183 例成人大骨节病患者分别接受双氯芬酸钠（$n=50$，50mg/次，每日 2 次）、萘普生（$n=65$，300mg/次，每日 2 次）和盐酸氨基葡萄糖（$n=68$，750mg/次，每日 2 次）进行治疗。与治疗前相比较，治疗 6 周后三组患者的 VAS 评分、WOMAC 指数总分、疼痛和功能评分及日常生活障碍评分均显著减低，差异具有统计学意义，但各组患者的 WOMAC 僵硬评分均无显著变化；三组之间疗效比较，差异无统计学意义；萘普生组的不良反应的发生率最高（29%），其次为双氯芬酸钠组（18%），最低的为盐酸氨基葡萄糖组（14%），但三组之间比较，差异无统计学意义。双氯芬酸钠、萘普生和盐酸氨基葡萄糖均可减轻成人大骨节病患者的疼痛症状，改善其关节功能和日常生活能力。

300 例成人大骨节病患者，随机均分为两组，一组患者给予硫酸软骨素治疗 3 个月，另一组患者给予美洛昔康治疗 6 个月。硫酸软骨素组的治疗总有效率为 87.33%，其中显效率为 14.67%，有效率为 72.67%；美洛昔康组的治疗总有效率为 78.67，其中显效率为 13.33%，有效率为 65.33%，虽然硫酸软骨素组的治疗总有效率高于美洛昔康组，但两组相比较，差异无统计学意义。治疗前，两组 WOMAC 疼痛、僵硬和功能评分相比较，差异均无统计学意义；治疗后美洛昔康组的 WOMAC 疼痛评分和硫酸软骨素组的 WOMAC 僵硬评分显著低于治疗前，且硫酸软骨素组的 WOMAC 疼痛和僵硬评分显著低于美洛昔康组。硫酸软骨素组未见明显不良反应，美洛昔康组出现 1 例胃肠道不适，1 例血压升高，1 例白细胞减少，不良反应发生率为 2.00%。与美洛昔康相比，硫酸软骨素治疗成人大骨节病疗效较好，可显著改善关节僵硬症状，且无明显副作用。

35~60 岁成人大骨节病患者 240 例，分为 3 组，分别给予口服硫酸软骨素（900mg/d，$n=100$）、塞来昔布（200mg/d，$n=100$）及美洛昔康（7.5mg/d，$n=40$）进行治疗，根据治疗前后 WOMAC 评分变化情况判断药物疗效。治疗 6 个月后，硫酸软骨素、塞来昔布和美洛昔康对减轻患者症状及改善关节功能有效率分别为 74%、98% 和 97.5%。硫酸软骨素组 WOMAC 僵硬（治疗前：7.52 ± 0.35，治疗后：6.17 ± 0.37）和功能评分（治疗前：48.67 ± 3.27，治疗后：45.25 ± 3.09）明显降低，但疼痛评分（治疗前：18.20 ± 0.76，治疗后：18.09 ± 0.79）变化不大；与此相反的是，塞来昔布组和美洛昔康组 WOMAC 僵硬（塞来昔布：治疗前 6.73 ± 0.45，治疗后 6.92 ± 0.51；美洛昔康：治疗前 7.17 ± 0.41，治疗后 7.63 ± 0.45）和功能评分（塞来昔布：治疗前 62.03 ± 2.98，治疗后 61.05 ± 2.78；美洛昔康：治疗前 61.62 ± 3.09，治疗后 60.13 ± 2.85）变化不大，但疼痛评分（塞来昔布：治疗前 19.18 ± 0.56，治疗后 13.75 ± 0.79；美洛昔康：治疗前 19.07 ± 0.64，治疗后 14.35 ± 0.75）明显降低。以上结果说明硫酸软骨素可改善成人大骨节病患者的关节功能，延缓疾病进展，但镇痛效果不明显；塞来昔布和美洛昔康可减轻大骨节病患者疼痛症状，具有肯定的镇痛效果，但不能改善患者的关节功能。

成人大骨节病患者 200 例，随机均分为 2 组，分别服用硫酸软骨素（600mg/次，每日 3 次）和塞来昔布（200mg/次，每日 1 次），记录服药情况和进行 WOMAC 指数评分，计算、比较和分析两种药物治疗大骨节病的成本效果。治疗 5 个月后，硫酸软骨素组的 WOMAC 指数评分比治疗前平均降低了 2.48 分/人，塞来昔布组比治疗前平均降低了 6.17 分/人，两组治疗前后 WOMAC 指数评分改变幅度相比较，差异具有统计学意义；硫酸软骨素组的治疗有效率（7%）显著低于塞来昔布组（31%），差异具有统计学意义；当以 WOMAC 指数改变幅度作为效果指标时，硫酸软骨素组和塞来昔布组的成本效果比

C/E_1 分别为 87.07 元和 154.67 元，以硫酸软骨素组为基准，塞来昔布组的增量成本效果比 $\triangle C/E_1$ 为 200.11 元；当以有效率作为效果指标时，两组的 C/E_2 分别为 3085 元和 3078 元，$\triangle C/E_2$ 为 3077 元。从成本效果方面考虑，硫酸软骨素治疗成人大骨节病优于塞来昔布。

C. NSAID 与软骨保护剂等药物联合应用治疗成人大骨节病。

虽然软骨保护剂是从根本上入手保护和修复关节软骨，改善关节功能，延缓疾病发展，但其与 NSAID 相比，疼痛症状改善不明显且起效较慢，需治疗数周后才能见效，治疗过程中患者依从性较差。NSAID 虽不能改善关节功能，但可以明显减轻患者疼痛症状，且起效迅速。因此，在临床实践中，经常采用 NSAID 与软骨保护剂联合应用的方式来治疗成人大骨节病。

联合应用盐酸氨基葡萄糖、塞来昔布和多种元素片（21）（21 金维他）（药物均严格按照说明书剂量服用）治疗 18～65 岁大骨节病患者 2103 例，疗程 12 周，参照《大骨节病治疗效果判定》标准（WS/T 79—2011），根据关节功能改善情况，计算显效、有效和无效人数及其构成，评估药物治疗效果。治疗后，总体有效率 94.48%（1987/2103），其中显效率为 37.57%（790/2103），有效率为 56.92%（1197/2103），无效率为 5.52%（116/2103）；病情严重程度不同的患者总体有效率、显效率、有效率和无效率比较，差异均具有统计意义：总体有效率Ⅱ度患者最高（95.76%，948/990），显效率Ⅰ度患者最高（42.30%，437/1033），有效率Ⅱ度患者最高（63.23%，626/990），无效率Ⅲ度患者最高（7.50%，6/80）。

405 例大骨节病患者被分为 4 组，分别给予硫酸软骨素＋维生素 E（$n=$ 280）、美洛昔康＋维生素 E（$n=25$）、硫酸软骨素＋维生素 C（$n=50$）和硫酸软骨素（$n=50$）进行治疗。治疗 6 个月后，4 组药物均对改善大骨节病患者关节功能障碍和提高患者生活质量具有肯定的效果：405 例患者治疗总有效率为 60.99%，其中硫酸软骨素组治疗有效率最高（90.00%），其次为美洛昔康＋维生素 E 组（84.00%）和硫酸软骨素＋维生素 C 组（82.00%），硫酸软骨素＋维生素 E 组最低（50.00%），各组之间比较，差异具有统计学意义；总改善率为 32.03%，其中硫酸软骨素组改善率最高（42.95%），其次为硫酸软骨素＋维生素 C 组（34.97%）和美洛昔康＋维生素 E 组（34.68%），硫酸软骨素＋维生素 E 组最低（29.73%），各组之间比较，差异无统计学意义。

79 例成人大骨节病患者分为治疗组（$n=44$）与对照组（$n=35$）。治疗组给予静脉注射锝［^{99}Tc］亚甲基二膦酸盐（云克，成都云克药物有限公司生产，批号：国药准字 H20000218），50mg/次，每日 1 次，10 天为一个疗程，治疗 2 个疗程，2 个疗程间隔 7～10 天，同时口服硫酸软骨素（江苏克胜药业有限公司生产，批号：国药准字 H32025701），2 片/次，每日 3 次，服用 3 个月；对照组仅静脉注射云克，剂量与治疗组相同。3 个月后，治疗组总有效率为 97.73%（43/44），其中显效率为 81.82%（36/44），有效率为 15.91%（7/44），治疗前后患者握力、15m 步行时间、WOMAC 评分比较，差异均具有统计学意义；对照组总有效率为 94.29%（33/35），其中显效率为 60.00%（21/35），有效率为 34.29%（12/35），治疗前后患者握力、15m 步行时间、WOMAC 评分比较，差异均具有统计学意义；两组治疗总有效率比较，差异无统计学意义，证明论云克与硫酸软骨素联合或单独用药，疗效均理想。在用药过程中，治疗组有 2 例患者出现胃部轻微的不适，经调整用药方法，症状消失；对照组有 1 例患者，在用药第 1 个疗程时出现骨痛，未经任何处理，症状自然消失。云克是我国 20 世纪 90 年代首创高效低毒的抗类风湿关节炎、骨质疏松等疾病的新药，属国家专利药品，该药的两种主要有效成分结合，可发挥非甾体抗炎药和肾上腺皮质激素样的协同作用。它能通过亚甲基二磷酸盐螯合若干金属离子（特别是二价金属离子），而抑制结缔组织中 MMPs、胶原酶活性，阻止胶原酶对关节软骨组织的分解破坏作用。云克除靶向性好、用药量小、安全性好、具有消炎镇痛抗风湿作用外，还能调节人体免疫功能、抑制破骨细胞活性、增强成骨细胞活性、修复破骨、具有标本兼治的功能。

③ 慢作用药物　近年来，应用一些慢作用药物，如双醋瑞因（IL-1 抑制剂）和力克飞龙（MMP-13 抑制剂）治疗骨关节炎已越来越受到患者的认可，因为此类药物既能减轻临床症状，又能够延缓疾病的进展。双醋瑞因是一种新型 IL-1 抑制剂，具有止痛、抗炎及退热作用，可显著改善骨关节炎患者的关节功能，延缓病程，提高患者的生活质量。372 例膝关节炎患者应用双醋瑞因连续治疗 90 天，其中 318 例患者 20m 步行疼痛评分和关节触痛改善显著；治疗 3 个月后患者的 WOMAC 评分显著下降，与治疗前相比，差异有统计学意义；治疗 6 个月后 WOMAC 评分进一步下降，且随着治疗时间的延长，膝关节软骨正常比例显著增加，表明双醋瑞因除可以减轻患者膝关节疼痛症状外，还可以改善患者关节结构。

双醋瑞因治疗骨关节炎具有显著的后续效应。223 例膝关节炎患者分别采用双醋瑞因（100mg/d）和双氯芬酸钠（75mg/d）治疗 90 天。治疗后两组患者的关节触痛、步行痛以及 WOMAC 评分均较治疗前明显减轻或降低；停止服药 1 个月后，双醋瑞因组患者的以上各项指标与治疗前和治疗后比较，均无明显改变，但双氯芬酸钠组患者 20m 步行痛和关节触痛与治疗前相比明显加重，WOMAC 评分显著升高，以上结果提示双醋瑞因治疗膝关节炎具有一定的后续效应。另有研究结果显示，膝关节炎患者应用双醋瑞因治疗 12 周后，WOMAC 评分显著降低，且停止服用双醋瑞因后的第 4 周和第 8 周时，仍有明显的后续疗效。

虽然多项研究结果已经表明双醋瑞因在骨关节炎治疗中取得了显著疗效，然而将双醋瑞因应用于成人大骨节病治疗的研究仍很少见。因此，本课题组选择了 308 例 45～70 岁的 Ⅰ 度和 Ⅱ 度成人大骨节病患者进行双醋瑞因和硫酸软骨素对比治疗试验，评价并比较两种药物治疗成人大骨节病的效果。根据患者年龄、性别、大骨节病病情分度、既往病史、用药史和试验药物的用药禁忌，将患者分为硫酸软骨素组（300mg/次，每日 3 次）和双醋瑞因组（50mg/次，每日 2 次），共治疗 24 周，分别在治疗 12 周和 24 周时，根据《大骨节病治疗效果判定》标准和 WOMAC 疼痛和僵硬评分评价药物疗效；同时确定治疗前、后肝、肾功能异常人数比例，用以评估药物的安全性。治疗 12 周时，硫酸软骨素组和双醋瑞因组的失访率分别为 15.58% 和 24.68%，治疗 24 周时，硫酸软骨素组和双醋瑞因组的失访率分别为 31.82% 和 48.70%。意向性分析结果显示：治疗 12 周时，双醋瑞因组治疗总有效率（即显效率和有效率之和，39.2%）和有效率（31.6%）均显著高于硫酸软骨素组（治疗总有效率：19%；有效率：17.9%）；但治疗 24 周时，此种疗效差异消失（双醋瑞因组：治疗总有效率 34.2%，有效率 29.1%；硫酸软骨素组：治疗总有效率 23.8%，有效率 20.0%）；两组治疗 12 周与 24 周时的治疗总有效率和有效率之间相比较，差异也无统计学意义；随着治疗时间的延长，两组患者的 WOMAC 疼痛评分（硫酸软骨素：治疗前 30.72±11.03，12 周 24.93±13.67，24 周 24.23±10.82；双醋瑞因：治疗前 30.92±11.91，12 周 23.18±11.83，24 周 22.39±10.72）和僵硬评分（硫酸软骨素：治疗前 11.69±5.06，12 周 9.40±4.95，24 周 9.66±4.61；双醋瑞因：治疗前 11.67±5.64，12 周 8.91±5.23，24 周 8.82±4.78）均显著下降，但两组治疗 12 周和 24 周时的疼痛和僵硬评分相比较，差异均无统计学意义；两组不良反应发生率均较低且差异无统计学意义，双醋瑞因对肝肾功能均无损害。此治疗试验结果提示双醋瑞因和硫酸软骨素均对成人大骨节病具有一定的疗效，可改善患者的疼痛和僵硬症状，其中双醋瑞因疗效更为显著；综合考虑疗效和不良反应，此剂量双醋瑞因治疗成人大骨节病的适宜时间应为 12 周。

另外一项纳入 240 名成人大骨节病患者的治疗试验，将研究对象按性别、年龄和病情分度均分为两组，分别给予硫酸氨基葡萄糖和双醋瑞因治疗 180

天。治疗 90 天时，硫酸氨基葡萄糖组患者治疗有效率与显效率之和高于双醋瑞因组；治疗 180 天时，两组患者治疗有效率与显效率之和相比较，差异无统计学意义。治疗 90 天时，硫酸氨基葡萄糖组患者疼痛、僵硬评分和双醋瑞因组疼痛、僵硬、功能评分均低于同组治疗前。治疗 180 天时，两组患者疼痛、僵硬和功能评分均明显低于同组治疗前。治疗 180 天时，双醋瑞因组患者疗效自我评价显效率高于硫酸软骨素组和同组治疗 90 天时。硫酸氨基葡萄糖和双醋瑞因对成人大骨节病均有一定的治疗作用，可改善疼痛和僵硬临床症状，改善关节功能，延缓病情进展。

临床研究显示，镓盐可抑制骨流失及治疗其他骨病，如多发性骨髓瘤、骨转移和骨质疏松症等，并且镓盐对各种骨病疼痛有较好的镇痛作用。研究人员在陕西省咸阳市大骨节病病区旬邑县和彬州市选取各度成人大骨节病患者 99 例，口服有机镓胶囊（120μg 有机镓/d）治疗 12 个月，同时在上述同一大骨节病病区随机选出各度成人大骨节病患者 97 例作为对照组（未给予任何干预措施），采用《大骨节病治疗效果判定》标准和 VAS 疼痛评分标准观察治疗效果。治疗后，与对照组相比，治疗组患者疼痛（89.9%）、乏力（83.5%）、蚁行感（75.3%）、麻木感（63.1%）、晨僵（69.4%）和关节摩擦音（36.8%）等症状和体征显著缓解，其中疼痛的治疗有效率最高，两组患者各种症状体征有效率相比较，差异均具有统计学意义；治疗组上肢和下肢关节功能改善率分别为 44.% 和 47.9%，显著高于对照组（上肢：2.0%；下肢：3.31%）；全部治疗对象均未发现不良反应。以上结果说明有机镓胶囊治疗成人大骨节病疗效较好，既可减轻症状，又可改善关节功能。

④ 中药　长期以来，中药治疗大骨节病积累了丰富的临床经验。中药治疗大骨节病方法较多且疗效确切、价格低廉，对于绝大多数身处偏远山区的、经济条件较差的大骨节病患者来说，不失为一种有效、便捷、可操作性强的治疗手段。

A. 中成药或中药方剂治疗大骨节病中成药马前子丸治疗成人大骨节病疼痛症状疗效显著，远期治疗效果明显，有根治疼痛的趋向，但因马前子有毒，用药过程中需谨慎。93 例成人大骨节病患者口服吉林省吉林市中心医院生产的马前子（马钱子）丸，按药品说明开始以小剂量，在无口唇发麻情况下，逐渐每天增至 8～14 丸，分早晚两次口服，1 个月为 1 个疗程。用药 1 个疗程后，停药 7 天，然后继续服药，共治疗 3 个疗程，疗效按《大骨节病治疗效果判定》标准予以综合判定。治疗过程中，有 2 人因口唇发麻中止治疗。完成 3 个疗程的 91 例大骨节病患者疼痛症状的治疗总有效率为 71.43%（65 例），其中痊愈率为 13.19%（12 例），明显好转率为 35.16%（32 例），好转率为 23.08%（21 例）；停药 1 年后随访，治疗总有效率为 69.41%（59/85），其中治愈率为 17.65%（15/85），明显好转率为 29.41%（25/85），患者好转率为 20.00%（17/85）。

另一项纳入 112 例成人大骨节病患者，采用相同药物和治疗方法的研究中，108 例患者完成了 3 个疗程的治疗。停药 1 个月后复查，疼痛症状治疗总有效率为 74.07%（80/108），其中痊愈率为 8.33%（9/108），明显好转率为 30.56%（33/108），好转率为 35.18%（38/108）；停药 1 年后随访，疼痛症状治疗总有效率为 70.65%（65/92），其中痊愈率为 14.13%（13/92），明显好转率为 33.70%（31/92），好转率为 22.83%（21/92）；停药 5 年后随访，15 例患者（28.85%，15/52）自服用马前子丸后关节基本不再疼痛，也未再服用过任何止痛药；停药 24 年后随访，复查的 13 例大骨节病患者中，3 例患者（23.08%，3/13）自 1970 年服用马前子丸治疗后，关节一直不再疼痛，也未再服用任何止痛药。

双龙复骨丸和柠檬康骨丹对大骨节病患者的临床症状改善以及功能恢复均有一定效果。36 例成人大骨节病患者随机均分为双龙组和柠檬组，分别给予双龙复骨丸（鹿血粉、地龙骨、土地龙等，每次 12g，每日 2 次，早晚饭后服用）和柠檬康骨丹（狗脊、白芍、当归、白术、防风、寄生、乳香、没药等，每次 15g，每日 2 次，早晚饭后服用）进行治疗，6 个月为一个疗程。经过 1 个疗程的治疗后，双龙组的 4 例患者和柠檬组的 6 例患者临床症状得到改善，疼痛明显减轻；双龙组的 10 例患者和柠檬组的 5 例患者肘关节和踝关节屈伸度增加大于 5 度，膝伸屈距和立蹲差增加大于 3cm。

自拟方剂在成人大骨节病的治疗上具有疗效高和安全性好的特点，具有一定的应用价值。90 例成人大骨节病患者均分为两组，治疗组口服自拟方剂（具体药物组成为：附子 20g，川乌 15g，白芍 25g，麻黄 20g，黄芪 15g，肉桂 10g，山药 25g，秦艽 10g，干姜 25g，细辛 25g）制成的丸剂（每丸 20mg）进行治疗，每日 3 丸，20 天为一个疗程；对照组口服抗骨增生片（广东佛山罗先锋制药有限公司，244021006）进行治疗，3 片/次，每日 3 次，20 天为一个疗程。治疗 3 个疗程后，治疗组治疗总有效率为 93.33%（42/45），其中显效率为 31.11%（14/45），有效率为 62.22%（28/45），对照组治疗总有效率为 68.89%（31/45），其中显效率为 20.00%（9/45），有效率为 48.89%（22/45），两组治疗总有效率相比较，差异具有统计学意义。治疗组患者的 Leguesne 评分、血沉、C-反应蛋白、行走能力和肿胀的恢复情况都显著优于对照组，两组之间比较，差异具有统计学意义。服用自拟方剂的患者未出现药疹、食欲减退等不良反应，血常规和肝功能指标也均在正常值范围内。

采用方剂川乌、牛膝、穿山龙、炙马钱子、桂枝和甘草蜜炙成丸（每丸9g）治疗大骨节病患者98例，1丸/次，每日2次，儿童减半，连服6个月为一个疗程。治疗4个疗程后，治疗总有效率达76.53%，其中基本治愈率为24.49%（24/98），好转率为52.04%（51/98）；X线检查结果显示该药对病变修复作用不显著。也就是说，该方剂仅能改善患者的症状，不能够延缓疾病病情进展。

40例大骨节病距骨坏死患者口服陕西中医药大学附属医院的院内制剂骨复生胶囊（由当归、三七粉、延胡索、土鳖虫、鹿角胶、丹参等组成），4粒/次，每日3次，饭后服用，连续服药8～12周。治疗后总有效率为90.00%，其中显效率50.00%（20/40），有效率40.00%（16/40）。骨复生胶囊可补益肝肾、活血化瘀、改善微循环，从而促进距骨骨坏死的修复，在治疗大骨节病距骨坏死方面疗效确切。

B.成人大骨节病的辨证治疗：辨证论治是中医学的基本特点之一，也是中医学的精华所在，在其理论体系和医疗实践中占有举足轻重的地位。证，也叫证候，是对疾病过程中机体病理生理变化某一阶段综合表现的概括，如病位、病因、病性及病势等；是致病因素与机体反应性两方面的综合，反映疾病过程中某一阶段病理变化的本质；是用药的依据和着眼点。叶桂在《临证指南医案·凡例》中指出："医道在乎识证、立法、用方，此为三大关键，一有草率，不堪司命。然三者之中，识证尤为紧要。"中医药辨证论治、整体观念、三因治宜等特点对病因和发病机制不明、病情复杂、病程漫长、地域特点明显的大骨节病的防治具有独特优势。大骨节病辨证论治在我国古代即有记载，如《金匮要略·中风历节病脉证并治第五》中"诸肢节疼痛。身体魁羸，脚肿如脱，头眩短气，温温欲吐，桂枝芍药知母汤主之""病历节不可屈伸疼痛，乌头汤主之"等记载。

依托于"十一五"国家科技支撑计划"中医（藏）药治疗大骨节病研究"，2009年，成都中医药大学附属医院邀请中医基础、中医诊断、中医骨伤以及相关学科的专家，参照《中医病证诊断疗效标准》中骨痹的诊断依据、证候分类、疗效评定，对大骨节病的辨证分型进行了评议。专家们在大骨节病症候采集的基础上，通过对所采集资料中医证型与年龄、体重和性别的关系进行综合分析，首次对大骨节病中医辨证分型诊断规范化，将大骨节病分为3型，即脾肾阳虚（寒湿阻络）型、肝肾亏虚（气滞血瘀）型和痰瘀互结型。

根据大骨节病分型的不同，其治法和方剂也各不相同：寒湿阻络型患者宜用温肾健脾、祛寒除湿的方剂，方药以麻黄加术汤合乌头汤为主，药用制川乌、制附片、麻黄、细辛、萆薢、干姜、肉桂、威灵仙等；气滞血瘀型患者宜用补益肝肾、理气通络的方剂，方药以独活寄生汤为主，药用熟地黄、鸡血藤、骨碎补、肉苁蓉、枸杞子、延胡索、木瓜、白芍等；痰瘀互结型患者宜用祛痰通络的方剂，方药以二陈汤合小陷胸汤为主，药用清半夏、干姜、肉桂、制麻黄、茯苓、川芎、路路通等。

210例寒湿阻络型大骨节病患者随机均分为治疗组和对照组，分别口服大骨节Ⅰ号胶囊（成都中医药大学附属医院生产，由制川乌、制附子、威灵仙、麻黄、细辛、干姜、白芍、山药、川芎、牛膝、秦艽、萆薢等制成，生产批号090708，4粒/次，每日3次）和布洛芬缓释胶囊（贵州奥鑫制药生产，国药准字1998XF-1564号，300mg/次，每日2次），服用3个月后参照1994年国家中医药管理局发布的《中医病证诊断疗效标准》及国家卫生行业标准《大骨节病治疗效果判定》（WS/T 79—2011）中有关疗效标准进行评定，同时观察停药半年和1年后的疗效。治疗3个月后，治疗组的治疗有效率为77.14%（81/105），对照组的为80.09%（84/105），两组比较，差异无统计学意义；治疗组治愈率34.29%（36/105）显著高于对照组14.29%（15/105），差异具有统计学意义；治疗组不良反应率发生率为0.95%（1/105），对照组为7.62%（8/105），两组比较，差异具有统计学意义。停药半年后，治疗组的有效率和治愈率分别为76.04%（73/96）和21.88%（21/96），对照组的有效率和治愈率分别为61.11%（55/90）和10.00%（9/90），两组的有效率和治愈率相比较，差异均具有统计学意义。停药1年后，治疗组的有效率和治愈率分别为84.34%（70/83）和36.14%（30/83），对照组的有效率和治愈率分别为28.40%（23/81）和2.47%（2/81），两组的有效率和治愈率相比较，差异均具有统计学意义。以上结果提示大骨节Ⅰ号胶囊治疗大骨节病的近期及远期疗效及安全性均优于布洛芬缓释胶囊。另有研究采用相同的药物和方法治疗110例寒湿阻络型大骨节病患者，并应用简明McGill疼痛问卷表（SF-MPQ）评分为观察指标，比较治疗前、治疗后和停药3个月后患者疼痛症状的改善情况。治疗前和治疗后两组患者SF-MPQ评分（治疗组：治疗前29.21±4.73，治疗后6.45±6.59；对照组：治疗前28.44±5.12，治疗后6.20±4.42）比较，差异无统计学意义；但停药3个月后，治疗组患者SF-MPQ评分（5.93±6.19）显著低于对照组患者（10.67±5.27），两组比较，差异具有统计学意义。以上结果进一步说明大骨节 I 号胶囊能明显改善患者关节疼痛症状，且远期疗效优于布洛芬缓释胶囊。

寒湿阻络型成人大骨节病患者 127 例，随机分为治疗组（$n=64$）和对照组（$n=63$），治疗组口服大骨节 I 号胶囊（药物及服用方法同上），对照组口服抗骨增生片（4 片/次，每日 2 次），疗程均为 3 个月。采用《中医病证诊断疗效标准》《大骨节病治疗效果判定》标准、Lequesne 指数评分标准和 VAS 疼痛评分对疗效进行判定。治疗前两组患者年龄、性别、病情组成、症状积分和关节疼痛指数积分比较，差异均无统计学意义。治疗后，治疗组总有效率为 87.30%（55/63），其中显效率为 30.16%（19/63），有效率为 57.14%（36/63），对照组总有效率为 72.13%（44/61），其中显效率为 21.31%（13/61），有效率为 50.82%（31/61）。治疗后两组症状积分（治疗组：治疗前 12.43 ± 3.87，治疗后 6.50 ± 4.35；对照组：治疗前 13.80 ± 4.44，治疗后 9.60 ± 4.01）及关节疼痛积分（治疗组：治疗前 6.36 ± 1.81，治疗后 4.11 ± 1.55；对照组：治疗前 5.97 ± 2.30，治疗后 3.70 ± 1.17）均较治疗前减低，治疗前后相比较，差异均具有统计学意义；治疗后治疗组症状积分低于对照组，而疼痛积分高于对照组，两组之间比较，差异具有统计学意义。治疗过程中，两组患者均未出现不良反应。大骨节 I 号胶囊和抗骨增生片对治疗寒湿阻络型大骨节病均具有一定疗效且较安全，但在辨证分型的基础上选用的大骨节 I 号胶囊的疗效要好于抗骨增生片。

气滞血瘀型大骨节病患者 162 例，随机分为治疗组（$n=61$）、对照组 A（$n=50$）和对照组 B（$n=51$），分别口服大骨节 II 号胶囊（具体药物组成：淫羊藿 15g，肉苁蓉 15g，葛根 15g，木瓜 20g，威灵仙 15g，熟地黄 15g，鸡血藤 20g，骨碎补 20g，枸杞子 20g，延胡索 15g，白芍 20g，莱菔子 15g，山楂 15g，甘草 10g，由成都中医药大学附属医院生产为院内自制剂，4 粒/次，每日 3 次）、布洛芬缓释胶囊（贵州奥鑫制药生产，国药准字 1998XF-1564 号，300mg/次，每日 2 次）和抗骨增生片（成都天银制药有限公司生产，国药准字 Z20063875，1g/次，每日 2 次），连续服用 3 个月后，参照《中医病证诊断疗效标准》和《大骨节病治疗效果判定》中有关疗效标准进行评定观察疗效，并随访观察半年。3 个月后，治疗组（73.77%）、对照组 A（98.00%）和对照组 B 的治疗总有效率（90.19%）比较，差异无统计学意义；治疗组治愈率（57.38%）显著高于对照组 A（12.00%）和对照组 B（11.76%），三组之间比较，差异具有统计学意义，但对照组 A 与对照组 B 相比较，差异无统计学意义。停药半年后，治疗组（85.71%）、对照组 A（54.55%）、对照组 B

的治疗总有效率（73.91%）比较，差异具有统计学意义；治疗组治愈率（51.79%）显著高于对照组 A（4.55%）和对照组 B（6.52%），三组之间比较，差异具有统计学意义，但对照组 A 与对照组 B 相比较，差异无统计学意义。3 组不良反应发生率（治疗组：1.64%，对照组 A：6.00%，对照组 B：1.96%）比较，差异无统计学意义，且均在停药后恢复正常。以上结果说明大骨节Ⅱ号胶囊治疗气滞血瘀型大骨节病的治愈率、远期疗效优于布洛芬缓释胶囊和抗骨增生片，且较安全。

痰瘀互结型成人大骨节病患者 98 例，随机分为 2 组，治疗组（$n=48$）口服大骨节Ⅳ号胶囊（由淫羊藿、木瓜、威灵仙、鸡血藤、延胡索、乳香、没药、白芥子、苍术、白芍、全蝎、甘草等组成，成都中医药大学附属医院生产，批号 090717，4 粒/次，每日 3 次）；对照组（$n=50$）口服布洛芬缓释胶囊（贵州奥鑫制药生产，国药准字 1998XF-1564 号，300mg/次，每日 2 次）联合维生素 C 片（西南药业股份有限公司生产，国药准字 H20045127 号，100mg/次，每日 3 次），两组均连续治疗 2 个月。参照《中医病证诊断疗效标准》和《大骨节病治疗效果判定》中有关疗效标准进行评定观察治疗后和停药半年后疗效。治疗 2 个月后，治疗组和对照组的治疗总有效率分别为 89.58%（43/48）和 92.00%（46/50），两组比较，差异无统计学意义。治疗结束 6 个月后，治疗组和对照组的治疗总有效率分别为 82.98%（39/47）和 31.25%（15/48），两组比较，差异具有统计学意义。治疗组和对照组不良反应发生率分别为 2.08%（1/48）和 16.00%（8/50），两组比较，差异具有统计学意义。大骨节Ⅳ号胶囊及布洛芬缓释胶囊联用维生素 C 治疗痰瘀互结型成人大骨节病均具有较好的近期疗效，且大骨节Ⅳ号胶囊的安全性及远期疗效均好于布洛芬缓释胶囊联用维生素 C。

C.中药和西药联合治疗大骨节病：中西药结合或者两种以上方法有机相结合的治疗方法对大骨节病的治疗效果较好，且较单一运用中药或西药治疗的临床疗效会更好。

25 例成人大骨节病患者采用关节局部中药熏洗（白芍、羌活、红花、制川乌、细辛、牛膝、泽兰、防风、海桐皮、伸筋草、透骨草等，每天 1 剂，熏洗 30～60min，早晚各 1 次）联合口服仙灵骨葆胶囊（贵州同济堂制药，3 粒/次，每日 2 次）进行治疗，15 天为 1 个疗程。治疗 4 个疗程后，患者的疼痛评分（2.46±0.37）和关节肿胀积分（1.20±0.52）均较治疗前（疼痛：8.42±0.64，关节肿胀：3.53±0.34）有明显改善，治疗前后相比较，差异均具有统计学意义；临床治疗总有效率为 84.00%（21/25），其中显效率为 36.00%

（9/25），有效率为 48.00％（12/25）。说明中药熏洗配合仙灵骨葆胶囊治疗成人大骨节病效果较好，具有明显的缓解疼痛、减轻关节肿胀、改善临床症状的作用。

联合应用藤黄健骨片（口服，5 片/次，每日 3 次）和 NSAID（醋氯芬酸片、美洛昔康和尼美舒利，按药品说明服用）治疗成人大骨节病患者 30 例，临床评估治疗前后患者症状和体征，计算 Leguesne 评分，检测血沉、C-反应蛋白、血常规和肝功等指标，观察和记录疗效和不良反应。治疗 8 周后，关节晨僵（治疗前：2.8±0.5，治疗后：1.9±0.5）、休息痛（治疗前：2.3±0.9，治疗后：1.6±0.9）、运动痛（治疗前：2.9±0.9，治疗后：2.0±0.4）、压痛（治疗前：2.4±0.6，治疗后：0.7±0.6）和肿胀（治疗前：2.0±0.7，治疗后：1.4±0.9）显著减轻；关节行走能力（治疗前：5.9±1.7，治疗后：3.7±1.0）显著改善；Leguesne 评分（治疗前：18.8±1.9，治疗后：8.8±1.3）显著下降；血沉（治疗前：39±11，治疗后：15±10）和 C-反应蛋白水平（治疗前：27.2±10.3，治疗后：5.8±8.3）显著降低；治疗前和治疗后各项指标相比较，差异均具有统计学意义。无皮疹、胃肠道不适等不良反应，治疗前后血常规和肝功指标均在正常范围。提示藤黄健骨片和 NSAID 联用可减轻患者关节炎症反应，改善症状，提高行走运动能力。

年龄 25～62 岁的Ⅰ度以上大骨节病患者 274 例，随机分为 3 组，分别口服塞来昔布和小活络丸（A 组，$n=91$）、塞来昔布和壮骨关节丸（B 组，$n=89$）及塞来昔布和抗骨质增生片（C 组，$n=94$）进行治疗，30 天为一个疗程，完成一个疗程的治疗后休息 2～3 周之后再进行下一个疗程的治疗，共治疗 3 个疗程。评价比较治疗前后各组患者关节功能障碍指数评分和血清中 SOD、GPX、TNF-α、IL-1β、NO、NOS、iNOS 和透明质酸的活性和含量。治疗 6 个月后，3 组的治疗总有效率分别为 80.22％（73/91）、77.53％（69/89）和 77.66％（73/94），3 组间比较，差异无统计学意义。治疗前和治疗后，3 组患者血清 SOD、GPX、TNF-α、IL-1β、NO、NOS、iNOS 和透明质酸活性和含量相比较，差异均无统计学意义。3 组患者治疗后血清 SOD 活性（A组：206±42，B 组：202±43，C 组：209±43）较治疗前（A 组：186±43，B 组：180±44，C 组：186±41）均升高，治疗后 NO 含量（A 组：135.88±29.63，B 组：137.55±31.51，C 组：134.81±28.53）较治疗前均降低（A组：149.23±20.61，B 组：151.33±22.15，C 组：148.58±24.36），治疗前和治疗后相比较，差异具有统计学意义；3 组患者治疗后血清 GPX、TNF-α、IL-1β、NOS、iNOS 和透明质酸活性和含量与治疗前比较，差异均无统计学意义。塞来昔布联合 3 种不同的中成药治疗成人大骨节病均取得一定疗效，可缓解患者症状和改善患者关节功能，其机制可能与 SOD 活性升高和 NO 含量降低有关。

36 例大骨节病患者按其影像学表现进行分期后给予不同药物：第一期和第二期患者口服久正骨筋胶囊（陕西健民制药有限公司生产，国药准字 Z20003379，3 粒/次，每日 3 次）进行治疗；第三期患者口服久正骨筋胶囊和萘丁美酮（中美天津史克制药有限公司生产，国药准字 H10983069，2 片/次，每日 1 次）联合治疗。连续治疗 1 个月后，第一期和第二期患者治疗有效率为 89.4%；第三期患者治疗有限率为 93.2%，久正骨筋胶囊和瑞力芬治疗成人大骨节病疗效肯定，可改善患者自觉症状，减轻疼痛，两者联合应用效果更佳。

D. 中药和西药治疗大骨节病的疗效比较：117 例成人大骨节病患者，随机分为 3 组，分别口服小活络丸（武汉中联药业生产，国药准字 Z42020724，3g/次，每日 2 次）、抗骨增生片（广东佛山罗先锋药业生产，国药准字 Z44021006，4 片/次，每日 2 次）和布洛芬缓释胶囊（贵州奥鑫制药生产，国药准字 1998XF-1564 号，300mg/次，每日 2 次）治疗，疗程 2 个月。治疗后，小活络丸组、抗骨增生片组和布络芬缓释胶囊组的治疗总有效率分别为 80.49%、84.85%和 95.35%，组间相互比较，差异无统计学意义。3 种药物对不同性别、年龄、分度和病程的患者均具有一定的疗效：对 57 岁以下、病程短于 15 年的Ⅰ度和Ⅱ度患者疗效较好，治疗总有效率为 96.30%；对 57 岁以上、病程长于 16 年的Ⅱ度和Ⅲ度患者疗效较差，治疗总有效率为 73.58%。小活络丸组、抗骨增生片组和布络芬缓释胶囊组的不良反应发生率分别为 2.44%、3.03%和 4.65%，3 组间不良反应发生率比较，差异无统计学意义，且全部不良反应均在停药后恢复正常。小活络丸、抗骨增生片和布络芬缓释胶囊对改善患者自觉症状、减轻疼痛和恢复关节功能具有肯定疗效，总有效率为 87.18%。

69 例成人大骨节病患者随机分为中医组（$n=34$）和西医组（$n=35$），中医组采用中医药二联疗法，即内服汤药和离子导入法进行联合治疗：内服汤药以自拟活血散结汤（黄芪、细辛、鸡血藤、穿山龙、乳香、没药、土鳖虫、山慈姑、全蝎、威灵仙、马钱子、麻黄、僵蚕、当归、川牛膝、熟地黄、金毛狗脊，水煎服，2 日 1 剂，15 天为 1 个疗程，药物用量因患者年龄而异）为内服基本方；离子导入疗法采用六合治疗仪（湖南六合医疗保健用品有限公司生产，LK-D1 智能型）进行治疗，具体方法为用棉纱布蘸透自拟方药（苏木、制川乌、骨碎补、透骨草、麻黄、当归、土鳖虫、独活、补骨脂、生白芍、红花、白芥子等）配成的导入药液后垫于治疗仪离子导入的电极片之下，分组置于膝、肘、踝、腕等肿胀疼痛的关节上，用弹力带固定，通电治疗 40min，每日治疗 1 次，共治疗 3 个月。西医组口服硫酸软骨素（江苏苏中药业集团股份有限公司，批号 14062711，0.6g/d）和维生素 E（浙江医药股份有限公司新昌制药厂，批号 140509，0.2g/d）联合治疗，两种药物须同时服用，连服 3 个月为 1 个疗程。首先，参照《大骨节病治疗效果判定》标准（WS/T 79—2011）判定临床疗效。治疗 3 个月后，中医组显效率、有效率和总有效率分别为 23.53%、55.88% 和 79.41%，西医组显效率、有效率和总有效率分别为 5.71%、47.06% 和 51.43%，两组总有效率相比较，差异具有统计学意义。西医组和中医组治疗后关节休息痛（西医组：治疗前 1.59±0.66，治疗后 0.38±0.49；中医组：治疗前 1.57±0.70，治疗后 0.69±0.53）、关节运动痛（西医组：治疗前 1.50±0.51，治疗后 0.94±0.42；中医组：治疗前 1.37± 0.65，治疗后 0.94±0.59）、晨僵（西医组：治疗前 1.62±0.60，治疗后 0.85±0.66；中医组：治疗前 1.43±0.61，治疗后 0.97±0.62）、最大步行距离（西医组：治疗前 1.71±0.58，治疗后 1.06±0.49；中医组：治疗前 1.69 ±0.47，治疗后 1.14±0.49）和四肢活动能力（西医组：治疗前 1.53±0.61，治疗后 0.88±0.64；中医组：治疗前 1.34±0.64，治疗后 1.11±0.68）均有明显改善，与治疗前比较，差异均具有统计学意义。治疗后两组比较，中医组关节休息痛得分和四肢活动能力得分高于西医组，差异均具有统计学意义。中医药二联疗法具有总有效率较高的优势，且改善患者关节休息痛和四肢活动能力效果明显。其次，在治疗前后应用大骨节病患者生活质量量表（KBDQOL）问卷调查表评价不同治疗方法对患者生活质量的影响。治疗后西医组（2.94± 0.72）和中医组 KBDQOL 综合平均分（3.53±0.69）均较治疗前（西医组：2.55±0.56，中医组：2.47±0.59）显著提高，且治疗后中医组 KBDQOL 综合平均分显著高于西医组，治疗前后及治疗后两组之间比较，差异均具有统计学意义。治疗后中医组患者的躯体功能（3.72±1.01）、活动限制（4.40± 0.74）、社会支持（3.30±0.87）、经济（3.11±1.02）、精神状况（3.14± 0.91）和总健康评分（3.18±0.63）均显著高于治疗前；治疗后西医组患者的社会支持（2.98±0.86）和总健康评分（2.64±0.67）显著高于治疗前（社会支持：2.13±0.56，总健康：1.87±0.83）；治疗后中医组躯体功能、活动限制、经济和总健康评分均显著高于西医组（躯体功能：2.78±0.94，活动限制：3.79±0.89，经济：2.59±0.83），差异均具有统计学意义。中医药二联疗法可以提高成人大骨节病患者的生活质量，对患者躯体功能、活动限制、经济和总健康的改善效果优于硫酸软骨素与维生素 E 组合。最后，使用中文版医学结局研究简明调查表（SF-36）多维评价两种不同疗法的治疗效果。经 3 个月治疗后，两组的生理功能、躯体疼痛、一般健康状况、社会功能和情感职能及中医组的生理职能、精力和精神健康与治疗前相比，差异均具有统计学意义。治疗后中医组生理功能（70.88±24.57）、生理职能（66.18±42.59）、躯体疼痛（65.81±22.89）、一般健康状况（46.32±20.68）和情感职能（82.35±36.91）均显著高于西医组（生理功能：58.57±21.58，生理职能：38.57±43.45，躯体疼痛：49.29±21.85，一般健康状况：35.00±23.51，情感职能：49.52±49.42），两组比较，差异具有统计学意义。中医药二联疗法对成人大骨节病患者生理功能、生理职能、躯体疼痛、情感职能及一般健康状况改善作用优于硫酸软骨素配维生素 E 组合。综上，中医药二联疗法是一种具有良好临床应用价值的治疗方案。

⑤ 藏药 青藏高原大骨节病病情严重而活跃，个别村屯儿童大骨节病 X 线阳性检出率可高达 80% 以上，成人大骨节病患者也较多。藏药在预防和治疗大骨节病方面有着独特的疗效，且相对于西药和中药，青藏高原的大骨节病患者更易于接受藏药治疗。藏药的原药材大部分产自高海拔无污染的青藏高原，药物不良反应少，对防治大骨节病有着非常重要的意义。

西藏自治区拉萨市林周县旁多乡、阿朗乡和墨竹工卡县尼江乡大骨节病区正常儿童 64 例，按藏医传统治疗方法，早、晚两次口服雪莲健骨灵（因知识产权原因，成分保密）5 年，每年拍摄儿童右手 X 线正位片观察该药预防大骨节病的效果。5 年后，在完成试验的 51 例儿童中，无新发儿童大骨节病患者。与此同时，选取上述病区儿童大骨节病患者 90 例，仍按上述方法口服雪莲健骨灵 5 年，22 例儿童大骨节病患者作为对照组，未给予任何干预措施，每年拍摄儿童右手 X 线正位片观察该药治疗大骨节病的效果。采取雪莲健骨灵治疗儿童大骨节病患者的有效率高达 96.7%，而对照组仅为 13.6%；雪莲健骨灵治疗干骺端改变的有效率为 96.2%，对照组为 15.0%；雪莲健骨灵治疗骨端改变的有效率为 74.2%，对照组为 0；雪莲健骨灵组患者病情恶化率为 0，而对照组为 13.6%；两组之间各项观察指标比较，差异均有统计学意义；且在预防和治疗期间，未出现不良反应。以上结果共同说明，雪莲健骨灵防治儿童大骨节病效果良好，且无毒副作用。

324 例来自西藏自治区拉萨市林周县旁多乡、阿朗乡和墨竹工卡县尼江乡、扎西岗乡、工卡镇的成人大骨节病患者按藏医药传统治疗方法，每日早、晚口服雪莲健骨灵冲剂各 1 次，6 个月为一个疗程，服用 6～10 个疗程（3～5年）。治疗 5 年后，患者症状和体征包括乏力、晨僵、蚁走感、麻木感、关节疼痛、关节摩擦音和肌肉萎缩的治疗有效率分别为 88.8%、78.8%、69.9%、71.9%、86.9%、83.0% 和 60.8%，上肢和下肢关节功能改善的有效率分别为 44.0% 和 50.9%，且未发现不良反应。雪莲健骨灵冲剂可减轻成人大骨节病患者症状，改善其关节功能，是一种较好的藏医药治疗方法。

187 例年龄在 35～68 岁的来自西藏尼木、墨竹工卡和林周县的成人大骨节病患者（男 97 例，女 90 例；Ⅰ度 126 例，Ⅱ度 47 例，Ⅲ度 14 例；病程 10年以下的 99 例，病程 10 年以上的 88 例）被随机分为 3 组，分别口服大骨节病Ⅰ号丸剂（复方制剂，主要成分为雪莲花、紫草茸、绿绒蒿、文冠木等 15种汉藏药材，每日 1 丸，每日早晚各 1 次；n＝70）、布洛芬缓释胶囊（贵州奥鑫制药厂生产，300mg/次，每日 1 次；n＝67）和维生素 C（西安利君药业有限公司生产，100mg/次，每日早晚各 1 次；n＝50），连续服用 3 个月后观察近期疗效，随访 6 个月观察远期疗效。治疗 3 个月后，大骨节病Ⅰ号丸剂组的治疗有效率为 92.43%（64/70），其中基本治愈率为 32.86%（23/70），好转率为 58.57%（41/70）；布洛芬缓释胶囊组的治疗有效率为 89.55%（60/67），其中基本治愈率 29.85%（20/67），好转率为 59.70%（40/67）；维生素 C组的治疗有效率为 22.00%（11/50），无基本治愈病例，仅有 11 例患者好转（22.00%）；虽然大骨节病Ⅰ号丸剂组与布洛芬缓释胶囊组的治疗有效率相比较，差别无统计学意义，但两组的治疗有效率均显著高于维生素 C 组。大骨节病Ⅰ号丸剂和布洛芬缓释胶囊对不同性别、年龄、患病程度、病程的患者均有一定疗效：对 50 岁以下、病程 10 年以内的Ⅰ度和Ⅱ度患者疗效较好，两种药物治疗总有效率为 80.16%；对 60 岁以上、病程 10 年以上的Ⅰ度和Ⅱ度患者效果较差，两种药物治疗总有效率为 19.02%。大骨节Ⅰ号丸剂组未发现任何不良反应，布洛芬缓释胶囊组有 3 例患者出现胃肠道反应。大骨节病Ⅰ号丸剂和布洛芬缓释胶囊可改善大骨节病患者自觉症状、减轻疼痛，具有肯定的止痛效果，总有效率达 90% 以上，但大骨节病Ⅰ号丸剂不良反应小，且相对便宜，又是藏医药合剂，适合在藏区使用。

（3）关节腔内注射　关节腔内注射是关节腔穿刺技术的一种延伸。以膝关节为例，关节腔积液以后，通常采用穿刺术将关节腔内的积液抽出，同时给予关节腔内注药，最常用的药物是玻璃酸钠注射液。自 1974 年 Peyron 首次将膝关节腔内注射玻璃酸钠用于治疗骨关节炎并取得良好疗效以来，目前临床上已广泛应用关节腔内注射玻璃酸钠治疗多种关节炎症，包括成人大骨节病。关腔内注射玻璃酸钠后可明显减轻患者的疼痛症状，增加受累关节活动度，降低滑膜炎症反应，其治疗效果优于 NSAID 及关节腔内注射皮质激素。相同剂量下，关节腔内注射玻璃酸钠缓解大骨节病患者关节疼痛和改善其功能的效果与受累关节损伤的分级成反比关系，即随着受累关节病变程度的加重，疗效呈下降趋势。因此，关节腔内注射玻璃酸钠适用于以膝和踝关节疼痛为主要症状，按 X 线 Kellgren-Lawrance 分级为Ⅰ级、Ⅱ级和Ⅲ级，经非药物治疗和口服药物治疗效果不佳，且全身及局部皮肤无感染的成人大骨节病患者。

① 膝关节腔内注射玻璃酸钠治疗成人大骨节病的疗效：单次注射玻璃酸钠可明显缓解成人大骨节病患者的膝关节疼痛。28 例膝关节受累的藏族成人大骨节病患者，单侧膝关节注射玻璃酸钠 1 次（2.0mL），评估并比较患者注射前及注射后第 1 周、第 3 周和第 8 周的 VAS 疼痛评分、关节活动度及日常生活能力。注射后 1 周（3.00±1.69）、3 周（3.15±1.36）和 8 周（4.86±1.33）患者的 VAS 评分均显著降低，与注射前患者的 VAS 评分（5.89±1.26）相比较，差异具有统计学意义；关节活动度改善度数在 0°～5°、6°～10°、11°～15°、16°～20° 和 20° 以上的患者比例分别为 46.43%（13/28）、21.43%（6/28）、14.29%（4/28）、14.29%（4/28）和 3.57%（1/28）；治疗后日常生活能力评分（66.03±11.77）略高于治疗前（63.26±15.01），治疗前后相比较，差异无统计学意义。单次注射玻璃酸钠可明显缓解藏族成人大骨节病患者的膝关节疼痛症状（缓解时间可持续 8 周，8 周后治疗效应开始降低），但对关节活动度和日常生活能力的改善不明显。

63 例成人大骨节病患者，选取其病情相对较重的一侧膝关节每周关节腔内注射透明质酸钠 1 次（2.0mL，上海其胜生物制剂有限公司生产），连续治疗 4 周。在患者治疗前和治疗后，评价其关节疼痛、晨僵和关节压痛等症状，并检测比较其血液中 HA、CD44 和 KS 含量。治疗后，患者关节疼痛、晨僵和关节压痛明显减轻，其中疼痛减轻率为 94.6%，屈膝和晨僵改善率为 62.8%～71.4%；血清中 HA、CD44 和 KS 含量均明显下降，其中 CD44 含量降至健康人水平。

113 例膝关节疼痛的成人大骨节病患者，选取目标膝关节每周关节腔内注射玻璃酸钠 1 次（2.5mL，10mg/mL，上海景峰制药有限公司生产），连续注射 3 周。在注射的第 0、1、2、4、8、12、24 和 52 周分别采用 VAS 疼痛评分，WOMAC 疼痛、僵硬、功能和总评分及患者自我疗效评价和医生疗效评估的方法评价临床疗效。注射后各时间点患者的 VAS 评分均显著降低，与注射前（65.40±12.10）相比较，差异具有统计学意义，其中第 24 周时 VAS 评分降至最低（30.83±12.01），第 52 周时 VAS 评分轻度回升（38.98±12.76）。治疗前后各时间点 WOMAC 疼痛、僵硬、功能和总评分的变化趋势与 VAS 疼痛评分一致。治疗 12 周、24 周和 52 周时，患者自评疗效为良好的比率分别为 85.0%、77.9% 和 62.8%，医生评估疗效为良好的患者比率分别为 83.2%、80.5% 和 67.2%，两者高度一致，各时间点的相关系数分别为 0.906、0.910 和 0.803，说明关节腔内注射玻璃酸钠治疗大骨节病膝关节疼痛是有效的，可改善症状至少 52 周。患者对膝关节注射玻璃酸钠耐受性良好，治疗期间未见严重不良反应。

85 例膝关节疼痛的成人大骨节病患者，选取目标膝关节每周关节腔内注射 1% 的玻璃酸钠 1 次（2.5mL，阿尔治，日本生化学工业株式会社），连续注射 5 周为一个疗程，每年治疗一个疗程，连续治疗 2 年，分别于治疗第 1 个疗程后的 6 个月、12 个月、18 个月和 24 个月采用 VAS 疼痛评分，WOMAC 疼痛、僵硬、功能和总评分以及患者自我疗效评价和医生疗效评估的方式对患者进行疗效评价。治疗第 1 个疗程后的 6 个月（30.17±11.92）、12 个月（37.63±12.12）、18 个月（26.99±8.55）和 24 个月（35.79±7.92）的 VAS 疼痛评分均显著降低，其中 18 个月的 VAS 疼痛评分最低，治疗后各时点的 VAS 疼痛评分与治疗前（65.06±12.21）相比较，差异均具有统计学意义。治疗前、治疗第 1 个疗程后的各时点 WOMAC 总评分的变化趋势与 VAS 疼痛评分一致；治疗第 1 个疗程后的各时点 WOMAC 疼痛评分为 6.09±2.38、7.88±2.44、5.99±1.59 和 6.76±1.53，其中治疗第 1 个疗程后 18 个月的 WOMAC 疼痛评分最低，与治疗前（10.95±2.59）相比较，差异均具有统计学意义；治疗第 1 个疗程后的 6 个月（1.76±0.49）、12 个月（1.79±0.50）、18 个月（1.63±0.47）和 24 个月（1.47±0.46）的僵硬评分均显著降低，其中治疗第 1 个疗程后 24 个月的僵硬评分最低，治疗后各时点的僵硬评分与治疗前（1.94±0.58）相比较，差异均具有统计学意义。治疗第 1 个疗程后的各时点 WOMAC 功能评分为 27.34±7.58、29.88±6.44、27.72±5.75 和 30.35±4.90，其中治疗第 1 个疗程后 6 个月的 WOMAC 功能评分最低，与治疗前（38.54±8.29）相比较，差异均具有统计学意义。治疗第 1 个疗程后的 6 个月、12 个月、18 个月和 24 个月，患者自我评估疗效满意（"非常好"和"好"）的比率分别为 88.7%、66.2%、87.3% 和 74.7%，医生评估疗效为满意的患者比率分别为 87.3%、66.2%、91.5% 和 76.1%，两者高度一致，各时间点的相关系数分别为 0.708、0.762、0.729 和 0.807。治疗期间未见严重不良反应，治疗第 1 阶段和第 2 阶段不良反应发生率分别为 9.4%

和 8.2%。每年重复 1 次关节腔内注射玻璃酸钠治疗成人大骨节病是安全有效的，在治疗周期内可明显改善患者症状，且治疗的后续效应至少可维持 12 个月。

膝关节腔内注射透明质酸钠治疗成人大骨节病效果显著且疗效持久。99 例成人大骨节病患者随机分为治疗组（$n=50$）和对照组（$n=49$），治疗组每周膝关节腔内注射透明质酸钠 1 次（2.5mL），连续注射 4 次，对照组口服淀粉片 3 个月，2 粒/次，每日 3 次。治疗开始后随访 48 月，依据《大骨节病治疗效果判定》标准中的关节功能障碍指数综合评分及患者对治疗的总体评价判定透明质酸钠治疗成人大骨节病的远期效果。治疗后 1 周和 1 个月、2 个月、3 个月、6 个月和 48 个月，治疗组膝关节功能障碍改善率分别为 80.00%（40/50）、82.98%（39/47）、86.36%（38/44）、85.71%（36/42）、80.00%（36/45）和 47.06%（16/34），显著高于对照组〔25.00%（12/48）、28.26%（13/46）、33.33%（16/48）、25.00%（10/40）、30.00%（12/40）、21.43%（6/28）〕，各时间点两组间关节功能障碍改善率相互比较，差异均具有统计学意义。治疗前治疗组关节功能障碍指数评分（7.59±1.82）与对照组（6.89±1.97）相比较，差异无统计学意义；治疗后 1 个月（3.44±1.71）、6 个月（3.46±2.78）和 48 个月（5.13±2.88）治疗组关节功能障碍指数评分均显著低于对照组（5.55±2.34、6.10±1.83、6.81±3.07），各时点两组关节功能障碍指数评分相比较，差异具有统计学意义。治疗组患者满意度（85.11%，40/47）显著高于对照组患者满意度（60.87%，28/46）。

膝关节腔内注射透明质酸钠能显著提高大骨节病患者的生存质量。50 例成人大骨节病患者，膝关节腔内注射透明质酸钠（25mg），每周注射 1 次，连续注射 4 周。采用 SF-36 量表调查患者治疗前后的生存质量，并计算大骨节病患者治疗 2 个月后质量调整生命年。治疗后，患者的生存质量总评分由治疗前的 38.81±17.39 上升到治疗后的 49.35±17.95；治疗 1 周后生理功能、躯体疼痛、一般健康状况、精力、社会功能和精神健康的评分分别为 54.42±21.25、47.42±20.80、48.00±26.12、61.05±19.14、68.09±28.73 和 68.74±14.85，均显著高于治疗前（41.51±22.11、27.63±11.78、38.76±25.14、51.97±18.14、57.89±30.95、56.95±20.47），治疗前后相比较，差异具有统计学意义。治疗后随访 2 个月，患者的质量调整生命年提高了 0.051±0.044 年。

②膝关节腔内注射玻璃酸钠与其他方法治疗成人大骨节病的疗效比较：与口服维生素 C 比较，关节腔内注射透明质酸钠是改善中晚期大骨节病关节

功能和缓解患者症状的一种安全有效的治疗方法。90 例膝关节症状明显的中晚期大骨节病患者随机分为两组，对照组口服维生素 C（西安制药厂）治疗，0.1g/次，每日 3 次，连续服用 1 个月；治疗组膝关节腔内注射透明质酸钠（上海其胜生物制剂有限公司）治疗，2.5mL/次，每周注射 1 次，连续注射 2 次。治疗后随访 6 个月，治疗前后膝关节整体情况参照 Lequesne 骨关节炎严重性和活动性指数评估方法评分比较。结果显示，对照组患者治疗第 1、2 周和治疗后 3、6 个月的关节积分值（12.05±2.48，12.06±2.63，12.18±2.55，12.16±2.32）较治疗前（12.24±2.66）略有降低，但治疗前后相比较，差异无统计学意义。治疗组患者治疗第 1、2 周和治疗后 3、6 个月的关节积分值（11.19±2.20、10.07±1.96、7.75±1.82、7.12±1.73）较治疗前（12.31±2.77）显著下降，随着治疗时间的延长，关节积分值不断降低；治疗后各时点患者的关节积分值与治疗前相比较，差异具有统计学意义；同一时点比较，治疗组的关节积分值均显著低于对照组。治疗后 6 个月随访，治疗组总有效率（93.62%，44/47）显著高于对照组（22.50%，9/40）。

156 例成人大骨节病患者，106 例（注射组）膝关节注射透明质酸钠（上海其胜生物制剂有限公司）治疗，2.0mL/次，每周注射 1 次，连续注射 4 次；50 例（服药组）口服维生素 C 进行治疗。应用《大骨节病治疗效果判定》标准和 VAS 疼痛评分评价其疗效，并测定比较治疗前后患者血清中 IL-1β、TNF-α、HA 和 NO 含量。治疗 6 个月后随访，注射组治疗总有效率为 90.6%，其中 I 度患者治疗有效率为 100%，II 度患者为 87.5%，III 度患者为 76.2%，而服药组治疗总有效率仅为 22.0%，显著低于注射组。治疗后血清 IL-1β、TNF-α、HA 和 NO 含量有下降趋势，但与治疗前相比较，差异无统计学意义。膝关节注射透明质酸钠可缓解患者临床症状，改善关节功能，但具体机制仍需探讨。

100 例具有 3 个月以上膝关节疼痛症状的成人大骨节病患者，随机均分为两组，注射组患者膝关节腔内注射 25mg 透明质酸钠凝胶，每周注射 1 次，连续 4 次；口服组患者口服硫酸氨基葡萄糖，2 粒/次，每月 2 瓶，连续服用 3 个月。随后进行 6 个月的随访，参照《大骨节病治疗效果判定》标准中的关节功能障碍指数评分标准评价其治疗效果，并比较两种方法的治疗成本。治疗后 1 周、1 个月、3 个月和 6 个月注射组患者关节功能改善率分别为 80.0%、83.0%、85.7% 和 80.0%，具有较好的持久性；口服组患者关节功能改善率分别为 58.3%、66.7%、70.8% 和 62.6%，始终低于注射组。6 个月的成本效果分析结果显示，透明质酸钠的成本效果比为 10.75，即透明质酸钠每获得一个单位的治疗效果需花费 10.75 元；硫酸氨基葡萄糖的成本效果比为 23.45，即硫酸氨基葡萄糖每获得一个单位的治疗效果要花费 23.45 元。治疗 6 个月两种药物的增量成本效果比为-34.94，即透明质酸钠每多获得一个单位的治疗效果比硫酸氨基葡萄糖少花费 34.94 元。将药物价格下降 15%，成本效果比对此下降并不敏感，说明本研究结果具有较高的可靠性。因此，在治疗具有疼痛症状的成人大骨节病时，以成本和效果综合指标来考虑，与口服硫酸氨基葡萄糖比较，关节腔注射透明质酸钠是一种疗效佳和成本低的治疗方法。

40 例 50～60 岁踝关节受累的成人大骨节病患者，随机均分为富血小板血浆组（PRP 组）和玻璃酸钠组（HA 组），分别应用富血小板血浆（5mL）和玻璃酸钠（2mL）进行踝关节腔内注射，每 2 周注射 1 次，连续 3 次为 1 个疗程。在治疗前、后采用美国足与踝关节协会踝与后足功能评分（AOFAS）及 VAS 疼痛评分评价疗效。治疗前和治疗后 2 周、4 周、8 周，PRP 组的 VAS 评分分别为 5.12±0.50、4.06±0.35、3.62±0.35 和 3.04±0.25，HA 组的 VAS 评分分别为 4.86±0.65、4.26±0.30、3.80±0.20 和 3.12±0.30，两组患者治疗后各时点的 VAS 评分均显著低于治疗前，差异具有统计学意义，但治疗前和治疗后各时点两组患者的 VAS 评分比较，差异无统计学意义。治疗前、治疗后 2 周、4 周和 8 周，PRP 组的 AOFAS 评分分别为 56.0±3.5、62.2±3.5、66.4±3.5 和 69.4±6.5，HA 组的 AOFAS 评分分别为 54.8±4.5、60.2±2.0、64.0±2.0 和 67.8±5.0，两组治疗后各时间点的 AOFAS 评分均显著高于治疗前，差异具有统计学意义，但治疗前和治疗后各时点两组 AOFAS 评分比较，差异无统计学意义。应用 PRP 治疗成人大骨节病的效果与玻璃酸钠的疗效基本相同，因此，可将关节腔注射 PRP 作为治疗具有踝关节病变大骨节病的一种方法。

③ 膝关节腔内注射玻璃酸钠与其他方法联合应用治疗成人大骨节病：NSAID 联合关节腔注射玻璃酸钠治疗成人中晚期大骨节病效果明显，可作为临床有效治疗方案之一。32 例 37～65 岁成人中晚期大骨节病患者，口服 NSAID（包括醋氯芬酸、美洛昔康和塞来昔布，根据药品说明常规使用量治疗）的同时膝关节注射玻璃酸钠注射液 2mL（施沛特，山东正大福瑞达制药有限公司生产），每周 1 次，共治疗 3 次。治疗 3 周后，32 例伴有疼痛的患者关节疼痛治疗有效率达 100%，其中完全缓解 5 例（15.63%），改善 27 例（84.37%）；27 例伴有关节肿胀的患者关节肿胀改善率达 92.59%（25/27），其中消退 12 例（44.44%），改善 13 例（48.15%）；29 例伴有晨僵的患者，

治疗后改善 24 例（82.76%）；32 例行走能力异常的患者治疗有效率为81.25%（26/32）。

硫酸氨基葡萄糖联合关节腔注射玻璃酸钠治疗膝关节大骨节病的效果优于单独服用硫酸氨基葡萄糖，可有效解除患者痛苦，修复膝关节功能，提高其生存质量。120 例大骨节病患者随机均分为对照组和观察组，对照组口服硫酸氨基葡萄糖（浙江海正药业股份有限公司，0.628g/次，每日 3 次，6 周为一个疗程，治疗 2 个疗程），观察组在口服硫酸氨基葡萄糖基础上联用关节腔内注射玻璃酸钠（上海景峰制药有限公司，25mg/次，每周 1 次，共治疗 5 周），采用 VAS 疼痛评分、WOMAC 评分和 SF-36 生存质量评分对治疗前、治疗后6 周和 6 个月的疗效进行评价比较。治疗 6 个月后，观察组的治疗总有效率（93.3%）明显高于对照组（78.3%），两组比较，差异具有统计学意义。治疗前两组患者的 VAS、WOMAC 和 SF-36 评分比较，差异均无统计学意义；治疗 6 周和 12 周后，两组患者的 VAS 评分均显著低于治疗前，两组治疗前后VAS 评分比较，差异均具有统计学意义；治疗 6 周和 6 个月后，两组患者的WOMAC 评分均显著低于治疗前，两组治疗前后 WOMAC 评分比较，差异均具有统计学意义；治疗 6 周和 6 个月后，两组患者的 SF-36 评分均显著高于治疗前，两组治疗前后 SF-36 评分比较，差异均具有统计学意义；治疗后的各个时间点，与对照组相比，观察组的 VAS 和 WOMAC 评分均较低，SF-36 评分均较高，差异均具有统计学意义。两组组药物不良反应和并发症发生情况比较，差异无统计学意义。

3.手术治疗

在中医或西医药物治疗无效的情况下，可采用手术治疗。手术方式主要包括应用关节镜下清理术等行关节内游离体摘除、关节融合术、截骨矫形术及人工关节置换。

（1）关节内游离体摘除　关节游离体（俗称关节鼠）是大骨节病症状之一，多出现在膝、踝和肘关节等部位。大骨节病受累关节软骨出现萎缩、变性、坏死和剥脱等一系列病理改变，脱落的骨软骨碎片以及增生的滑膜绒毛、骨赘脱落后，在关节腔内游离，导致关节疼痛、积液和关节交锁等临床症状，肢体功能出现严重障碍。因此，针对出现关节疼痛、交锁以及影像学检查证实确有游离体存在的大骨节病患者，可依据游离体的位置和基本形态及病情施行关节镜下或切开关节摘除游离体。此手术创伤小、易操作，患者痛苦轻，恢复快，费用较低，易于在大骨节病病区推广。但游离体摘除术不适用于关节间隙明显狭窄畸形导致活动受限及合并其他严重疾病或感染性疾病的患者。

① 关节镜下清理术

A.大骨节病踝关节病变的治疗：关节镜下清理术治疗大骨节病踝关节病变，可显著缓解关节疼痛，改善患者行走功能，延缓疾病进展，提高患者生活质量。44 例 23～57 岁的具有踝关节疼痛症状的成人大骨节病患者行关节镜下清理术后，采用 AOFAS 评分、VAS 疼痛评分和踝关节背伸活动度评价其术前和术后 3 个月、6 个月、12 个月和 24 个月的功能状态。术前 VAS 评分（6.8±0.9）显著高于术后 3 个月（1.9±0.7）、6 个月（2.2±0.9）、12 个月（2.9±1.2）和 24 个月（4.8±2.1），术后各时点的 VAS 评分与治疗前相比较，差异具有统计学意义。术前 AOFAS 评分（53.6±7.4）显著低于术后 3 个月（86.6±4.9）、6 个月（83.4±6.4）、12 个月（77.0±4.7）和 24 个月（67.0±5.3），术后各时点的 AOFAS 评分与治疗前相比较，差异具有统计学意义。全部病例术后踝关节背伸活动度显著改善，关节交锁症状消失，疼痛显著缓解。

40 例具有踝关节病变的大骨节病患者采用关节镜下清理术进行治疗，应用 VAS 疼痛评分、AOFAS 评分和踝关节背伸活动度及问卷调查评价其治疗前后症状、行走及生活质量改善情况。治疗后 2 个月和 4 个月患者的 VAS 评分分别为 2.7±1.0 和 1.5±0.3，较治疗前（6.3±1.1）显著降低，治疗前后 VAS 评分比较，差异具有统计学意义。治疗后 2 个月和 4 个月 AOFAS 评分分别为 85.7±5.2 和 89.7±6.3，较治疗前（54.1±6.9）显著升高，治疗前后 AOFAS 评分比较，差异具有统计学意义。治疗后 2 个月和 4 个月踝关节背伸活动度分别为 37.9°±5.1°和 42.6°±6.8°，较治疗前 16.7°±4.2°显著升高，治疗前后踝关节背伸活动度比较，差异具有统计学意义。治疗后 2 个月及 4 个月患者生活质量评分分别为 76.9±6.7 和 89.7±10.1，较治疗前（51.3±4.1）显著升高，治疗前后患者生活质量评分比较，差异具有统计学意义。

具有踝关节病变的大骨节病患者 62 例，根据患者知情自愿原则分组，39 例纳入手术组采用关节镜下清理术进行治疗，23 例纳入非手术治疗组采用口服塞来昔布（100mg/次，每日 2 次，治疗 5 周）和关节腔内注射透明质酸钠（阿尔治，2.5mL/次，每周 1 次，治疗 5 周）联合治疗。分别于治疗前、治疗后 3 个月、6 个月和 9 个月采用 AOFAS 评分、VAS 疼痛评分、踝关节背伸活动度和 WOMAC 评分进行疗效评价。术前手术组（51.9±6.3）和非手术治疗组 AOFAS 评分（51.7±6.7）比较，差异无统计学意义；手术组术后 3 个月（87.2±4.6）、6 个月（82.2±6.9）和 9 个月的 AOFAS 评分（78.1±

5.0）显著高于非手术治疗组（65.6±4.3、61.3±5.5、53.2±6.8），各时点两组比较，差异均具有统计学意义；手术组术后 3 个月、6 个月和 9 个月的 AOFAS 评分显著高于治疗前，非手术治疗组术后 6 个月和 9 个月的 AOFAS 评分显著高于治疗前，差异均具有统计学意义。术前手术组（6.4±0.9）和非手术治疗组 VAS 评分（6.5±0.7）比较，差异无统计学意义；手术组术后 3 个月（1.7±0.6）、6 个月（2.4±0.8）和 9 个月的 VAS 评分（2.6±0.7）显著低于非手术治疗组（4.8±0.4、5.2±0.9、5.7±0.8），各时点两组比较，差异均具有统计学意义；两组术后各个时间点的 VAS 评分均显著高于治疗前，差异具有统计学意义。术前手术组（6.1°±1.3°）和非手术治疗组踝关节背伸活动度（6.3°±1.2°）比较，差异无统计学意义；手术组术后 3 个月（17.7°±2.6°）、6 个月（16.5°±2.6°）和 9 个月的踝关节背伸活动度（15.3°±2.2°）显著大于非手术治疗组（8.5°±1.8°、7.6°±2.3°、6.8°±2.1°），各时点两组比较，差异均具有统计学意义；手术组术后 3 个月、6 个月和 9 个月的踝关节背伸活动度显著大于治疗前，非手术治疗组术后 6 个月和 9 个月的踝关节背伸活动度显著大于治疗前，差异均具有统计学意义。术前手术组（69.6±10.2）和非手术治疗组 WOMAC 评分（71.2±9.6）比较，差异无统计学意义；手术组术后 3 个月（13.8±7.5）、6 个月（17.3±8.9）和 9 个月的 WOMAC 评分（19.6±7.5）显著低于非手术治疗组（39.9±8.1、50.2±8.6、62.8±8.5），各时点两组比较，差异均具有统计学意义；两组术后各时点的 WOMAC 评分均显著低于治疗前，差异具有统计学意义。关节镜下清理术与塞来昔布和关节腔内注射透明质酸钠联合应用均可不同程度改善具有踝关节病变的成人大骨节病患者症状，关节镜下清理术的效果更加显著且持久。

33 例具有踝关节病变的大骨节病患者，在进行关节镜下清理术的同时注射透明质酸钠，根据 Kellgren-Lawrence 法对踝关节 X 线检查结果进行分级，若 1 级患者较少，则和 2 级合并，分别于术前、术后 3 个月、6 个月和 12 个月采用 VAS 评分法、踝关节前后活动度和 AOFAS 评分法评估疗效。与术前比较，全部、1 级＋2 级、3 级患者术后 3 个月、6 个月、12 个月 VAS 评分明显降低，踝关节前后活动度和 AOFAS 评分明显增加：术前（VAS 评分：6.9±0.2，踝关节前后活动度：20.9°±0.6°，AOFAS 评分：51.3±0.5）与术后 3 个月、6 个月、12 个月的 VAS 评分（2.9±0.2、2.1±0.1、1.9±0.1）、踝关节前后活动度（31.5°±0.6°、32.1°±0.6°、34.1°±0.4°）和 AOFAS 评分（70.8±1.1、76.0±0.9、77.0±0.9）比较，差异均有统计学意义。其中 1 级＋2 级（VAS 评分：7.0±0.2，踝关节前后活动度：22.4°±0.7°，AOFAS 评分：51.6±0.9）和 3 级患者术前（VAS 评分：7.0±0.3，踝关节前后活动度：18.1°±0.9°，AOFAS 评分：50.6±0.5）与术后 3 个月、6 个月、12 个月的 VAS 评分（1 级＋2 级：2.8±0.2、1.7±0.1、1.7±0.1，3 级：3.2±0.3、2.8±0.2、2.2±0.2）、踝关节前后活动度（1 级＋2 级：32.5±0.6、33.1±0.6、51.3±0.5，3 级：29.6±1.0、30.2±1.0、31.4±0.9）和 AO-FAS 评分（1 级＋2 级：70.9±0.5、77.7±0.9、79.1±1.0，3 级：65.5±1.8、72.8±1.4、72.9±1.4）比较，差异均具有统计学意义。关节镜下清理术联合透明质酸钠注射治疗大骨节病踝关节病变有较好的疗效。

B.大骨节病膝关节病变的治疗：关节镜下清理术治疗大骨节病膝关节病变可使病情发展得到控制，有效缓解病情进展。收集 31 例行关节镜下清理术进行治疗的具有膝关节病变的大骨节病患者术前和术后 8 年 X 线片，测量股胫角、关节间隙角、内外侧间隙比值（内侧关节间隙值/外侧关节间隙值）进行对比分析。结果显示：术后 8 年股胫角（174.63°±3.41°）、关节间隙角（3.58°±1.38°）和内外侧间隙比值（0.87±0.27）与术前（股胫角：174.04°±3.09°，关节间隙角：3.50°±1.59°，内外侧间隙比值：0.81±0.28）比较，差异均无统计学意义。术后患者膝关节内外翻畸形无明显加重，关节间隙未变窄。

关节镜下清理术治疗大骨节病膝关节病变能显著减轻患者疼痛，改善关节功能及延长行走距离，且具有较稳定的远期疗效。对 24 例应用关节镜下清理术治疗的具有膝关节病变的大骨节病患者进行术后 6 年随访，采用疼痛指数、症状改善自我评价、关节活动度、行走距离及 30°和 60°单腿站立试验等指标评价其远期疗效。术后 6 年疼痛指数（3.38±2.87）与术前（6.88±1.45）比较显著降低，差异具有统计学意义。术后 6 年患者对症状改善的主观自我评价有效率为 100%（24/24），显效率为 70.83%（17/24）。术后 6 年 30°和 60°单腿站立试验可站立例数分别为 21 例和 18 例，明显多于术前的 14 例和 11 例，两者比较，差异具有统计学意义。术后 6 年无痛行走距离＜1km、1～5km 和＞5km 分别为 3 例、11 例和 10 例，与术前的 12 例、9 例和 3 例比较，明显改善，差异具有统计学意义。术后 6 年膝关节活动度（132.25°±14.52°）与术前（131.58°±14.68°）比较无明显改善。另有研究人员对该批患者进行了术后 8 年随访，分别与术前及术后 2 年随访资料进行对比分析。术后 8 年随访完整病例仍为 24 例，术后 2 年和 8 年患者对症状改善评价有效率均为 100%（24/24），显效率分别为 95.83%（23/24）和 87.50%（21/24）。术后 2 年（1.71±1.30）和 8 年疼痛指数（3.33±2.18）与术前（6.88±1.45）比较，均显著降低，但术后 8 年疼痛指数较术后 2 年略有升高，差异均具有统计学意义。术后 2 年（2 例、12 例和 10 例）和 8 年无痛行走距离＜1km、1～5km 和＞5km 分别为 6 例、9 例和 9 例，与术前的 12 例、9 例和 3 例比较，无痛行走范围显著增大，术前行走距离＜1km 的患者在术后 2 年和 8 年时分别有 83.3%及 50.0%延长至＞1km。术后 2 年（134.33°±13.08°）和 8 年关节活动度（125.00°±8.07°）与术前（131.58°±14.68°）比较，差异均无统计学意义。

关节清理术后关节腔内注射透明质酸钠是治疗大骨节病膝关节病变的一种较有效的治疗方法。具有膝关节病变的大骨节病患者 754 例（882 个膝关节），应用关节镜下清理术进行治疗，按术后是否使用透明质酸钠分成两组：A 组在关节清理术完成后关节腔内注射透明质酸钠凝胶 2.5mL（上海其胜生物制剂有限公司），每周注射 1 次，连续注射 5 次；B 组术后不注射透明质酸钠。随访期限为 6～18 个月，通过 Lequesne 指数评分对治疗前后的膝关节功能进行综合评价，比较疗效及不良反应。A 组治疗后 6 个月（8.6±5.0）、12 个月（7.1±3.4）和 18 个月 Lequesne 指数总评分（6.0±4.2）均显著低于治疗前（10.1±5.3），治疗前后比较，差异具有统计学意义；B 组治疗后 6 个月（9.6±4.1）、12 个月（9.4±3.4）和 18 个月 Lequesne 指数总评分（9.0±4.9）均低于治疗前（10.2±5.0），但只有治疗后第 18 个月与术前比较，差异具有统计学意义；治疗前，两组 Lequesne 指数总评分比较，差异无统计学意义，治疗后的各个时点，A 组的 Lequesne 指数总评分均显著低于 B 组，差异具有统计学意义。A 组疗效优良率（96.9%）高于 B 组疗效优良率（84.6%）。

② 小切口游离体摘除：小切口游离体摘除联合关节腔内注射透明质酸钠治疗中晚期大骨节病，方法简单、疗效显著、恢复快、无并发症，是中晚期大骨节病患者较好的手术治疗方法。654 例（膝关节病变 633 例，肘关节病变 9 例，踝关节病变 12 例）中晚期大骨节病患者，按其关节疼痛的部位及游离体的位置，灵活采用小切口摘除游离体，然后采用透明质酸钠凝胶（2.5mL）关节腔注射 1 次，术后 24h 即进行关节功能锻炼。疗效判定标准如下：a. 关节痛疼消失或基本消失；b. 关节交锁现象消失；c. 关节肿胀消失或基本消失；d. 关节晨僵消失或基本消失；e. 恢复体力劳动（能挑重担、爬山、下蹲）。具备以上 5 项者为优，3～4 项者为良，1～2 项者为好转，5 项均不具备者为无变化，以上 5 项中有 1 项以上变重者为加重。根据上述疗效判定标准随访，654 例患者中优为 196 例、良为 318 例、好转为 134 例、无变化为 6 例、无加重病例，优良率为 78.59%（514/654），有效率为 99.08%（648/654）。

（2）关节融合术　20 例大骨节病性距骨坏死患者采用人工骨加自体髂骨

混合植骨进行踝关节融合术进行治疗后，随访 6～30 个月，未见明显的排斥反应和非特异炎症反应。X 线片提示踝关节融合骨性愈合时间为术后 4～6 个月（平均 5.2 个月），均达到完全骨性愈合。人工骨填充材料的生物相容性良好，可与自体髂骨混合植骨应用于大骨节病性距骨坏死的治疗，修复骨缺损效果较好。

腓骨支撑踝关节融合术治疗大骨节病性距骨坏死，愈合及融合快，可达到完全骨性愈合，并发症少，术后关节功能恢复良好，疼痛缓解，临床综合效果较好。18 例年龄 51～62 岁、主要临床症状为终末期踝关节骨性关节炎表现（包括踝关节肿胀、疼痛、活动受限、关节强直）的大骨节病性距骨坏死患者，采用腓骨外侧入路经外踝截骨腓骨支撑踝关节融合术进行治疗。术后随访 8～14 个月，复查 X 线片提示踝关节均于术后 12～16 周（平均 14.4 周）达骨性融合，患者末次随访时踝关节疼痛基本消失，术后 AOFAS 评分（平均为 85 分，70～92 分）显著高于术前（平均为 47 分，33～51 分），无畸形愈合及骨性融合失败等并发症发生。

大骨节病性距骨坏死患者 45 例，给予腓骨支撑踝关节融合术进行治疗，术前及术后摄踝关节正侧位 X 线片，观察骨融合情况；术前及术后 6 个月和 12 个月比较骨密度、最大抗压缩强度及 AOFAS 评分，观察疗效。患者骨性愈合时间为术后 4～7 个月，均达到完全骨性愈合，全部患者植骨融合，平均融合时间为（13.2±2.3）周。X 线片显示术后 4 周骨痂形成。术后 5 周患者疼痛减轻，足部外形改善。无明显的排斥反应和非特异炎性反应。术后 6 个月和 12 个月的骨密度（0.61±0.02，0.76±0.03）、最大抗压缩强度（9.60±3.02，12.23±3.15）和 AOFAS 评分（60.2±3.4，80.1±2.1）均较术前（0.46±0.03，6.45±2.14，39.3±2.4）显著升高，术前术后比较，差异具有统计学意义，提示患者疼痛得到缓解，畸形得到矫正。

大骨节病距骨坏死患者病程较长、症状较重，与非手术治疗比较，采用 T 形锁定钛板踝关节融合术治疗能快速缓解患者疼痛症状，改善关节运动功能，提高患者生活质量。81 例大骨节病距骨坏死患者，40 例（手术组）采用 T 形锁定钛板踝关节融合术治疗，41 例（非手术组）关节腔内注射玻璃酸钠（上海景峰制药有限公司生产，2.5mL/次，每周 1 次，共治疗 5 周）同时口服硫酸氨基葡萄糖胶囊（浙江海正药业股份有限公司生产，2 粒/次，每日 3 次，6 周为 1 个疗程，共治疗 2 个疗程），随访 18～51 个月，比较两组末次随访时 VAS 疼痛评分及 AOFAS 评分。手术组踝关节融合时间为 3～9 个月（平均 5.2 个月）。治疗前，手术组（8.1±1.7）与非手术组 VAS 疼痛评分（8.2±

1.6）差异无统计学意义；末次随访时，手术组（2.2±0.5）与非手术组 VAS 疼痛评分（2.6±0.3）均低于治疗前，且手术组 VAS 疼痛评分低于非手术组，差异均具有统计学意义。末次随访时，手术组 AOFAS 评分（79.1±2.4）明显高于非手术组（53.1±2.4），两组比较，差异具有统计学意义。用 AO-FAS 评分评定临床疗效，手术组中优为 18 例，良为 12 例，可为 6 例，差为 4 例，非手术组中优为 7 例，良为 9 例，可为 13 例，差为 12 例，手术组临床疗效明显优于非手术组，差异具有统计学意义。

23 例（25 个踝关节）严重大骨节病距骨坏死患者均经腓骨截骨外侧入路联合腓骨远端松质骨复合自体富血小板血浆植骨，加压全螺纹空心钉/辅助外侧钢板内固定行胫跟距关节融合术，比较术前与末次随访时患者的 VAS 评分、AOFAS 评分，并分析关节融合情况。22 例患者（24 个踝关节）完成随访，平均随访（15.7±3.9）个月。术后 13～16 周［平均（14.7±2.3）周］胫距跟关节融合。术后 VAS 评分和 AOFAS 评分分别为 2.1±1.2 和 76.8±8.7，均优于术前的 7.1±1.4 和 58.8±3.2，术前与术后比较，差异具有统计学意义。21 例患者术后一期胫距跟骨关节融合，融合率为 87.50%（21/24）。经腓骨截骨外侧入路可以很好地暴露踝关节及距下关节，自体腓骨远端松质骨骨量充足，复合自体血小板血浆植骨安全可靠，辅助内固定可使胫跟距关节融合术取得满意的临床效果。

（3）人工关节置换　人工关节置换是指采用金属、高分子聚乙烯或陶瓷等材料，根据人体关节的形态、构造及功能制成人工关节假体，通过外科技术植入人体内，代替患病关节功能，达到缓解关节疼痛，恢复关节功能的目的。该手术多适用于髋、膝关节疼痛较重、X 线显示关节损坏明显且功能丧失，经药物治疗或其他手术治疗无效的成人大骨节病患者。该手术须在有相应资质的医院施行，具有重要脏器功能异常、感染性疾病和运动神经元疾病的患者不适用人工关节置换术治疗。

① 髋关节置换：累及髋关节的大骨节病患者可出现严重的疼痛、畸形及活动受限，甚至出现髋关节纤维性或骨性强直，在目前可供选择的治疗方案中，全髋关节置换术在缓解疼痛、改善功能以及纠正畸形方面疗效确切。当多关节受累时，可采用多关节同期或分期置换的方式进行处理。

应用全髋人工关节置换术治疗 14 例（15 个髋关节）大骨节病致股骨头无菌性坏死患者（Ⅰ度 8 例，Ⅱ度 5 例，Ⅲ度 2 例），术后随访 1～14 年（平均 3 年），良好 12 例，一般 2 例，差 1 例，优良率 80%。复查髋关节 X 线片，14 例显示髋关节髋臼假体及股骨头假体匹配良好，假体与骨质之间融合良好，无明显骨质吸收及假体松动现象，1 例患者术后 3 个月感染并发生髋关节半脱位。Ⅰ度患者术后髋关节疼痛明显改善，日常活动无明显不适，髋关节屈曲及外展功能良好，可做半蹲活动，双下肢等长，行走无明显跛行，术后效果良好；Ⅱ度患者髋关节疼痛较术前减轻，髋关节屈曲及外展功能仍受限，半蹲活动受限，日常活动仍感髋关节疼痛但较术前减轻，双下肢不等长，行走仍跛行，术后效果一般；Ⅲ度患者术后髋关节疼痛改善不明显，尤其是髋关节活动度几乎与术前无明显区别，行走明显跛行仍需扶拐，髋关节完全不能屈曲，下蹲困难，术后效果差。全髋关节置换手术治疗大骨节病致股骨头坏死患者临床疗效肯定，也是目前治疗大骨节病致股骨头坏死患者较有效的治疗方法，但对Ⅲ度大骨节病患者致股骨头坏死行全髋关节置换手术应慎重。

大骨节病致髋关节终末期骨关节炎的患者 8 例（13 个髋关节）行全髋关节置换术治疗，应用生物固定型假体进行关节重建，采用 Harris 髋关节评分进行疗效评价，依据术后 X 线影像结果观察并发症的发生情况。术后随访 25～156 个月（平均 77.5 个月），Harris 髋关节评分从术前平均 45.6 分（36.0～54.0 分）提高至术后最后 1 次随访的 91.3 分（86.0～98.0 分），术前与术后比较，差异具有统计学意义。8 个髋关节评分为优，5 个髋关节为良，优良率为 100%。术后 10 个髋关节无疼痛，3 个髋关节轻度疼痛。末次随访时，3 例患者发生跛行，其中 2 例轻度，1 例中度。全部患者对手术疗效表示非常满意或比较满意。术后患者未发生假体松动、脱位、深部感染以及假体周围骨折等并发症。全髋关节置换术治疗大骨节病致髋关节骨关节炎的中期临床疗效较好，并具有较低的并发症发生率和较高的患者满意度。

14 例（17 个髋关节）晚期大骨节病致髋关节骨关节炎患者，应用 Watson-Jone 入路行全髋关节置换术进行治疗，均采用非骨水泥生物型假体，依据 VAS 评分和髋关节 Harris 评分结果进行术前和术后疼痛、功能、屈髋活动度评价。同时，对患者进行术后 X 线检查，观察并发症发生情况。术后 2 个月（2.15±1.20）和 24 个月（1.07±0.58）VAS 评分均显著低于术前（8.22±0.47），而 Harris 评分（87.93±4.98、91.07±3.99）显著高于术前（35.72±6.40），术前与术后的 VAS 评分和 Harris 评分比较，差异均具有统计学意义。经 X 线片评估，患者术后均未发生假体松动、脱位、周围骨折，关节感染，臀中肌步态等并发症。Watson-Jone 入路行全髋关节置换术治疗晚期大骨节病致髋关节骨关节炎疗效显著，可明显减轻髋关节疼痛，改善髋关节活动范围，且具有较低的并发症发生率。

成人大骨节病患者行髋关节置换术治疗后，需注意的主要包括以下 4 点。

A. 防止各种并发症的发生，如泌尿系统感染、下肢静脉栓塞和水肿、髋关节脱位等。并发症多因长期卧床引起，故早期活动有利于降低并发症发生率。

B. 恢复患肢关节的活动度及肌力。对关节周围肌群的训练尤为重要，可以尽早恢复外展肌的肌力，防止关节脱位。

C. 平稳及步行方法的训练。髋关节的功能不仅包括行走，还会影响躯体平衡。通常髋关节疾病患者常出现骨盆倾斜，以代偿髋部病变引起的疼痛或畸形。因此，髋关节术后康复直接关系到人体正常的生活能力。髋关节置换术后，由于肢体长度的改变以及骨盆的代偿变化可能短期内会出现行走不适，应鼓励患者早下地、平稳步行，尽早恢复正常步态。

D. 髋关节置换术后功能训练中要防止髋关节脱位。手术切口类型不同，术后髋关节活动的范围及禁忌也不相同：采用后侧手术切口的患者，应避免屈曲、内收、内旋，特别是髋关节屈曲内收、内旋的联合动作；采用侧方或前侧方手术切口的患者，应避免过度伸展、内收、外旋，特别是髋关节的伸展、内收、外旋的联合动作。以此为前提，锻炼髋关节周围肌肉和股四头肌肌力，同时教会患者如何正确使用步行器、拐杖等辅助器。

② 膝关节置换：适用于膝关节内骨质破坏较大及大范围的软骨损伤，单纯关节镜手术和关节融合术处理较困难，以及术后并不能显著减轻关节疼痛，难以增加膝关节活动度的成人大骨节病治疗。此外，部分成人大骨节病患者，膝关节合并严重内翻、外翻、屈曲和旋转混合畸形，下肢力线异常，采用常规非手术治疗很难奏效，需要关节置换手术治疗。

严重膝关节病变成人大骨节病患者通过全膝关节置换可显著减轻膝关节疼痛症状，纠正关节畸形，改善膝关节功能，提高患者生活质量。85 例成人膝大骨节病混合畸形患者应用后稳定型全膝关节置换术进行治疗，治疗总有效率为 92.94%（79/85），其中显效率为 75.29%（64/85），有效率为 17.65%（15/85）。

膝关节大骨节病患者 16 例（19 个膝关节）应用全膝关节置换术进行治疗，观察膝关节置换前后患者 VAS 评分、膝关节 HSS 评分、膝关节活动度、内外翻畸形矫正、术后并发症发生的情况，评估临床疗效。16 例患者术前、术后 2 周、术后 3 个月和末次随访的 VAS 评分分别为 7.51±1.00、3.56±1.29、1.83±1.40 和 1.10±0.87，术后 VAS 评分随时间增加逐渐降低，各时点比较，差异具有统计学意义。术后末次随访 HSS 总评分（78.60±5.30）显著高于术前（43.59±10.08），两个时间点比较，差异具有统计学意义。术后末次随访的疼痛、功能、活动度、屈曲畸形和稳定性评分（25.94±4.17、15.88±3.70、14.09±1.03、6.79±2.25、8.58±1.30）均显著高于术前（11.56±5.39、7.56±1.75、9.86±3.85、3.05±3.22、5.00±3.07），差异具有统计学意义。术后末次随访膝关节伸直度（3.05°±2.71°）、膝关节内翻度（2.40°±2.40°）及外翻度（3.75°±2.50°）均显著低于术前（15.11°±11.30°、11.33°±10.43°、18.00°±5.72°），而膝关节最大屈曲度（115.79°±9.65°）显著高于术前（93.95°±22.40°），差异均具有统计学意义。1 例患者于术后 6 个月确诊为膝关节结核，其他患者术后无并发症发生。

具有严重膝关节病变的大骨节病患者 24 例（29 个膝关节），采用全膝关节置换术进行治疗，术后随访 1～15 个月，观察患者手术前后 VAS 评分、美国膝关节协会（KSS）评分、膝关节活动度、股胫角变化及术后并发症发生情况，评价疗效。术后 1 个月、3 个月、6 个月和 12 个月 VAS 评分（3.6±1.9、2.1±0.6、1.5±0.8、1.3±0.7）、股胫角（10.4±2.2、9.1±1.8、8.9±0.6、8.2±1.3）均较术前（7.6±1.2、17.21±3.3）显著降低，KSS 评分（关节性评分：90.5±4.5、91.8±2.6、92.3±4.1、93.4±3.5，功能性评分：87.6±6.0、90.3±2.5、91.0±5.6、92.3±4.8）及膝关节活动度（87.6±4.6、96.1±8.3、98.8±8.3、112.7±9.6）均较术前（关节性评分：33.5±4.3，功能性评分：34.5±7.2、66.8±7.9）显著升高，术前术后各指标比较，差异具有统计学意义。1 例患者出现肌间静脉血栓，经抗凝治疗痊愈；术后均无肺栓塞和深静脉血栓等严重并发症出现，未出现假体周围透明带、假体下沉或松动。

应用后稳定型全膝关节置换治疗具有严重膝关节病变的成人大骨节病混合膝外翻畸形患者 9 例（10 个膝关节），采用膝关节 HSS 评分标准及畸形矫正角度进行治疗效果评价。对全部病例进行了 2 个月～10 年（平均 28 个月）的随访，无下肢深静脉血栓及血管神经损伤、髌骨脱位、膝关节不稳发生，无假体松动、感染，无植骨块移位、骨吸收、不愈合及髁塌陷。术前膝关节屈曲度、股胫角和旋转度分别为 9°～25°、139°～161°和 10°～29°，术后膝关节屈曲度、股胫角和旋转度分别为－1°～4°、168°～171°和 3°～4°。术前 HSS 评分（32.5～54.1，平均 41.5）显著低于终末（67.3～86.7，平均 81.5），两者比较，差异具有统计学意义；HSS 评分为"优"的有 6 个膝关节（60%），为"良"的有 3 个膝关节（30%），为"可"的有 1 个膝关节（10%）。后稳定型全膝关节置换术治疗具有严重膝关节病变的成人大骨节病混合外翻畸形，可有效矫正外翻、屈曲、外旋混合畸形，缓解疼痛，恢复膝关节功能，疗效满意。

应用全膝关节置换术治疗成人大骨节病混合膝关节畸形患者 23 例（27膝），混合畸形包括内翻内旋、外翻外旋和屈曲挛缩畸形，采用膝关节 HSS 评分标准及畸形矫治角度进行治疗效果评价。随访 2 个月～6 年（平均 28 个月），1 例患者出现下肢血栓性静脉炎经保守治疗痊愈；1 例患者术后 6 个月髌前痛，行股四头肌功能锻炼后疼痛消失；未出现假体周围透明带、假体下沉或松动、植骨块移位、骨折、骨吸收、骨不愈合及胫骨平台塌陷。终末随访 HSS 评分（63.7～89.4，平均 82.6）显著高于术前（33.4～75.6，平均 43.5），两个时间点比较，差异具有统计学意义；HSS 总评分、疼痛、功能、活动度、肌力、屈曲畸形和稳定性的改善率分别为 69.20％、85.71％、63.97％、52.99％、39.52％、83.27％和 93.55％。术前屈曲度、股胫角和旋转度分别为 9°～25°、139°～192°和 7°～29°，术后屈曲度、股胫角和旋转度分别为－1°～4°、168°～175°和 1°～4°，各种混合畸形角度得到很大程度矫治。

在治疗成人大骨节病混合膝内翻畸形患者时，后稳定型全膝关节置换的临床疗效优于常规胫骨高位截骨术，能够降低患者疼痛程度，改善膝关节 HSS 评分。72 例成人大骨节病混合膝内翻畸形患者均分为两组，对照组和观察组分别采用常规胫骨高位截骨术和后稳定型全膝关节置换进行治疗，对比分析两组患者的 HSS 评分和 VAS 疼痛评分，评价临床疗效。观察组术前 HSS 评分优良率为 66.67％（24/36），术后为 88.89％（32/36），对照组术前 HSS 评分优良率为 63.89％（23/36），术后优良率为 72.22％（26/36），两组患者治疗前后 HSS 评分优良率比较，差异均具有统计学意义；术后观察组 HSS 评分显著优于对照组。观察组术前 VAS 评分（3.24±0.22）和对照组（3.28±0.21）比较，差异无统计学意义；但术后观察组 VAS 评分（1.01±0.04）显著低于对照组（1.62±0.08），两组比较，差异具有统计学意义。观察组治疗总有效率为 94.44％（34/36），其中显效率为 44.44％（16/36），有效率为 50.00％（18/36），对照组治疗总有效率为 66.67％（24/36），其中显效率为 16.67％（6/36），有效率为 50.00％（18/36），观察组治疗总有效率显著高于对照组，差异具有统计学意义。

单髁置换术和全膝关节置换术对大骨节病膝关节炎均具有良好的治疗效果，与全膝关节置换术相比，单髁置换术疗效更好。40 例大骨节病膝关节炎患者，按手术方式分成单髁置换组和全膝关节置换组，比较两组患者治疗前后膝关节活动度、HSS 评分和 C 反应蛋白水平等以评价疗效。术前单髁置换组膝关节活动度（92.5°±2.64°）、HSS 评分（62.7±5.33）和 C 反应蛋白水平（2.09±1.89）与全膝关节置换组（89.5°±3.69°、61.2±3.36、2.01±

1.11) 比较，差异均无统计学意义。术后单髁置换组的膝关节活动度（116°±8.10°）和 HSS 评分（90±2.71）显著高于全膝关节置换组（104.5±4.38°、84.2±2.66），而单髁置换组 C 反应蛋白升高值（8.1±4.8）显著低于全膝关节置换组（23.0±13.1），两组各疗效评价指标比较，差异均具有统计学意义。

　　分级手术方法可提高大骨节病患者的单体疗效，减少患者的经济负担及医疗资源过度浪费，而且还可使患者体内炎症因子水平减低，改善其病情。105例具有膝关节疼痛、畸形和活动受限的成人大骨节病患者，根据病情程度和分期分级不同，采用不同类型的手术方案治疗，Ⅰ、Ⅱ、Ⅲ和Ⅳ级患者的治疗方案分别为关节镜下有限清理加钻孔减压术、关节镜下有限清理加截骨术、切开关节清理加截骨术和人工关节置换，随访时应用 VAS 评分和 Lequesne 指数评分对进行疗效评价。分级手术后，Ⅰ～Ⅳ级患者的治疗总有效率分别为96.36%（53/55）、92.59%（25/27）、94.74%（18/19）和 100%（4/4）。术后 3 个月和 12 个月随访，Ⅰ～Ⅳ级患者术后的 VAS 评分和Ⅰ、Ⅱ和Ⅳ级患者术后的 Lequesne 评分均较术前显著降低，差异具有统计学意义；Ⅲ级患者术后 Lequesne 评分也有所降低，但与治疗前比较，差异无统计学意义。术后均无严重疼痛、功能障碍及假体松动、下沉、倾斜、脱位，无下肢深静脉血栓形成，无关节感染、肺栓塞、腓总神经压迫损伤及关节不稳等并发症。有 2 例关节血肿患者，经关节抽液后血肿消失；1 例患者皮肤手术切口少量渗出，经换药后痊愈。另外一项纳入 45 例成人大骨节病患者（Ⅰ级 10 例，Ⅱ级 12 例，Ⅲ级 12 例，Ⅳ级 11 例）和 25 例健康对照的研究中，轻度（Ⅰ＋Ⅱ级）患者采用关节镜下清理、钻孔减压术及关节腔内注射玻璃酸钠治疗，中重度（Ⅲ＋Ⅳ级）患者主要采用关节置换、关节切开清理、胫骨近端截骨术进行治疗，采集大骨节病组术前、术后 3 个月和健康对照组的血清标本，检测比较 IL-1β、TNF-α 和 NO 的水平。术前大骨节病患者血清 IL-1β、TNF-α 和 NO 的水平 [(13.6±2.9)pg/mL、(18.2±4.8)pg/mL 和 (53.2±10.2)μmol/L] 显著高于健康对照组 [(5.6±1.5)pg/mL、(10.6±3.5)pg/mL、(25.6±4.8)μmol/L]，两组各指标水平比较，差异均具有统计学意义；实施分级手术治疗后，轻度和中重度患者的 TNF-α [(9.2±2.7)pg/mL、(9.3±2.8)pg/mL] 和 NO [(35.1±8.7)μmol/L、(38.2±9.7)μmol/L] 及轻度患者的 IL-1β 水平 [(12.1±3.7)pg/mL] 较术前 [(13.6±2.8)pg/mL、(13.7±3.0)pg/mL、(49.2±16.3)μmol/L、(55.4±20.8)μmol/L、(17.3±4.8)pg/mL] 均明显下降，差异具有统计学意义；中重度患者的 IL-1β 水平 [(16.2±2.9)pg/mL]

较术前 [(19.9±5.0p)g/mL] 降低，但差异无统计学意义。

与非手术治疗相比，全膝关节置换术治疗高原地区膝关节大骨节病安全有效，能明显改善患者膝关节功能和生活质量。25 例终末期膝关节大骨节病患者，根据治疗方式不同分为两组，置换组（$n=12$）行全膝关节置换术，非手术治疗组（$n=13$）行镇痛、抗炎、消肿、理疗等治疗方法，比较两组患者治疗前后 HSS 评分和 SF-36 评分及术后开始负重和完全负重时间，评价两组疗效。置换组患者术后 6 个月 HSS 评分（80.08±6.36）、SF-36 评分（723.92±7.24）均高于非手术治疗组（58.77±5.79、566.38±29.08），两组比较，差异具有统计学意义。置换组患者术后 6 个月 HSS 评分优良率为 83.3%（10/12），显著高于非手术治疗组的 7.7%（1/13），两组比较，差异具有统计学意义。置换组患者术后开始负重时间（3.5 天±1.5 天）与完全负重时间（10.67 天±4.5 天）均短于非手术治疗组（7.0 天±1.0 天、15.3 天±5.2 天），两组比较，差异具有统计学意义。两组患者中均未见肺栓塞、感染等并发症。

如前所述，口服氨基葡萄糖联合关节腔内注射玻璃酸钠对于膝关节大骨节病患者有一定的炎症缓解作用，可改善疼痛及促进关节功能恢复，但其临床疗效与全膝关节置换相比较，仍有差距。114 例膝关节大骨节病患者分为对照组（$n=42$）、观察组（$n=42$）和置换组（$n=30$）。对照组患者予以硫酸氨基葡萄糖治疗，观察组在对照组基础上加用关节腔内注射玻璃酸钠治疗，置换组采用人工膝关节置换术进行治疗。治疗 6 周和 6 个月后，比较 3 组的临床疗效、VAS 评分和 WOMAC 评分及血清 IL-1β 和 TNF-α 水平。观察组治疗总有效率（92.86%，39/42）显著高于对照组（76.19%，32/42）。治疗后 6 周和 6 个月后，观察组 VAS 评分（4.10±1.21、3.16±0.95）显著低于对照组（5.48±1.17、4.06±0.74）；治疗后 6 周后，置换组 VAS 评分（3.28±0.89）显著低于观察组。治疗后 6 周和 6 个月后，置换组（29.68±4.22、23.57±3.86）和观察组 WOMAC 评分（40.72±4.19、25.86±3.02）均显著低于对照组（48.29±2.16、36.81±3.13），且置换组 WOMAC 评分显著低于观察组。治疗后 6 周和 6 个月后，置换组和观察组血清 IL-1β 和 TNF-α 水平（IL-1β：9.28±2.74、6.85±2.27，TNF-α：12.66±4.54、10.34±3.48）显著低于对照组（IL-1β：12.78±2.79、10.36±2.63，TNF-α：15.51±4.63、14.64±4.27），且置换组血清 IL-1β 和 TNF-α 水平（IL-1β：6.12±3.55、5.39±2.23，TNF-α：10.42±3.13、8.19±3.15）显著低于观察组。

与单一手术方法相比较，同期膝关节置换联合踝关节融合一体化治疗适用于终末期大骨节病，不仅能缩短康复时间，更快地缓解患者疼痛，而且能明显改善关节功能，提高患者生活质量。63 例大骨节病患者行同期单侧全膝关节置换合并踝关节融合一体化治疗，分别于术前及术后采用 VAS 评分、膝 KSS 评分、踝 AOFAS 评分对临床疗效进行评估。63 例患者术后随访 12～24 个月（平均 18 个月），膝关节和踝关节均达到一期愈合，踝关节骨性愈合平均 5.2 个月，膝关节假体位置及屈伸良好，踝关节融合效果满意。术后 1 周（5.31±1.68）和末次随访的 VAS 评分（2.44±0.22）均显著低于术前（8.23±1.79）；术后 6 周（79.87±6.24、71.36±6.78）和末次随访的 KSS 膝评分、功能评分（91.34±5.36、90.45±7.32）均显著高于术前（64.56±7.47、55.67±8.47）；术后 6 周（38.11±2.42、33.13±2.23、7.32±1.21、75.08±2.54）和末次随访的 AOFAS 功能、疼痛、X 线、总评分（43.32±2.23、39.32±2.14、8.43±1.32、89.21±2.27）均显著高于术前（21.03±2.31、24.13±2.02、5.05±1.07、47.11±2.48）。术后无严重并发症。

成人大骨节病患者采用全膝关节置换术等手术方法进行膝关节病变的治疗后，最基本的要求是恢复关节活动范围和提高关节周围肌肉力量。

A. 肌力训练：术前患者由于患膝疼痛、水肿、关节活动受限常导致股四头肌及腘绳肌有不同程度的肌肉萎缩、肌力下降，腘绳肌和股四头肌之间的力量不平衡，加上手术损伤关节周围组织，进一步削弱膝关节周围肌肉力量，破坏了关节的稳定性。肌力训练对于维持关节稳定性，恢复关节功能，减轻关节负载，减少假体松动率都具有重要意义。所以，肌力训练是大骨节病患者术后康复最重要的部分，术后要尽早开始。术后第 1 天即开始在无痛的情况下进行患肢距小腿关节全范围屈伸运动，股四头肌、腘绳肌及臀肌的等长收缩练习。以后，根据患者的情况酌情增加练习的频率、强度及进行抗阻肌力练习，使患者的肌力尽早得以恢复，同时早期肌力训练可以促进下肢血液循环，防止深静脉血栓形成。

B. 被动关节活动训练：关节置换术后关节本体感觉必将受到损害，术后固定也降低了关节周围的肌肉、肌腱及韧带的本体感觉，这将导致关节运动的控制能力、姿势校正及平衡维持能力均有所下降。所以，术后关节的肌力训练有助本体感觉恢复。通常建议术后疼痛减轻后即可进行被动关节活动范围训练，在可耐受的情况下进行患膝的主动活动范围训练。

三、治疗效果评价

正确评价治疗效果，对于指导临床实践具有十分重要的意义。各种治疗方法，尤其是药物治疗的评价主要围绕其有效性和安全性展开。

（一）治疗的有效性评价

评价治疗的有效性，一般从患者的主观感觉和临床生化指标的改善程度进行判定。

1. 患者主观感觉评价

（1）《大骨节病治疗效果判定》（WS/T 79—2011）《大骨节病治疗效果判定》（WS/T 79—2011）标准是根据长期的大骨节病临床诊断和治疗经验，结合世界卫生组织疼痛程度划分标准、国际上骨关节炎药物疗效自我评价标准方法制定的大骨节病关节功能障碍指数评分技术标准。与国际上公认的骨关节炎疗效评价标准 WOMAC 和 Lequesne 评分量表相比，该标准规定了大骨节病临床治疗效果的判定原则和判定方法，更适用于大骨节病患者的治疗效果评价，也是目前国内最常用的大骨节病治疗效果评价标准。该标准主要选择了具有评价大骨节病疗效的客观性和实用性技术指标，不但可评定儿童大骨节病患者骨与软骨的损害对治疗措施反映的变化状况，而且还可评定成人大骨节病患者骨关节功能障碍严重程度恢复的变化。采用医疗性评价和患者自我评价相结合的方式，更加注重患者的意愿、要求和对自己疾病状况的评价。

儿童大骨节病疗效判定，主要采用以观察掌指骨干骺端、骨端 X 线改变为主的医疗性评价技术指标，分为治愈、有效和无效。成人大骨节病疗效判定则是采用国际上常用的患者自我评价方法，以观察关节功能障碍可恢复性的指标如关节痛、晨僵和四肢关节活动功能等临床症状体征为主。《大骨节病治疗效果判定》（WS/T 79—2011）标准确定的成人大骨节病关节功能障碍指数评分的 5 个技术指标分别为关节休息痛（无为 0 分，有疼痛但不影响睡眠为 1 分，疼痛难忍影响睡眠需服止痛药为 2 分）、关节运动痛（无为 0 分，上下坡或楼梯或行走 15min 以上路程有疼痛为 1 分，上下坡或楼梯或行走 15min 以内即疼痛难忍为 2 分）、晨僵（无为 0 分，晨起四肢关节屈伸僵硬时间少于 15min 为 1 分，晨起四肢关节屈伸僵硬时间 15min 以上为 2 分）、最大步行距离（步行 1000m 以上无限制为 0 分，仅能步行 500～1000m 为 1 分，步行小于 500m 或只能在居室与自家院内行走为 2 分）和下肢活动能力（下蹲自如为 0 分，下蹲困难或膝关节屈曲 90°以下为 1 分，不能下蹲或膝关节屈曲大于 90°为 2 分）。根据各项技术评分，计算治疗前、治疗后关节功能障碍指数综合评分（各项技术指标评分之和），根据评分结果计算改善率，改善率计算公式为：

$$改善率 = \frac{治疗前关节功能障碍\,指数综合评分之和 - 治疗后关节功能障碍指数\,综合评分之和}{治疗前关节功能障碍指数综合评分之和} \times 100\%$$

改善率≥70%判定为显效；改善率≥30%且<70%判定为有效；改善率<30%判定为无效。对接受治疗的大骨节病患者要定期进行随访，评估其疗效，以便及时处理不良反应，调整治疗方法或用药剂量等。

（2）VAS 评分法　关节疼痛是大骨节病患者的主要症状，准确、及时地对疼痛进行评估可以更加精确地评价药物治疗的效果。目前，已有多个骨关节炎以及成人大骨节病的治疗试验使用 VAS 法作为治疗效果的评价依据。其基本的方法是使用一条长约 10cm 的游动标尺，一面标有 10 个刻度，两端分别为 0（0 分）端和 10cm（10 分）端，0 分代表无痛，1～3 分代表轻度疼痛，不影响工作和生活，4～6 分代表中度疼痛，影响工作，不影响生活，7～9 分，重度疼痛，疼痛剧烈，影响工作和生活，10 分代表难以忍受的最剧烈的疼痛。参与测试者无须填写繁杂的调查表，只需根据自身疼痛的严重程度及"痛尺"的刻度，选择 0～10 之间的一个数字来代表自己的症状。此方法把抽象的疼痛，转化为可度量、可计算的单位，具有简单、易行和易懂的特点，相对比较客观、灵敏。

（3）WOMAC 量表　WOMAC 量表是 1988 年提出的，专门针对髋关节炎与膝关节炎的评分系统。从内容上看，此评分量表从疼痛、僵硬和关节功能三方面来评估髋、膝关节的结构和功能，包含了骨关节炎的绝大部分症状和体征，其中关节功能部分主要针对下肢进行评估。量表共 24 个条目，疼痛部分 5 个条目（0～20 分），僵硬部分 2 个条目（0～8 分），关节功能部分 17 个条目（0～68 分），各个条目的分数纪录应用 VAS 法。应用 WOMAC 评分量表进行疗效评价时，可以使用整个系统或其中的某个部分。

WOMAC 评分量表可有效反映患者治疗前后的状况和患者的满意程度等，是一个已经广泛应用于骨关节炎患者的评估量表，对于骨关节炎的评估有较高的可靠性。在 WOMAC 评分量表的三个评估方向中，关节功能评估的可靠性最高（92%），其次为疼痛评估（74%），僵硬评估最低（58%）。也有研究将 WOMAC 评分量表用于类风湿性关节炎的评估，评估可靠性也较好，但是对于韧带及半月板等膝关节损伤，尤其是急性损伤的评估，WOMAC 评分量表不及国际膝关节评分委员会评分准确和有效。此量表也能准确反映大骨节病患者治疗前后的一些状态，如受累关节功能情况与患者运动能力改善情况等，在大骨节病防治研究中应用也较广泛，研究人员多选用此标准评价药物的治疗效果。

（4）HSS 评分与 KSS 评分　国际上常用的膝关节评分标准，包括 Lysholm 评分，美国特种外科医院膝关节（HSS）评分、美国膝关节协会（KSS 或 AKS）评分、国际膝关节文献委员会膝关节评估表（IKDC 评分）、WOMAC 指数评分、美国骨科协会膝关节（AAOS）评分、膝关节损伤和骨关节炎（KOOS）评分等。

HSS 评分是 1976 年美国特种外科医院提出的一个总分为 100 分的评分系统，在全膝关节置换术手术前后关节功能比较方面具有相当高的正确性，尤其是术后近期的评分，可以全面评价髌股关节及股胫关节的运动情况。HSS 评分内容包括膝关节置换术后局部情况和机体的整体功能，老年或身体其他部位病变影响整体功能的患者，评分值会受到影响。这些患者即使术后膝关节无症状，但随着年龄的增长或其他疾病的影响而使身体活动功能受到限制时，评分值会自行下降，从而不能反映术后的实际情况，所以其对术后远期疗效评估偏倚相对较大。而且，HSS 评分只能比较手术前、术后患者功能恢复情况，不能对手术存在的风险做出正确评估。正是因为存在这些不足，HSS 评分在近年来已逐渐被 KSS 评分所取代。

KSS 评分系统是 1989 年由美国膝关节协会提出的膝关节综合评分标准，内容包括膝评分和功能评分两大部分。膝评分分为疼痛、活动度和稳定性；功能评分包括行走能力和上下楼能力的评价。KSS 评分全面评估了膝关节整体功能和形态，更精确地评价了关节自身条件。自 1989 年提出以来被广泛运用于全膝置换患者术前、术后评分。它还有效地解决了 HSS 评分中年龄相关疾病引起评分值下降的问题，在患者长期随访的过程中避免了更大的偏倚。通过 KSS 评分，可了解术后患者长期的恢复情况。有研究表明，患者在术后 10～12 年中，在无并发症的情况下，KSS 评分能检测出随着年限的增长人工关节的损耗程度，这无疑为改良人工关节材料和手术方式提供了依据。另有研究表明，连续随访的患者膝关节功能比同年限不连续随访的患者要好，这说明评分在指导患者康复和功能锻炼方面也有一定的作用。因此，KSS 评分在近年已逐渐取代 HSS 评分，成为评估全膝关节置换术最为有效的评分。

（5）AOFAS 踝与后足功能评分系统　1994 年美国足踝外科医师协会（AOFAS）制定并推荐了踝与后足功能评分系统，适用于踝关节、距下关节和距舟关节等关节的功能评价。量表包括患者自填和医师检查共 9 个项目，指标有疼痛（40 分）、功能和自主活动、支持情况（10 分），最大步行距离（街区数，5 分），地面步行（5 分），反常步态（8 分），前后活动（屈曲加伸展，8

分），后足活动（内翻加外翻，6 分），踝-后足稳定性（前后，内翻-外翻，8 分）和足部力线（10 分）。此评分满分 100 分，不需要转换，直接相加即可，90～100 分为优，75～89 分为良，50～74 分为可，＜50 分为差。此量表能较准确反映大骨节病踝关节病变患者治疗前后的一些状态，如疼痛、受累关节功能和运动能力等，在大骨节病防治研究中应用也较广泛，研究人员多选用此评分系统评价踝关节病变（距骨坏死）的治疗效果。

（6）SF-36 健康量表　生命质量的概念自 20 世纪 70 年代引入医学界以来，产生了许多生命质量评量表。SF-36 健康调查简表是在 1988 年 Stewartse 研制的医疗结局研究量表（MOSSF）的基础上，由美国波士顿健康研究发展而来，1991 年浙江大学医学院社会医学教研室翻译了中文版的 SF-36。与其他生命质量测评量表相比，SF-36 健康量表短小、灵活、易管理、信度与效度令人满意、敏感性较高。生命质量是多维度的、以患者为中心的，它包括躯体功能、心理功能、社会功能以及与疾病或治疗有关的症状。SF-36 量表评价健康相关生命质量的 8 个方面，分属于生理健康和心理健康两大类，即生理功能（PF）、生理职能（RP）、躯体疼痛（BP）、总体健康（CH）、活力（VT）、社会功能（SF）、情感职能（RE）和精神健康（MH）。另外，SF-36 量表还包括另一项指标-健康变化（HT），用于评价过去一年内健康改变。该量表是一个被普遍认可的生命质量测评量表，广泛地应用于临床试验效果的评价、社区卫生政策评估、卫生需求的评价和一般人群健康状况的综合评估等领域。随着健康观和医学模式的转变，单纯的躯体功能和躯体症状不再是成人大骨节病患者治疗唯一的追求目标，患者的生命质量逐渐成为评价大骨疾病治疗的可靠指标，SF-36 量表也被逐渐应用于评价多种治疗方法的效果。

2.患者体液生化指标

人体处于疾病状态时，会导致细胞、组织和生物体水平的代谢反应，导致内源性代谢物的类型、比例和浓度发生改变，而在大骨节病发病机制研究中，与患者软骨损伤与修复最为密切相关的生化指标主要包括以下 3 类。

（1）酶类　参与软骨 ECM 分解代谢的蛋白水解酶主要包括 ADAMTS 和 MMPs，通过检测 ADAMTS-4、ADAMTS-5、MMP-1、MMP-13 和其抑制因子 TIMPs 的含量，可判断软骨 ECM 分解代谢的情况，从而间接评价疗效。

（2）炎症因子　炎症细胞因子 IL-1、IL-6、TNF-α 水平异常升高可干扰关节软骨细胞的正常代谢和胶原合成，与大骨节病的发生和发展密切相关。因此，炎症因子水平的变化可在一定程度上反映体内软骨的损伤和修复情况，用以评估治疗效果。

（3）软骨代谢产物　PYD 和 CTX-Ⅱ等尿液中的软骨胶原降解产物，已广泛用于大骨节病的研究，是衡量软骨变化相对敏感而特异的生物标志物，与大骨节病的病情严重程度具有一定的相关性，也可用于评估成人大骨节病患者治疗效果。

（二）治疗的安全性评价

成人大骨节病治疗的安全性评价主要是指药物治疗期间出现的不良事件和严重不良事件。不良事件涵盖了在研究观察期间受试者出现的并会影响受试者健康的任何症状、综合征或疾病的出现或恶化。不良事件也许与参加该试验无关，可能是新的疾病、症状或体征的恶化、伴随疾病的恶化、药物的不良作用，还应包括实验室或其他诊断过程中发现的与临床相关的情况。所以，不良事件是临床试验受试者接受一种药物后出现的不良医学事件，具体包括心脑血管不良反应（脑卒中、急性心肌梗死等）、胃肠道不良反应（腹泻、恶心、呕吐等）、肝肾功能变化及肝肾功能损伤等。严重不良事件是指试验期间出现的需要住院治疗、延长患者住院时间、造成伤残以及影响了患者工作能力、危及受试者生命或死亡等事件。

发生不良事件时，研究者应及时对受试者采取适当的处理措施；发生严重不良事件时，应立即停药或减药，妥善处理。对试验期间出现的所有不良事件及严重不良事件，不管是否与试验用药有因果关系，研究者均应在准确记录，试验结束后计算不良反应发生率，进行分析，用以评价治疗方案或药物的安全性。

（孙丽艳）

第七章

大骨节病监测

疾病监测是预防和控制疾病工作的重要组成部分，是制订疾病防制策略的基础。疾病监测为制订疾病防制策略和措施提供信息依据，同时防制策略和措施是否有效需要通过疾病监测来评价。随着疾病谱和医学模式的转变以及科学技术的发展，疾病监测的对象、范围不断扩大，方法不断完善，监测数据的分析处理效率、信息反馈速度以及应对策略和措施的有效性都得到了明显提高，在重大疾病预防和控制方面发挥着越来越重要的作用。

第一节　疾病监测概述

一、定义及发展简史

（一）定义

疾病监测是长期、连续、系统地收集疾病的动态分布及其影响因素的资料，经过分析将信息上报和反馈，传达给所有应当知道的人，以便及时采取干预措施并评价其效果。该定义包含了疾病监测的 4 个基本特征。

① 疾病监测是一个连续的、动态的过程，要长期、系统地收集资料，只有如此才能分析并掌握疾病的分布特征及发展趋势。

② 疾病监测的内容除病情、分布及其动态外，还包括与疾病发生、消长有关因素（自然因素和社会因素）的变化。

③ 只有对收集的资料经过核对、整理、分析、解释的加工过程，才能获得有价值的信息，从而为制订合理的疾病预防控制策略和措施提供科学依据。

④ 监测包括对上的及时报告和对下的及时沟通，以便各有关部门在制订

或调整防制决策和措施时能够利用监测所获信息，不断完善疾病预防的策略和措施使之更加科学、有效，从而实现预防和控制疾病的最终目的。

最早的监测活动主要是对疾病的发生和死亡进行观察，故称为疾病监测。随着监测内容的扩大，疾病监测发展为包含上述 4 个基本特征的公共卫生监测。1992 年国际卫生监测大会将公共卫生监测定义为"系统地、连续地收集、分析、解释和反馈与促进人群健康有关的公共卫生资料，用于制订公共卫生计划、评价公共卫生措施和效果的一系列活动"。疾病监测是公共卫生监测的基础，也是公共卫生监测的重要组成部分。

（二）疾病监测的发展简史

疾病监测是从传染病监测开始的，最早的实例之一是 17 世纪伦敦的鼠疫流行监测。17 世纪初叶，伦敦的教区执事每周定期向教区执事办公室报告葬礼数及死者死因，办公室执事负责汇编伦敦市及其邻近教区的死亡统计，再对其提供的首都鼠疫流行程度的情报进行解释，并将这些情报在每周公布的"死亡通知书"上进行宣传，以便采取适当的预防措施。英国统计学家格朗特利用伦敦各教堂保存的死亡登记来分析居民的健康状况，发现死亡率和死亡原因有一定的规律，并提出了出生和死亡统计的原则，他的研究工作被认为是最原始的疾病监测，也是疾病监测的萌芽。

18 世纪，监测已被认为是了解人群健康的重要组成部分。1741 年，英国在北美洲的殖民地罗德岛地方当局通过一项法令，要求旅店必须及时报告患有天花、霍乱、黄热病等烈性传染病的旅客，这就形成了传染病监测的雏形。

19 世纪，欧洲开始用生命统计来描述居民的健康状况并推动公共卫生活动。英国医生、统计学家法尔从就职于英国中央户籍总署时开始，就致力于收集、分析生命统计资料，尤其是有关疾病患病率、死亡率、疾病与死亡原因的统计研究，并建立了英国官方人口统计制度。因此，他也被公认为人口统计制度和疾病监测的奠基人。

进入 20 世纪，监测的概念进一步扩大、发展并衍生出许多不同的监测系统。1901 年美国各州都制定法律列出本州的法定报告传染病，到 1925 年所有的州都加入了全国报告系统。1943 年丹麦建立了癌症登记制度，这是非传染性疾病监测的开端。20 世纪 40 年代末，美国疾病预防控制中心开展了符合现代概念的疾病监测工作，该中心 1950 年开始对疟疾、1955 年对脊髓灰质炎、1957 年对流行性感冒、1961 年对肝炎进行监测，随后又对多种传染病陆续开展监测工作。1968 年，在第 21 届世界卫生大会上，确立了疾病监测的地位，明确了其范围包括传染病在内的所有卫生问题。此后数十年，世界卫生组织作为全球公共卫生的领导机构，制订了多项与监测有关的技术文件，并在消灭天花、消除脊髓灰质炎和防控流行性感冒大流行等全球性传染病防控项目中高度强调监测的作用。

我国在 1950 年建立了法定传染病报告制度，这是最重要、最基本的全国性传染病监测系统，报告的病种从最初的 18 种增加到目前的 39 种。从 1975 年开始，我国陆续建立了流行性感冒、乙型脑炎、流行性脑脊髓膜炎、霍乱、肾综合征出血热、鼠疫、钩端螺旋体病等单病种监测系统，将全国性的传染病报告与重点地区、重点人群的病原学、血清学监测结合起来，显著提高了我国传染病监测和防制能力。1980 年建立了全国疾病监测点监测系统，开始了长期综合疾病监测工作。随着计算机和网络技术的应用，1986 年建立了全国省级疫情微机通信网；1993 年建立了全国范围内的数字通信网和电子信箱系统；到 2004 年实现了实时的传染病网络直报信息平台，极大地提高了监测系统的效率。

随着疾病谱和现代医学模式的转变，疾病监测的对象范围不断扩大，由早期的以传染病为主扩大到了非传染性疾病、伤害、个人行为、营养与健康状况监测等方面。监测方法不断完善，监测时效性更强，特别是计算机、互联网、移动通信设备等技术的应用，使监测数据的分析处理效率、信息反馈速度、应对策略和措施的有效性都有了明显提高。

二、疾病监测的目的

疾病监测的目的主要是了解疾病发生特征、流行态势、确定危险因素和高危人群、及时预测/预警、采取干预措施和评价干预效果等。具体包括以下几个方面。

(一) 了解人群疾病发生现状和特征，有的放矢开展预防控制工作

通过系统、连续地收集疾病或卫生问题的资料，并对资料进行分析，可以了解影响人类健康的主要疾病或卫生问题的发生情况、分布特征及发展趋势，确定当前的主要公共卫生问题，有针对性地开展预防干预工作。例如，有学者以 2005～2015 年中国疾病预防控制中心传染病报告信息管理系统报告的黑热病病例为基础，描述和分析了我国黑热病三间分布及不同类型黑热病分布特点，结果发现黑热病在中西部地区呈持续性、地方性流行。报告病例主要分布

在新疆、甘肃和四川，3 个省（自治区）的报告病例数占全国报告病例总数的 95.29%，且集中在少数县（市）。季节分布上显示发病主高峰期为 10～11 月，4 月为发病小高峰。在人群分布上野生动物源型与犬源型、人源型黑热病病例年龄分布明显不同，野生动物源型病例主要为 3 岁以下婴幼儿，发病年龄高峰为 1 岁以内婴儿；人源型与犬源型病例主要为 10 岁以下儿童，发病高峰为 5 岁年龄组儿童。这些监测数据分析提示针对不同地区、不同人群以及不同类型黑热病应采取不同的预防控制措施，根据不同区域的流行特点和流行因素采取有效措施，控制其暴发流行，更有助于黑热病防制工作。

1992 年全国大骨节病病情监测结果发现内蒙古东部病区病情有回升趋势，卫生部地方病防治司当即决定由原中国地方病防治研究中心大骨节病研究所、内蒙古地方病防治研究所、呼伦贝尔盟地方病防治研究所和莫力达瓦旗、阿荣旗、鄂伦春自治旗东三旗的有关部门组成协作组，开展"内蒙古东三旗控制大骨节病联合行动"。经有关部门和病区人民群众的共同努力，历时三年实现了基本控制内蒙古东三旗大骨节病病情的目标，充分展示了病情监测的重要作用。

（二）发现异常情况，查明原因，采取干预措施

在监测过程中可以及时发现异常变化的疾病或事件，并进一步开展流行病学调查分析，找出其发生的原因，以便及时采取干预措施，控制疾病或事件的进一步发展。例如，2009 年广西壮族自治区通过症状监测系统，及时发现了甲型副伤寒沙门引起的甲型副伤寒和非伤寒沙门菌所致的感染性腹泻暴发疫情，及时开展流行病学调查并采取控制措施，未出现扩散蔓延现象。2012～2014 年湖北省利用学生缺勤记录开展学校疫情监测，提早发现并成功控制了水痘和腮腺炎等传染病疫情。

（三）确定高危人群，预测疾病流行，制定新的行动计划

通过分析疾病监测获得的连续、动态的数据，可以确定高危人群，预测疾病流行趋势，既有助于对疾病进行有效预防和控制，又可以预估卫生服务需求，制订新的防控计划。例如，2010 年，在卫生部领导下，根据中国艾滋病流行特点和趋势，结合防制工作需求，对全国艾滋病监测哨点进行了重新设置与布局、共设置 1888 个哨点，覆盖吸毒者、男男性行为者、暗娼、性病门诊男性就诊者、男性长途汽车司乘人员、孕产妇、青年学生和流动人群共 8 类监测人群。经过多部门的共同努力，近年来经输血传播、注射吸毒传播和母婴传

播的艾滋病病情得到了有效控制，重点地区病情快速上升的势头也得到了有效遏制，全国整体病情继续控制在低流行水平。但是，艾滋病流行形势依然严峻，新报告病例中90％以上是经性传播、男男性行为人群感染率较高，老年男性、青年学生等重点人群发病率上升明显。针对新的流行态势和高危人群特点，2017年4月我国又制定了《中国遏制与防治艾滋病"十三五"行动计划》，确定了"十三五"防治总体目标，旨在将艾滋病继续控制在低流行水平，推进健康中国建设。

（四）评价干预措施效果，制订科学、有效的公共卫生策略和措施

疾病监测可以了解疾病的动态变化趋势，通过比较不同时期、采取干预措施前后疾病的变化情况，评价干预效果，并为制定有效的公共卫生策略和措施提供可靠依据。在全球消灭天花过程中，疾病监测发挥了重要作用。WHO最初是希望通过群体预防接种策略，增加人群中痘苗的覆盖率来消灭天花。但通过对天花监测资料分析发现，当大规模群体接种延缓了天花流行时，高的疫苗接种覆盖率并不能够有效阻止天花的传播。WHO根据此信息及时调整了策略，加强对天花病例的监测和采用环形接种，最终在全球范围内消灭了天花。

三、疾病监测的种类

根据疾病种类和监测范围不同，可以分为传染病监测、非传染性疾病监测和个人行为危险因素监测等。

（一）传染病监测

传染病监测是疾病监测的起源，也是疾病监测最重要的内容。WHO规定的国际监测传染病共5种，即流行性感冒、脊髓灰质炎、疟疾、流行性斑疹伤寒和回归热，我国根据国情增加了登革热，共6种监测传染病。《中华人民共和国传染病防治法》将法定报告传染病分为甲、乙、丙3类，目前规定报告的传染病有40种。

传染病监测的主要内容包括：人口学资料；传染病发病和死亡及其分布；病原体型别、毒力、抗药性变异情况；人群免疫水平的测定；动物宿主和媒介昆虫种群分布及病原体携带状况；传播动力学及其影响因素的调查；防制措施效果的评价；疫情预测。

（二）非传染性疾病监测

随着经济发展和居民生活水平的提高以及疾病谱的改变，疾病监测的范围已扩大到了非传染性疾病，包括恶性肿瘤、心脑血管疾病、糖尿病、精神病、出生缺陷、地方病和伤害等。我国从 1990 年开始，在全国 14 个大骨节病病区省（自治区、直辖市）开展病情监测。2004 年开始，在全国 31 个省（自治区、直辖市）确定了 161 个监测点，开展了居民死因监测、慢性病及其危险因素监测、伤害监测等工作。2013 年，全国疾病监测系统再次行调整，慢性病及其危险因素监测扩大到 302 个监测点，建立了省级代表性的监测系统。目前开展的慢性病监测包括高血压、心脏病、脑卒中、糖尿病、肿瘤、慢性呼吸系统疾病等。

我国人口出生缺陷监测项目开始于 1986 年，目前主要监测 23 种出生缺陷。卫生部于 1988 年将出生缺陷监测转为常规工作，与当时全国范围的孕产妇死亡监测，5 岁以下儿童死亡监测统称为"三网监测"。1996 年卫生部又将这 3 个监测网合并（称为"三网合一"），正式实施中国妇幼卫生监测方案。

非传染性疾病监测的主要内容包括：人口学资料；非传染性疾病发病/患病和死亡及其分布；人群生活方式和行为危险因素监测；地理环境和社会人文（包括经济）因素的监测；饮食、营养因素的调查；基因型及遗传背景因素的监测；高危人群的确定；预防和干预措施效果的评价等。

（三）个人行为危险因素监测

在慢性病、意外伤害和性病、艾滋病的发生和发展过程中，个人的不健康行为起着很大的作用。例如，吸烟，高脂、高盐和低蛋白质的饮食方式，缺少体力活动，以及缺乏防护措施（如不佩戴安全头盔驾驶摩托车）等，是发生慢性病、交通事故等的危险因素，这些都称为行为危险因素。越来越多的国家意识到行为危险因素监测的重要性，在美国、英国、加拿大等都建立了国家级的行为危险因素监测系统。该系统是通过收集人群中与健康相关的资料，了解人群健康状态及威胁健康的因素等信息的一种调查系统，它服务于健康行为和健康趋势的监测，并影响健康干预项目、公共卫生立法及政策的制订与评价。行为危险因素监测系统调查系统通常以问卷访谈的形式进行，问卷内容分为核心问卷、可选模块问卷及各地区附加问卷三部分。

我国的行为危险因素监测始于 1996 年，依托世界银行第七次卫生贷款项目-健康促进子项目建立的。该系统覆盖全国的七市一省（上海、北京、天津、柳州、洛阳、威海、成都和云南省），主要是对 1～69 岁人群与疾病发生、发展或死亡有关的行为危险因素进行动态监测和干预。2004 年，在卫生部的领导下，由中国疾病预防控制中心慢病中心负责组织实施我国成年居民慢性病及其危险因素的监测工作。

第二节　大骨节病监测

我国通过大骨节病病情监测，获得了一批宝贵资料、数据和成果，为政府部门控制大骨节病，进行宏观决策与调控，提供了重要的科学依据和技术支持。大骨节病监测工作历时几十年，不同时期的监测方法、对象和范围并不完全相同，大致可分为以下四个阶段。

一、1990 年以前的病情监测

全国大骨节病病情监测早在 20 世纪 50 年代末期已经开始，具体方法是各病区省（区）、市（县、旗）按照卫生部规定的统一年度报表填报地方病病情统计表，逐级上报至卫生部（或中共中央防治地方病领导小组）汇总成"全国地方病病情统计表"，从中获取全国大骨节病的地区（行政区划）分布、病区人口、现有患者数、接受治疗人数、接受预防人数及预防方法等大量信息。这些信息曾为大骨节病防治工作的决策制订提供了重要依据，但是，这种监测的资料收集来源于基层卫生人员，监测的指标主要是临床诊断结果。由于基层卫生人员众多、技术水平和经验参差不齐，所获资料比较粗糙，可靠性较差。

二、1990～1999 年的定点监测

20 世纪 60 年代初期至 80 年代中期，我国经历了一次大骨节病的严重流行，陕西和黑龙江等省份的重病村，儿童 X 线阳性检出率可达 60%～90%。1989 年 7 月，卫生部地方病防治司在黑龙江省哈尔滨市召开会议，制定并下发了《大骨节病病情监测方案》。1990 年，全国大骨节病病情监测工作启动，此阶段是定点监测，使用典型抽样方法，在各省（区）最重病区县（市）中选择最重病区屯作为监测点（凡近十年内新开发的地区、并已知有大骨节病发生的地方优先选为监测点）形成集合，用以估计全国病情。监测之初选定四川、陕西、甘肃、内蒙古、山西、吉林和黑龙江 7 个病区省（自治区），每省（自

治区）选定两个活跃重病村作为监测点。监测过程中（1995 年）发现青海和陕西两个省有新病区出现、旧病区病情恶化的现象，因此，扩增青海为新监测省份，在陕西榆林地区加设两个监测点。河南、河北、山东和辽宁省，虽未设监测点，但经常参加全国监测会议并提供相应数据，尤其是河北省，自始至终参会，从无间断。定点监测一直持续到 1999 年。

全国大骨节病病情定点监测促进了全国大骨节病病情监测系统的形成。在卫生部地病司的领导下，由中国疾病预防控制中心地方病控制中心大骨节病防治研究所牵头，组织了除西藏自治区以外的各病区省（直辖市、自治区）的有关部门和专业防治单位参加的大骨节病病情监测网络。该网络分为两层：一层是由监测之初选定的 14 个病村构成的全国大骨节病病情重点监测网；另一层是各病区省（直辖市、自治区）自行建立的省级或市（县）级病情监测点构成的监测网。将自行建立监测点所获资料纳入全国大骨节病病情监测系统进行交流和沟通，极大地丰富了大骨节病病情监测的信息。

随着大骨节病防控研究工作的深入，研究人员发现儿童手部 X 线片不同部位的病理改变反映不同的意义，其中骨端改变是大骨节病的特异度标志，干骺端改变是大骨节病的灵敏度标志，由此确定大骨节病病情监测的指标是拍摄 7～12 岁儿童右手 X 线片。各监测点受检儿童应不少于 100 例，拍摄时间统一在每年的 3～4 月份，即病情加重的时间；对监测点 90％以上的居民每 5 年进行一次临床病情监测；监测结果自行整理、汇总分析，原始记录保存至数据库。

除个别年份外，每年 5 月召开会议，由卫生部地病司委托中国疾病预防控制中心地方病控制中心大骨节病防治研究所负责审核全部原始登记资料，组成专家组，逐一重新审核 X 线片，并做出最终诊断。全国重点病情监测的汇总结果，由中国疾病预防控制中心地方病控制中心大骨节病防治研究所负责成文呈报卫生部地病司并反馈给各病区省（直辖市、自治区），或以论文形式公开发表。

1990～1999 年的 10 年监测期间，在各病区省（直辖市、自治区）的支持下，共有 303 人次的科技、防治人员参加了现场拍片与资料分析工作，拍摄 X 线片 20389 张，以 X 线阳性检出率汇总表示，并分别按干骺端、骨端、骨骺和腕骨进行统计，得数据 81556 个。为突出病情变化特点，选用数据中最有代表性的 X 线阳性检出率和干骺端改变检出率进行分析汇总，X 线阳性检出率包括手骨出现病变的全部病例，可反映患病水平；干骺端改变检出率包括具有干骺端改变的全部病例，不计较是否单纯干骺改变，可用于表示病情活跃程度。

1990～1999 年的病情变化趋势是持续下降，全国 7～12 岁儿童 X 线阳性检出率由 1990 年的 20% 以上，降至 20 世纪 90 年代后半期 10% 左右，接近控制水平。根据各省病区病情变化的不同，病区大致可分为以下四种类型。

第一种是开始监测时 X 线阳性检出率即在 10% 以下，监测期间基本未见波动，稳定在 2%～3% 之间，已达到控制水平，如吉林省蛟河市、辽宁省桓仁县和黑龙江省尚志市。最具代表性并保存较完整的 X 线手片等历史记录的是辽宁省文治沟村，该村自 1956 年以来，儿童 X 线阳性检出率逐年下降，1956 年、1964 年、1979 年和 1984 年分别为 47.6%、38.8%、1.69% 和 0.87%。从 1979 年至 1990 年监测开始时，该村病情一直持续低位波动。

第二种是 20 世纪 90 年代开始，成人大骨节病患病率均在 20%～30% 以上，7～12 岁儿童 X 线阳性检出率均低于 10% 的中等以上较重病区，如四川省松潘县和旺苍县，甘肃省正宁县，山西省夏县，河北省丰宁县和围场县。在 1990 年之前，这些地方的病情已有好转，监测期间病情在稍有波动中持续下降，1996 年以后 7～12 岁儿童 X 线阳性检出率稳定在 10% 以下，达到基本控制水平。但这种病区比上述的第一种病区更靠近内陆，比较高寒，病情再度恶化的可能不容忽略。

第三种是 7～12 岁儿童 X 线阳性检出率大于 30%（1990 年平均为 50%）、病情相当严重的病区，主要分布在陕西省和内蒙古自治区的一些高寒地带，如陕西省麟游县崔木（1990 年 7～12 岁儿童 X 线阳性检出率为 45.7%）、陕西省临潼县草庙（1990 年 7～12 岁儿童 X 线阳性检出率为 68.6%）和内蒙古自治区鄂伦春自治旗（1990 年 7～12 岁儿童 X 线阳性检出率为 59.6%）。1994 年，崔木、草庙和鄂伦春 7～12 岁儿童 X 线阳性检出率分别为 17.5%、19.4% 和 26.0%。尽管有所下降，但仍处于较高的水平。直至 1997 年，7～12 岁儿童 X 线阳性检出率才降至 10% 以下。此种病区是大骨节病高危地区，若干新的重病区和加重了病情的旧病区，都出现在类似环境条件下。

第四种是在监测期间，有新的活跃重病区出现或旧病区病情明显加重。陕西省榆林市蟒坑村，1994 年 7～12 岁儿童 X 线阳性检出率、干骺端改变检出率和骨端改变检出率分别为 38.9%、25.0% 和 30.6%，该村历史上无大骨节病儿童病例出现，成人中也无大骨节病患者，为新发病区。内蒙古自治区西部乌审旗 1983 年前后曾发生过一次大骨节病大流行，以 1968 年为基准，每隔 5 年的大骨节病年度发病率比值依次为 1.0（1968 年）、1.7（1973 年）、2.1（1978 年）、7.1（1983 年）、0.7（1988 年），1983 年大骨节病发病率为 1968

年的 7 倍左右。虽然内蒙古自治区乌审旗病情加重并不是在十年监测期间发生的，但此种由轻转重的现象，并非偶然，提醒防治人员大骨节病的防治工作须"警钟长鸣"。

1990～1999 年全国大骨节病病情监测获得的宝贵资料和数据，补充和丰富了防治人员对全国病情的认识，使我们在一些重要问题上取得了进展，主要包括以下三个方面。

① 全国范围内所选取的 7 个病区省的 14 个重点监测点和河北省 2 个自愿参加的监测点每年一度的病情监测数据，是大骨节病防治和研究史上所获得的涵盖最广、最为规范完整的病情资料。

② 病情特殊（明显活跃或稳定）或防治效果较为突出监测点的疾病防治单位，如河北省防疫站、河南省防疫站和青海省地方病防治研究所等，在全国大骨节病病情监测会上所做的关于疾病时间和空间分布上特定事例的专门介绍，对全国病情监测是重要的补充。

③ 一些历史性资料和数据，如永寿大骨节病考察的资料和黑龙江省亚布力镇长期的病情监测数据，在解释全国病情的动态变化方面发挥了重要作用。

三、2000～2007 年的动点监测

2000～2007 年是我国大骨节病病情监测工作第二阶段，是 20 世纪 90 年代病情监测的延续。由于大骨节病总体病情持续下降，这一阶段将定点监测改为动点监测。全国大骨节病病情监测范围除原有的黑龙江、吉林、内蒙古、陕西、山西、甘肃和四川 7 个省（自治区）外，增加当时病情仍非常严重的青海省和西藏自治区。9 个省（自治区）各选择可以反映本省（自治区）当年病情最重或病情最活跃的 2 个病区村作为监测点，监测点总数增为 18 个。新一轮监测继续欢迎各省（直辖市、自治区）地方病防治研究单位遵照新监测方案统一要求，自行设点进行病情监测，参加全国重点病情监测结果的交流、汇总和分析，扩大全国大骨节病病情监测范围，增加病情信息及其可信度。

病情监测以 7～12 岁儿童右手 X 线片所示病情为主。每个监测点拍摄 X 线片的人数不少于 100 人；7～12 岁儿童多于 100 名的监测点，选取检查对象时务必遵守随机原则。拍片时间统一为每年的 3～4 月份。各病区省（市、自治区）X 线诊断执行《大骨节病诊断标准》（GB 16003—1995）。每年 5 月上旬召开全国大骨节病病情监测汇总会，集体审阅 X 线片，座谈工作情况，交流经验，做出总结，当年第三季度上报卫生部疾病控制司并反馈给各监测单

位。监测实施的技术指导、监测结果的审核汇总及分析的组织，仍由卫生部疾病控制司责成中国疾病预防控制中心地方病控制中心大骨节病防治研究所负责。

动点监测历时 8 年，参与监测的省（直辖市、自治区）共 14 个，即黑龙江、吉林、辽宁、北京、山西、山东、陕西、内蒙古、河北、河南、甘肃、四川、青海和西藏。在各病区省（直辖市、自治区）支持下，共拍摄 X 线片21287 张，分别按干骺端、骨端、骨骺和腕骨各部位进行统计，原始数据均载入每年的监测报告中。仍然沿用可合理地反映患病水平、病情活跃程度和严重程度的两项指标——X 线阳性检出率和干骺端改变检出率进行数据的汇总分析。

2000～2007 年，全国 7～12 岁儿童大骨节病 X 线阳性检出率和干骺端改变检出率均呈下降趋势（图 7-1）。其中东部各省（黑龙江、吉林、辽宁、河北、河南、山东和山西）儿童大骨节病 X 线阳性检出率水平最高时仅为5.2％（2004 年）。西部各省（内蒙古、陕西、甘肃、四川、青海和西藏）平均 X 线阳性检出率虽然已逐年下降（由 2000 年的 21.75％下降至 2007 年的 7.30％），但还维持在相对较高的水平。2007 年，除病情最重的青海省（X 线阳性检出率为 19.8％，干骺端改变检出率为 11.7％）以外，西部省份中的四川、甘肃和陕西 X 线阳性检出率及干骺端改变检出率均已控制在 5％以下。

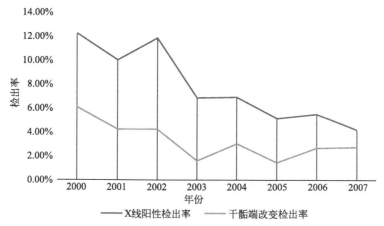

图 7-1 2000～2007 年全国 7～12 岁儿童大骨节病
X 线阳性和干骺端改变检出率的变化趋势

以 X 线阳性检出率小于 5％、大于等于 5％小于 10％、大于等于 10％小于

20％及大于等于 20％为区间，做 2000～2007 年全国监测点的 X 线检出率的分布频数分析。结果显示，在全国每年监测点数量变化不大（基本在 24 个左右）的前提下，随着时间的推移，X 线阳性检出率小于 5％的监测点明显增多，由 2000 年的 12 个增加为 2007 年的 19 个；而检出率大于等于 20％的监测点数则明显减少，由 2000 年的 8 个减少为 2007 年的 1 个。病情重的监测点越来越少，说明儿童新发病例在逐年减少。

回顾 8 年监测结果，可以得出以下结论。

① 2007 年，按临床诊断考核验收标准，已有 80％的病区达到控制水平；按 X 线诊断考核验收标准，已有 90％的病区达到控制水平。

② 按病区类型划分，以轻病区为主，中等病区约为 10％，重病区未到 1％。

③ X 线阳性检出率相对较高的病区主要分布于青海、内蒙古、西藏、甘肃、四川等西部省（自治区）中的个别地区。

四、2008 年以后的监测工作

经过政府和相应部门、技术人员的多年努力，大骨节病防治工作取得显著成效，但病因尚未明确，也无公认的简易可行、特异有效的防治方法，在此种形势下，疾病监测仍然十分重要。从公共卫生或流行病学监测的角度出发，大骨节病监测的内容应从病情向病因、有关危险因素监测及病情预报等空间拓展。

2008 年以后，大骨节病监测工作纳入中央转移支付地方病防治项目，启动了涵盖全国 13 个病区省（自治区）的省级全覆盖监测。2008 年，在 13 个病区省（自治区）中选取 148 个病区村开展儿童大骨节病病情监测。各省（自治区）将近 3 年儿童 X 线阳性检出率尚未达到控制标准的病区村选定为"一类监测点"；将多年无新病情的历史重病区村或病区居民有反映而未做调查的病区村选定为"二类监测点"。在两类监测点中分别抽取监测村，对监测村中 7～12 岁儿童（100 名）进行临床和 X 线检查，并对监测村进行人口基数和预防措施的调查。2009～2011 年，按全国大骨节病监测方案抽样要求，在除山东省以外的 12 个病区省（自治区）抽取 50 个县开展儿童大骨节病病情监测工作，每个县抽取 4 个乡，每个乡抽取 1 个村作为监测点。临床检查监测村中全部 7～16 岁儿童；X 线检查全部 7～12 岁儿童，并调查监测村与防控措施有关的病区基本情况和人口基数。

2012～2015 年，全国各病区省（自治区）按照大骨节病控制和消除评价办法开展了轮转监测，实现了全国 379 个大骨节病病区县的县级全覆盖监测，全部病区县每两年监测一次。在这 4 年中，每年在 13 个病区省（自治区）分别选取约 180 个病区县，每县抽取 5 个乡，每乡抽取 3 个村，开展儿童病情现况和防治措施基本状况调查。若抽中的病区县不足 5 个乡或病区乡不足 3 个村时，则全部调查。病区村 7～12 岁儿童临床和 X 线检查检诊率须达到 95％以上；如被调查病区村适龄儿童少于 50 人，需就近增加 1 个病区村，并检查该村的全部 7～12 岁儿童，如仍不足 50 人，则继续增加病区村。

2016～2018 年，每年在 13 个病区省（自治区）选取 80 个县，每个县抽取 5 个乡，每个乡抽取 3 个村，开展儿童大骨节病病情现况和防治措施基本状况调查。若抽中的病区县不足 5 个乡或病区乡不足 3 个村时，则全部调查。病区村 7～12 岁儿童临床和 X 线检查检诊率须达到 95％以上；如监测村适龄儿童少于 50 人时，则就近增加 1 个病区村，并检查该村的全部 7～12 岁儿童，如仍不足 50 人，则继续增加病区村。

2019 年开始，按照《地方病防治专项三年攻坚行动方案（2018—2020 年）》（以下简称《三年攻坚方案》）中"疾病监测全覆盖行动"的有关要求，依据《大骨节病监测方案（2019 版）》安排，启动了涵盖全国 13 个省（自治区）的所有病区县全部病区村的村级全覆盖监测。基本资料收集的内容包括县、乡（镇）、村名称及代码、病区村类型、常住户数、常住人口数、7～12 周岁常住人口数、人均年收入、主食种类、6～24 月龄婴幼儿营养包发放情况和预防控制措施落实情况等。病情调查对象为病区村内全部 7～12 岁儿童，首先对其进行大骨节病临床检查，对临床检查阳性的儿童再拍摄双手 X 线片，均按照《大骨节病诊断》（WS/T 207—2010）要求进行，临床检查及 X 线复核检查均为阳性才可诊断为大骨节病病例。

每年中国疾病预防控制中心地方病控制中心大骨节病防治研究所和各省（自治区）地方病防治和科研人员组成专家组，对各病区省（自治区）诊断过程中有疑义的 X 线片进行集体阅片。临床诊断和 X 线诊断标准按照年份先后执行了《大骨节病诊断标准》（GB 16003—1995）、《大骨节病 X 线分型分度判定》（WS/T 207—2001）和《大骨节病诊断》（WS/T 207—2010），临床诊断按照临床Ⅰ度、临床Ⅱ度和临床Ⅲ度进行分类，X 线诊断按干骺端、骨端、骨骺和腕骨等部位做诊断。汇总 2008～2019 年的监测数据，主要统计和分析临床阳性检出率、X 线阳性检出率和干骺端改变检出率。临床检出是根据儿童手部出现指间关节增粗、指末节弯曲、畸形等情况进行判定；X 线检出包括手骨出现的大骨节病病变的全部病例，可反映患病水平；干骺端改变检出包括所有干骺端改变的全部病例，可表示病情活跃程度。

2008～2019年，在各省（自治区）、市、县各级疾病预防控制中心和地方病防治机构人员的大力支持下，全国共临床检查了约148.45万名儿童。大骨节病临床阳性检出率迅速下降后一直维持在低水平波动状态：2008年的儿童大骨节病临床阳性检出率为2.79%，2009年迅速下降至0.21%，2010年为0.04%，而后7年一直保持在0.02%以下。2017年，除西藏自治区检出2例儿童大骨节病临床病例外，其余各省（自治区）均未检出儿童大骨节病临床病例。2018年以后，全国未再检出儿童大骨节病临床病例。

2008～2019年，全国共完成约65万名7～12岁儿童的大骨节病X线检查。X线阳性检出率和干骺端改变检出率的变化趋势与临床阳性检出率的变化趋势基本相同，均为迅速下降后维持低位波动：2008年全国共检出儿童大骨节病X线病例516例，X线阳性检出率为3.32%，其中具有干骺端改变的儿童为394例，干骺端改变检出率为2.53%；2009年，全国共检出儿童大骨节病X线病例224例，X线阳性检出率为1.64%，其中具有干骺端改变的儿童为180例，干骺端改变检出率为1.32%；2010年以后X线阳性检出率一直保持在0.5%以下，且检出的儿童大骨节病X线病例中85%以上为干骺端改变，干骺端改变检出率一直保持在0.35%以下；2019年，未检出X线和干骺端改变阳性病例。不同年份7～12岁儿童大骨节病临床阳性、X线阳性和干骺端改变检出率的具体变化趋势见图7-2。

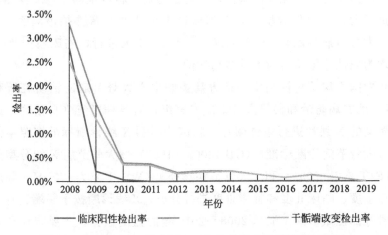

图7-2　2008～2019年全国7～12岁儿童大骨节病临床阳性、
X线阳性和干骺端改变检出率的变化趋势

　　在这 12 年间，东部省份病情一直保持在较低的水平。除 2008 年儿童大骨节病 X 线阳性检出率为 1.52％外，2009 年以后，东部省份的 X 线阳性检出率始终控制在 1％以下。虽然西部省份的病情较东部省份重一些，但自 2010 年以后，西部省份的 X 线阳性检出率也始终保持在 1％以下，与前两个监测阶段（1990～1999 年和 2000～2007 年）相比较，病情明显减轻。

　　2012 年起，按照大骨节病考核验收自查方案的要求，开始对自查的病区村进行病区控制和消除的评定。依据大骨节病消除标准进行判定（病区村 7～12 岁儿童无临床病例，同时干骺端检出率≤3％，且无骨端病例），2012～2014 年，97％以上的病区村达到了大骨节病消除标准；2015～2017 年，全国范围内达到消除标准的病区村比例进一步升高，达到 99％以上；其中辽宁、山东、山西、河南、河北和四川 6 个病区省达到消除标准的病区村比例均为100％。2018 年，13 个省（自治区）自查的 1257 个病区村均达到了控制和消除标准，各省和全国病区村控制率和消除率均为 100％。2019 年，因西藏自治区未完成全部病区村的监测，全国病区村消除率为 99.01％，其他完成病区村自查的 12 个病区省（自治区）的病区村（16559 个）消除率均为 100％。

　　综合防治措施的落实极大地推动和促进了大骨节病病情的迅速下降和保持大骨节病的持续消除状态。2008 年，在四川、西藏、陕西、甘肃和青海 5 个省（自治区）的重点病区开展了覆盖 95 万人的补硒工作，按《食品营养强化剂使用卫生标准》（GB 14880—1994），硒碘盐中硒含量控制在 3～5mg/kg 间，并在项目实施 6 个月时评估了硒盐覆盖率和居民户合格食用率，补硒后各省儿童发硒平均含量略有升高，硒营养状况得到了改善。更为重要的是，部分西部省份逐步采取关闭村级小学，集中办学的方法，实行寄宿制，在寄宿学校开展"异地育人"，使学生脱离致病因子侵袭，进而防治大骨节病。"异地育人"在较短的时间内迅速控制了中、重病区儿童新发病例的出现。此外，随着病区经济的发展，居民文化水平提高，使其会顺应市场经济，改变种植结构，引入经济作物、林业、牧业和养殖业，由此带来生活水平的提高，全国监测点人均收入呈迅速上升趋势，从 2008 年的 2880 元上升到 2018 年的 8200 元。居民收入提高，购买能力增强，主食粮食购入比例和外来食品增加，主食中大米所占比例提高，2018 年，东北三省及内蒙古自治区和四川省食用大米比例和外购粮比例均超过 50％，西北历史重病区陕西省和青海省外购粮比例均超过 50％。饮食结构的改变，使当地居民食用带有致病因子的自产粮比例大幅度减少，有效地阻断了致病因子的传递，此种改变的实质为换粮防治大骨节病。此外，除辽宁省、山东省和青海省外，其余 10 个病区省（自治区）均进行了 6～24 月龄婴幼儿营养包的发放工作，其中甘肃省病区村营养包发放比例最高，其次为河北省、河南省和四川省。综上，我国大骨节病病情总体上达到消除水平既是综合防治措施有效落实的结果，也是我国社会经济发展成果惠及我国大骨节病病区居民，引起健康效应的体现，这表明脱贫致富是持续消除大骨节病的根本措施。

（孙丽艳）

第八章

大骨节病病区控制与消除

开展大骨节病病区控制和消除考核，可全面掌握大骨节病防治工作进程，检查规划指标完成情况，评估实现或达到目标要求的程度，及时发现防治过程中存在的问题，提出改进意见与建议，加强交流与沟通，建立大骨节病长效防控机制，为政府制定防治规划和调整防控措施提供科学依据。

第一节　大骨节病病区控制

20 世纪 80 年代初期，虽然全国部分病区大骨节病病情仍持续高位，但已有部分病区病情得到了控制。1982 年，黑龙江省大骨节病研究所在部分病区病情得到控制的情况下首次提出使用《大骨节病基本控制标准》来评定划分病区。20 世纪 80 年代中期，全国大部分病区大骨节病病情都出现了明显好转，吉林、山西和黑龙江等省根据各自的情况，先后提出了制订大骨节病基本控制标准及其考核办法意见，制订大骨节病基本控制标准和考核验收办法已成为各病区省（自治区）的共同需求。1988 年 8 月，在全国大骨节病防治研讨会上，综合各省意见，并经卫生部地方病专家咨询委员会大骨节病专家咨询组审议，发布了《大骨节病基本控制标准和基本控制病区的考核办法（试行）》。1989 年，在全国大骨节病病情监测工作会议期间，对该办法进行了再次修订，讨论通过了《大骨节病基本控制病区标准（试行）》和《基本控制病区考核办法（试行）》，并由卫生部地病司下发至各省（自治区），这是我国首次制订的全国性的大骨节病基本控制标准和基本控制病区的考核办法。1996 年，中国疾病预防控制中心地方病控制中心以全国各地病情监测资料为依据，以各省（自治区）对一些病区县（区）考核验收的经验和体会为参考，对《大骨节病基本控制病区标准（试行）》和《基本控制病区考核办法（试行）》重新进行了编制，编制后的标准名称为《大骨节病病区控制及考核验收办法》（GB

16007—1995)。

该标准颁布后，在全国大骨节病病区得到了广泛的应用，但在实际应用过程中发现《大骨节病病区控制及考核验收办法》（GB 16007—1995）的临床判定过于严格，相当于消除标准，行政区划内的病区村达到控制标准的比例和 X 线水平的判定过宽，相当于基本控制标准。所以，2008 年 10 月开始，中国疾病预防控制中心地方病控制中心大骨节病防治研究所受卫生部卫生政策法规司委托，与内蒙古自治区呼伦贝尔市地方病防治研究所、四川省疾病预防控制中心和吉林省地方病第二防治研究所协作，接受卫生部地方病标准专业委员会关于《大骨节病病区控制及考核验收办法》（GB 16007—1995）的修订任务。2009 年 6 月，修订工作完成，修订后的标准为《大骨节病病区控制》（GB 16007—2011），规定了以病区村（自然村或建制村）为单位，大骨节病病情具备下列两项指标之一，可判定为病区村得到控制：①临床检查 7～12 周岁儿童，检查率＞95％，按照 WS/T 207—2010 诊断标准，无Ⅰ度及以上病例；②X 线检查 7～12 周岁儿童，检查率＞95％，按照 WS/T 207—2010 诊断标准，X 线阳性率≤5.0％，其中骨端阳性率≤3.0％，且无干骺端"＋＋"病变及三联征病例。乡（镇）所辖 95％以上的病区村（自然村或建制村）达到病区村控制指标，可判定病区乡得到控制。县（市、旗）所辖全部病区乡（镇）达到病区乡控制指标，可判定病区县得到控制。省（市、自治区）所辖全部病区县（市、旗）达到病区县控制指标，可判定病区省（市、自治区）得到控制。全国各病区省（市、自治区）均达到控制指标，可判定全国病区得到控制。《大骨节病病区控制》（GB 16007—2011）标准于 2012 年 1 月正式颁布实施，作为开展地方病防治工作的重要标准之一，属于国家强制性标准，全国大骨节病省（市、自治区）的专业技术人员开展相关工作应以此标准为依据。

使用《大骨节病病区控制》（GB 16007—2011）对 2012～2014 年的监测数据进行分析，可见该标准可直观反应目前全国的大骨节病病情总体现状，连续三年的监测病区村总体控制率都非常高，2012 年最低，但平均水平在 97％。与此同时，利用该标准也能发现重点病区，如西藏自治区、青海省和甘肃省 2012～2014 年均出现了病区村控制率较低的情况：2012 年，甘肃省的临床控制率为 87.5％，2013 年青海省的 X 线控制率为 61.5％，2014 年西藏自治区的临床和 X 线控制率分别为 83.1％和 70.4％，这 3 个省份确是近些年我国大骨节病防治的重点地区。因此，使用《大骨节病病区控制》（GB 16007—2011）标准既能够准确反映我国大骨节病病情的总体情况，又能够发现重点病区，适用于我国大骨节病的病情现状。

2014 年国家卫生和计划生育委员会制订了《重点地方病控制和消除评价办法》，以规范性文件的形式再次印发了控制标准，其技术指标与《大骨节病病区控制》（GB 16007—2011）标准一致，只是在病区乡达到控制水平方面，《大骨节病病区控制》（GB 16007—2011）标准的要求是病区乡 95％的病区村达到控制，可判定病区乡达到控制，而印发的控制标准的要求是病区乡全部病区村达到控制，方可判定病区乡达到控制。另外，针对县级及以上部门，印发的控制标准增加了组织管理指标，包括实施方案、资金保障、人员设备、监测工作和资料归档，打分共计 100 分，要求除了技术指标达到控制水平以外，组织管理指标必须同时达到 70 分以上，可判定达到控制。2015 年，国家卫生和计划生育委员会组织开展了全国地方病防治"十二五"规划终期考核评估工作，绝大多数病区县都开展了考核评估自查工作。评估结果显示，13 个病区省（自治区）中，有 10 个省（自治区）县级和村级控制率均达到了 100％，全国总体上县级和村级控制率均在 93％以上，其中 99.5％的病区村达到了控制水平。甘肃省、西藏自治区和青海省的村级控制率相对较低，在 80％～90％，因此这 3 个省（自治区）依然是大骨节病防治的重点省份。上述结果与监测结果一致，说明此标准不但适用于病情监测，也适用于病区的考核验收。

本书作者所在的课题组曾采用问卷调查的方式了解大骨节病病区省（自治区）防治技术人员对《大骨节病病区控制》（GB 16007—2011）标准的使用情况及对该标准的评价。28 名专业技术人员（主要来自省级地方病防治机构，几乎覆盖了全部省级大骨节病防治技术人员）填写的调查表分析结果显示，《大骨节病病区控制》（GB 16007—2011）受到了较普遍的认可，各省技术人员均认为该标准便于基层防治人员掌握和使用，具有很好的可操作性。有 24 名专业技术人员将该标准应用于监测和《全国地方病防治"十二五"规划》终期考核评估等防治工作中。

《大骨节病病区控制》（GB 16007—2011）的制定与实施，为国家和各级政府部门制定大骨节病防治规划和消除策略提供重要的科学依据，可使各级卫生部门准确把握病区病情、评价病情控制效果、明确防治工作重点、合理分配防治经费，并可结合大骨节病病情重点调查、监测和中央补助地方公共卫生专项资金地方病防治项目进行考核验收，节约人力、物力和财力，所以，它的经济和社会效益是巨大的。

第二节　大骨节病病区消除

一、《重点地方病控制和消除评价办法》(2014 版)

鉴于近年大骨节病新发病情的持续降低，在国家卫生部、发展改革委及财政部编制《全国地方病防治"十二五"规划》中提出了到 2015 年实现基本消除重点地方病危害的目标。为规范重点地方病控制和消除评价工作，2014 年，国家卫生和计划生育委员会制订了《重点地方病控制和消除评价办法》(2014版)，其中详细规定了大骨节病消除评价标准和办法。

(一) 评价内容

1. 自评

(1) **资料准备**　整理防治工作相关文件和资料，收集组织管理、监测、健康教育等相关工作资料。

(2) **现场评价**　每个病区县在辖区内随机选取 5 个病区乡 (镇)，再从每个乡 (镇) 随机选取 3 个病区村。如辖区内少于 5 个病区乡 (镇)，则全选，所选病区乡 (镇) 中少于 3 个病区村，则全查。

① 7～12 周岁儿童大骨节病患病情况。临床和 X 线检查病区村 7～12 周岁儿童 (常住人口，居住 6 个月以上)，如该村 7～12 周岁儿童少于 50 人时，则需就近增加病区村，与该村合并作为一个村级调查点，确保每个村级调查点检查人数不少于 50 人；同时每个村级调查点 7～12 周岁儿童的检诊率需达到95％以上。

② 病区村防治措施落实情况。了解病区村换粮、搬迁、异地育人、退耕还林、还牧等防治措施落实情况。

2. 复查/抽查

(1) **资料审核**

① 自评报告。内容包括基本情况、防治历程、自评方法、自评结果、主要经验、存在问题、自评结论、今后工作计划，重点是 7～12 周岁儿童历年病情监测结果，尤其是近 5 年内 2 次病情调查结果等。

② 工作资料。近 5 年内 7～12 周岁儿童手部 X 线片，防治大骨节病组织管理相关资料 (包括组织领导、防治机构和人员、仪器设备配置、经费投入、

技术培训等），以及换粮、退耕还林（牧）或改种经济作物、异地育人等防治措施落实有关文件资料。

（2）现场评价

① 病情现状评价。审核近5年内7～12周岁儿童手部X线片诊断结果。

② 查阅资料。通过查阅工作资料及座谈等方式，了解病区防治工作组织领导、部门协调、防治机构和人员、仪器设备配置、经费保障、防治措施落实等情况。

（二）评价判定标准

1.评价标准

（1）技术指标　以病区村（自然村或建制村）为单位，近5年内2次病情调查，7～12周岁儿童无临床病例，X线检查阳性检出率≤3%，无手部骨端改变病例。

（2）组织管理　防治工作组织管理各项指标评分合计达85分及以上。

2.评价结果判定

① 被抽取病区村达到消除标准的2项指标要求，可判定该病区村达到消除标准，如其中1项指标不符合要求，则判定该病区村未达到消除标准。

② 如被评价乡（镇）所抽查病区村全部达到消除标准，可判定该乡（镇）达到消除标准，否则判定该乡（镇）未达到消除标准。

③ 如被评价县（市）所抽查病区村全部达到消除标准，可判定该县（市）达到消除标准，否则判定该县（市）未达到消除标准。

应用此办法进行"十二五"终期考核评估，结果显示13个病区省（自治区）中达到消除水平的病区村为95.4%，其中东、中部病区省中达到消除水平的病区村约占97.1%，西部省（自治区）中达到消除水平的病区村约占93.1%，实现了《全国地方病防治"十二五"规划》目标。

二、《重点地方病控制和消除评价办法》（2019版）

为更好地推进重点地方病控制和消除工作，根据《食盐加碘消除碘缺乏危害管理条例》《"健康中国2030"规划纲要》《"十三五"全国地方病防治规划》（国卫疾控发〔2017〕15号）和《地方病防治专项三年攻坚行动方案（2018—2020年）》（国卫疾控发〔2018〕47号）要求，2019年国家卫生健康委员会组织对《重点地方病控制和消除评价办法》（国卫疾控发〔2014〕79号）进行了修订，其中修订后的大骨节病消除评价内容及判定标准如下。

(一) 评价内容

1. 自评

(1) 资料准备　整理防治工作相关文件和资料，收集组织管理、监测、防治措施落实等相关工作资料。

(2) 现场评价　检查病区县辖区内的全部病区村。

① 7～12周岁儿童大骨节病患病情况。临床检查病区村（自然村或建制村）7～12周岁儿童（常住人口，居住6个月以上），检诊率需达到95%以上。

对有异常体征、疑似大骨节病的儿童，拍摄双手X线片，按照《大骨节病诊断》（WS/T 207—2010）进行病例诊断。

② 病区村防治措施落实情况。了解病区村换粮、营养包发放、搬迁、异地育人、退耕还林、还草等防治措施落实情况。

2. 复查/抽查

(1) 资料审核

① 自评报告。内容包括基本情况、防治历程、自评方法、自评结果、主要经验、存在问题、自评结论、今后工作计划等。重点审核各病区村病情情况。

② 工作资料。查阅防治规划或计划、防治工作实施方案、工作记录、工作总结、调查资料和数据、疾病监测报告等防治工作相关文件和资料原件，了解核对组织管理情况。

(2) 现场评价　在每个病区县随机抽取3个病区乡（镇）（不足3个时，全部抽取），再从每个乡（镇）随机抽取3个病区村（不足3个时，全部抽取），核查病区村防治措施落实及儿童大骨节病病情情况。

(二) 评价判定标准及结果判定

1. 消除标准

以病区村（自然村或建制村）为单位，7～12周岁儿童无大骨节病病例。

2. 评价结果判定

① 被评价病区村达到消除标准的指标要求，可判定该病区村实现消除目标。如果该病区村检出大骨节病病例，则判定该病区村未实现消除目标。

② 被评价县全部病区村均达到消除标准，才可判定该县实现消除目标。

按照该判定标准，2019 年，完成监测任务的全部病区村均达到了消除标准。因西藏自治区未完成其辖区内全部病区村的监测工作，使得全国病区村消除率为 99％；而其余完成其辖区内全部病区村监测任务的 12 个病区省（自治区），其病区村消除率均为 100％。

（孙丽艳）

参考文献

[1] 孙殿军，郭雄.大骨节病防治手册［M］.北京：人民卫生出版社，2016.

[2] 孙殿军."三区三州"健康促进科普丛书-大骨节病［M］.北京：人民卫生出版社，2019.

[3] 孙殿军，刘运起.大骨节病诊断学［M］.北京：人民卫生出版社，2017.

[4] 杨建伯.大骨节病活跃病区概念与应用的研究［J］.中国地方病防治杂志，1993（02）：78-81.

[5] 郭亚南，李海蓉，杨林生，等.雅鲁藏布江两岸环境硒分布特征及与大骨节病发病的关系［J］.中华地方病学杂志，2017，36（07）：494-497.

[6] 闫盼，付晓艳，王红格，等.T-2毒素对软骨细胞增殖及细胞周期的影响［J］.中华地方病学杂志，2018，37（01）：35-39.

[7] Wang W, Wang L, Deng Q, et al. The levels of urine CTX-II, C2C, and PYD in children patients with Kashin-Beck disease in Qinghai Province of China［J］. J Orthop Surg Res, 2019, 14 (1)：17.

[8] 赵志军，李强，刘道忠，等.炎性细胞因子白细胞介素-1β和肿瘤坏死因子-α与大骨节病关系的研究进展［J］.中华地方病学杂志，2018，37（09）：769-771.

[9] Sluzalska KD, Liebisch G, Lochnit G, et al. Interleukin-1β affects the phospholipid biosynthesis of fibroblast-like synoviocytes from human osteoarthritic knee joints［J］. Osteoarthritis Cartilage, 2017, 25 (11)：1890-1899.

[10] Min S, Wang C, Lu W, et al. Serum levels of the bone turnover markers dickkopf-1, osteoprotegerin, and TNF-α in knee osteoarthritis patients［J］. Clin Rheumatol, 2017, 36 (10)：2351-2358.

[11] 李海蓉，杨林生，谭见安，等.我国地理环境硒缺乏与健康研究进展［J］.生物技术进展，2017，7（05）：381-386.

[12] 杨建伯.乾县、抚松、双鸭山换粮防治大骨节病效果观察—换粮防病历史回顾［J］.中国地方病学杂志，1988（04）：40-43.

[13] 黄慧，李富忠，杨小静，等.2018年四川省阿坝州大骨节病历史重病区内、外环境病情影响因素分析［J］.中华地方病学杂志，2021，40（03）：199-204.

[14] Sun LY, Meng FG, Li Q, et al. Effects of the consumption of rice from non-KBD areas and selenium supplementation on the prevention and treatment of paediatric Kaschin-Beck disease：an epidemiological intervention trial in the Qinghai Province ［J］. Osteoarthritis Cartilage, 2014, 22 (12)：2033-40.

[15] Sun LY, Li Q, Meng FG, et al. T-2 toxin contamination in grains and selenium concentration in drinking water and grains in Kaschin-Beck disease endemic areas of Qinghai Province［J］. Biol Trace Elem Res, 2012, 150 (1-3)：371-5.

[16] Sun LY, Yuan LJ, Fu Y, et al. Prevalence of Kaschin-Beck disease among Tibetan

children in Aba Tibetan and Qiang Autonomous Prefecture: a 3-year epidemiological survey [J]. World J Pediatr, 2012, 8 (2): 140-4.

[17] Sun L, Cui S, Deng Q, et al. Selenium Content and/or T-2 Toxin Contamination of Cereals, Soil, and Children's Hair in Some Areas of Heilongjiang and Gansu Provinces, China [J]. Biol Trace Elem Res, 2019, 191 (2): 294-299.

[18] Shi T, Fu X, Wang F, et al. The WNT/β-catenin signalling pathway induces chondrocyte apoptosis in the cartilage injury caused by T-2 toxin in rats [J]. Toxicon, 2021, 204: 14-20.

[19] Song QQ, Sun LY, Li CH, et al. The urinary levels of CTX-II, C2C, PYD, and Helix-II increased among adults with KBD: a cross-sectional study [J]. J Orthop Surg Res, 2019, 14 (1): 328.

[20] Yu FF, Qi X, Shang YN, Ping ZG, Guo X. Prevention and control strategies for children Kashin-Beck disease in China: A systematic review and meta-analysis [J]. Medicine (Baltimore), 2019, 98 (36): e16823.

[21] 任海娟, 领兄, 曹艳红. T-2 毒素对体外培养软骨细胞炎性细胞因子、CD44 及整合素的影响 [J]. 中华地方病学杂志, 2021, 40 (07): 530-534.

[22] Wang H, Zhang M, Zhang Y, et al. The decreased expression of integrin αv is involved in T-2 toxin-induced extracellular matrix degradation in chondrocytes [J]. Toxicon, 2021, 199: 109-116.

[23] Zhang M, Wang W, Wang H, et al. Downregulation of Insulin-Like Growth Factor-1 Receptor Mediates Chondrocyte Death and Matrix Degradation in Kashin-Beck Disease [J]. Cartilage, 2021, 13 (1_suppl): 809S-817S

[24] 张桂琴, 赵定良, 俞公煌, 等. 大骨节病动物模型的复制 [J]. 黑龙江医药, 1981 (07): 7-10+49.

[25] 王婉莹, 彩云, 孙丽艳. Wnt/β-catenin 信号通路在骨关节炎和大骨节病发病中的作用及研究进展 [J]. 中华地方病学杂志, 2018, 37 (11): 933-936.

[26] 彩云, 吴宪昊, 孙丽艳. 大骨节病关节软骨损伤发病机制研究进展 [J]. 中华地方病学杂志, 2020 (02): 150-153.

[27] 柴维霞, 朱康祥, 王振华. 膝关节置换术对大骨节病重度膝关节炎患者血清细胞因子及生活质量的影响 [J]. 中华地方病学杂志, 2021, 40 (07): 579-583.

[28] 王继成, 易智. 基因和易感基因及基因多态性与大骨节病的相关性研究 [J]. 中国骨与关节杂志, 2019, 8 (10): 796-800.

[29] 张迪, 熊咏民. 遗传与表观遗传及其相互作用在大骨节病中的研究进展 [J]. 国外医学 (医学地理分册), 2018, 39 (04): 357-360.

[30] 武世勋, 刘江涛, 吴翠艳, 等. 大骨节病患者软骨组织中 FAS/DR4 死亡受体膜蛋白高表达 [J]. 西安交通大学学报 (医学版), 2020, 41 (04): 553-558.

［31］ 吴宪昊.双醋瑞因和硫酸软骨素治疗成人大骨节病疗效比较研究［M］.哈尔滨：哈尔滨医科大学，2021.

［32］ 李佳鑫，周海纯，崔丝露，等.硫酸氨基葡萄糖和双醋瑞因治疗成人大骨节病疗效比较的研究［J］.中华地方病学杂志，2021，40（10）：849-853.

［33］ 张鑫，周海纯，李佳鑫，等.硫酸氨基葡萄糖和硫酸软骨素治疗成人大骨节病的效果比较［J］.中华地方病学杂志，2021，40（09）：747-751.

［34］ 何蕊，翟俊民，翟俊哲.成人大骨节病的中药治疗［J］.中国地方病防治杂志，2017，32（09）：983.

［35］ 张达义.中医辨证治疗成人大骨节病127例的临床疗效观察［D］.成都：成都中医药大学，2010.

［36］ Tang X，Zhou ZK，Shen B，et al. Long-term efficacy of repeated sodium hyaluronate injections in adult patients with Kashin-Beck disease of the knee［J］. Int J Rheum Dis，2019，22（3）：392-398.

［37］ 何岱平，李旗，张彦青，等.用FS-36量表评价不同方案治疗成人大骨节病效果［J］.中国公共卫生管理，2016，32（04）：480-482.

［38］ 许丽，廖玉麟，谢冬梅，等.关节腔内注射透明质酸钠治疗大骨节病疗效的Meta分析［J］.中国循证医学杂志，2016，16（08）：947-952.

［39］ 刘韶，李毅，徐军奎，等.经外侧入路联合富血小板血浆行胫距跟关节融合术治疗踝关节大骨节病距骨坏死的效果［J］.临床医学研究与实践，2019，4（11）：1-4.

［40］ 杨君，孙效虎，冯伟，等.单髁置换术与全膝置换术治疗黄土高原地区大骨节病膝关节炎的疗效对比研究［J］.中国现代医学杂志，2021，31（05）：86-90.

［41］ 阮文辉，贺西京，李维，等.关节镜清理治疗踝关节大骨节病对缓解疼痛及改善行走功能、生活质量的影响［J］.中国现代手术学杂志，2016，20（02）：120-122.

［42］ 张变生.后稳定型全膝关节置换治疗成人膝大骨节病混合内翻畸形的手术方法及临床疗效［J］.中国药物与临床，2021，21（21）：3560-3562.

［43］ 关哲，王文波.踝关节大骨节病行关节镜清理术与保守治疗的疗效比较［J］.国际骨科学杂志，2020，41（03）：170-174.